CLINIQUE MÉDICALE

DE L'HOPITAL NECKER.

CLINIQUE MÉDICALE

DE

L'HOPITAL NECKER,

OU

RECHERCHES ET OBSERVATIONS

SUR LA NATURE,

LE TRAITEMENT ET LES CAUSES PHYSIQUES DES MALADIES;

PRÉCÉDÉES DE CONSIDÉRATIONS

SUR

**L'ART D'OBSERVER ET DE FAIRE DES OBSERVATIONS
EN MÉDECINE.**

Par I. BRICHETEAU,

Médecin de cet Hôpital, membre de l'Académie royale de Médecine,
de la Société médicale d'émulation, etc., etc.

Multum egerunt qui ante nos fuerunt, sed non pere-
gerunt, multum adhuc restat operæ, multumque
restabit; neque ulli nato post mille secula præcidetur
occasio aliquid adhuc adjiciendi.

SENECA.

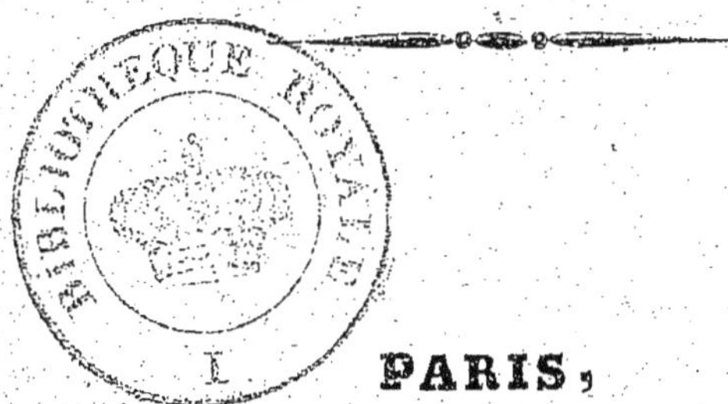

PARIS,

LIBRAIRIE DES SCIENCES MÉDICALES

DE JUST ROUVIER ET E. LE BOUVIER,

RUE DE L'ÉCOLE DE MÉDECINE, Nº 8.

1835

PRÉFACE.

Depuis plus de trente ans, les médecins placés à la tête du mouvement scientifique ont recueilli des faits avec une telle ardeur, avec un tel esprit d'exclusion et d'enthousiasme, que la théorie a généralement trouvé très peu de place dans leurs écrits. On peut donc avec quelque fondement les accuser, sinon d'avoir fait une levée de boucliers contre le raisonnement, comme le dit spirituellement un médecin distingué de notre temps, du moins d'avoir attaché une importance démesurée aux faits, au préjudice de l'induction. Dans de telles circonstances, et lorsqu'une véritable réaction commence à s'organiser contre cette méthode défectueuse, qui consiste à multiplier les faits avec trop peu de discernement, peut-on espérer de voir bien accueillir de nouvelles observations de médecine? Un auteur

1

n'a-t-il pas à craindre qu'on l'accuse malicieuse-
ment de venir encore aligner des journaux
d'observation, raconter des historiettes à la
manière de *Forestus*, d'*Henricus Abhers*,
de *Salmuth*, etc., ou de tracer des tableaux
aphoristiques selon la méthode de l'analyste
Pinel. L'accusation peut, au premier abord,
sembler spécieuse; mais avant de lui accorder
quelque poids, n'est-il pas permis de se demander encore aujourd'hui, si, malgré la surabondance des faits, on peut continuer à parcourir la route ouverte aux sciences et aux
lettres par Descartes, sans en recueillir de
nouveaux; et si l'on peut, sans leur secours,
profiter des avantages toujours nécessaires du
doute philosophique et de ceux de la méthode
expérimentale? non sans doute. Amassez toujours, dirons-nous à notre tour aux détracteurs
de l'observation, mais avec discernement;
et à la fin se trouvera l'homme supérieur dont
vous parlez vous-mêmes, l'homme qui saura
saisir les rapports et les liens systématiques
qui doivent enchaîner tous les faits.

Ainsi donc, bien que la littérature médicale soit surchargée de faits non encore uti-

lisés, ce serait une erreur d'en conclure qu'on peut renoncer sans inconvénient à en recueillir de nouveaux ; car ceux-là sont destinés peut-être à fournir quelques anneaux à la chaîne qui doit un jour lier entre elles toutes les connaissances médicales, ou ajouter quelques millimètres à la pyramide encyclopédique du chancelier Bacon. Bien entendu que ce ne sont pas des faits isolés ou exceptionnels, encore moins des faits confirmatifs de vérités démontrées, qu'il faut s'attacher à recueillir, mais des observations susceptibles d'offrir de nouvelles bases à la science, de nouveaux matériaux d'induction.

Nous ajouterons, que si on suppute les observations de médecine, on verra sans doute que le nombre en est prodigieux; mais en les examinant de près, on ne tarde pas à voir que toutes ne sont pas exactes et concluantes; de là la nécessité de suivre le conseil de Morgagni qui dit, qu'il ne suffit pas de les compter, mais qu'il faut aussi les peser ; *non enumerandæ sed perpendendæ sunt observationes.* A cette occasion nous ferons remarquer, que beaucoup de publications de ce genre, qui se font chaque jour, quoique puisées dans les hôpitaux et au lit des malades, ne remplissent pas toujours les conditions désirables. Trop souvent, en effet, ce sont des élèves peu attentifs, ou de jeunes médecins encore novices dans la carrière de l'observation, qui se hâtent de les mettre au jour avant que le temps et l'expérience aient donné leur sanction aux conclusions prématurées qu'ils en ont tirées.

Les faits choisis et bien observés nous paraissent encore si précieux, que nous regardons comme un devoir pour le médecin qui veut concourir au mouvement scientifique, de recueillir ceux qui lui semblent de nature à éclairer les points encore obscurs de son art ; et s'il est assez heureux pour soulever, par ce moyen, un coin du voile qui couvre encore les profondeurs de la science médicale, il aura bien mérité de l'humanité. Ce devoir, nous avons entrepris de le remplir autant que le permettront nos faibles moyens, en publiant ce que nous croirons avoir observé d'utile. Il ne faut pas induire de ce que nous venons de dire sur l'importance des faits, que nous négligerons la théorie ; elle aura au contraire dans ce livre une grande place; seulement nous ferons en sorte qu'elle soit toujours une déduction immédiate des observations.

Cet ouvrage est un premier fascicule qui aura une suite que nous nous empresserons de publier aussitôt que le nombre des matériaux nous paraîtra suffisant; et sans prendre ici avec le public un engagement à époque fixe (engagement que la nature de ce travail rend impossible), nous donnons l'assurance que nous mettrons tout le zèle et l'empressement désirables à terminer notre entreprise, qui a principalement pour objet de faire mieux connaître et mieux apprécier les causes physiques des maladies.

Il nous est agréable de donner ici un témoignage public de notre reconnaissance aux élèves internes pleins d'avenir et d'espérance, MM. Bazin, Tixier et Beau qui nous ont secondé dans l'observation des faits, et à notre excellent ami M. Ledain qui suit habituellement la visite de l'hôpital, assiste à nos conférences cliniques, et ne craint pas de se mêler aux élèves pour discuter avec eux les points.

encore litigieux d'une science qu'il cultive avec autant de fruit que de désintéressement.

Le titre de cet ouvrage ne sera pas un motif d'exclusion pour quelques faits recueillis hors de l'hôpital, quand ils paraîtront de nature a fortifier quelque point de théorie : nous pourrons aussi y insérer quelques travaux antérieurs, lorsqu'ils auront de l'analogie avec le sujet de nos nouvelles recherches.

Avant d'entrer en matière, nous avons pensé que ce ne serait pas un hors-d'œuvre de placer à la tête d'un ouvrage comme celui-ci quelques vues sur l'art d'observer et de faire des observations en médecine. Dans ces considérations préliminaires sur un sujet que nous avons déjà traité dans un autre ouvrage, se trouvent des réminiscences et des emprunts ; nous n'en parlons ici que par un esprit de convenance que l'on n'observe pas toujours, car un auteur peut sans doute se faire des emprunts et s'enrichir sans scrupule de ses propres dépouilles sans être obligé d'en indiquer la source.

CONSIDÉRATIONS

SUR L'ART D'OBSERVER

ET DE FAIRE DES OBSERVATIONS

EN MÉDECINE.

L'observation est une opération de l'entendement, qui a pour but de constater l'existence d'un ou de plusieurs phénomènes naturels relatifs aux différentes branches des connaissances humaines : cette opération s'exécute à l'aide des sens dont l'homme est pourvu; et selon que ces instruments sont plus ou moins fidèles, plus ou moins exercés, les résultats de l'observation sont plus ou moins conformes aux lois immuables de la nature. On doit se garder de confondre l'*expérience* avec l'*observation*, car la première est entièrement subordonnée à la seconde : évidemment un homme n'a d'expérience qu'après avoir observé plus ou moins long-temps. Observer n'est pas non plus synonyme d'expérimenter ou de faire des expériences. Celui qui expérimente ne constate pas l'existence des lois de la nature, mais met en usage un procédé qui peut le conduire à ce résultat par la voie d'analogie. Zimmermann a fort bien dit que l'observateur lit dans la nature, et que l'expérimentateur l'interroge.

On dit que l'observation est générale quand elle sert à constater des phénomènes généraux de la nature ou des maladies; elle est particulière au contraire quand elle ne s'applique qu'aux faits isolés, recueillis avec détail.

L'observation est incontestablement la voie la plus sûre pour augmenter le domaine des sciences et principalement celui de la médecine. Baglivi a dit avec raison, quoi que d'une manière un peu métaphorique, que notre art était tout entier dans l'observation, *Ars medica est tota in observationibus.* Cette maxime peut s'étendre à toutes les sciences de faits : ajoutons que toute théorie scientifique durable n'est que l'expression rigoureuse des faits bien observés.

Toute science a commencé par des observations, parce qu'il faut avoir vu avant de raisonner sur ce qu'on voit; et nos connaissances ne se sont solidement accrues que par des observations subséquentes : presque toujours en effet, quand on s'est éloigné de cette manière de procéder, on est tombé dans le vague des hypothèses. C'est à l'observation exacte que la médecine grecque ou hippocratique doit la juste célébrité dont elle jouit encore après plus de vingt siècles; et cette science n'a reçu chez nous d'accroissement solide que des faits recueillis par les meilleurs observateurs. L'histoire naturelle, la physique, la chimie n'ont fait de progrès réels, que lorsqu'on a multiplié les observations sur les divers points de ces sciences exactes dont le perfectionnement se lie étroitement à celui de tous les arts utiles aux besoins et aux jouissances de l'espèce humaine : les découvertes les plus précieuses pour la gloire et la prospérité des nations sont un bienfait de l'observation. C'est en observant avec une savante et profonde attention la chute d'une pomme, que Newton conçut l'attraction qui régit les mondes. Les attractions bien constatées du fer aimanté ont conduit une fine et savante observation à la découverte de la boussole, guide assuré pour les excursions lointaines, qui devait nous faire jouir des plus belles productions de l'Amérique et des deux Indes, et ouvrir une carrière immense au commerce des Européens. D'un autre côté, la découverte des précieuses propriétés curatives du quinquina est le fruit d'une grossière observation; celle du mercure et de mille autres substances salutaires a la même origine.

On ne peut composer les plus belles pièces de théâtre qu'en observant avec patience et finesse les mœurs et les habitudes des nations; on ne peut écrire l'histoire qu'en se fondant sur des événements, des faits observés. Les tableaux de la gloire des peuples comme ceux de leur décadence, ne sont qu'une série d'observations justes et précises; Thucidide, Tacite, Montesquieu, Voltaire, ont été assurément de très grands observateurs. Le meilleur traité de morale n'est qu'une peinture fidèle de la vie humaine; et La Bruyère n'a composé un chef-d'œuvre dans ce genre, que parce qu'il avait bien vu et bien observé les hommes.

Avec une imagination riche et féconde, on peut composer dans le cabinet un ouvrage de philosophie morale plus ou moins brillant, mais à coup sûr il manquera de vérité; et ce n'est pas, pour me servir

de l'expression de l'encyclopédie, en voyant le monde
par un trou et à travers un verre mal fait, sale et
obscur, qu'un auteur peut se flatter de l'observer, de
le connaître, de le peindre et de le réformer. Celui
qui disserte ainsi sur la morale sans avoir observé les
hommes, est en tout point comparable à un médecin
qui écrit sur les maladies sans avoir vu de malades.
Nous ne pouvons en général avoir un esprit juste et
des idées saines sur la plupart des objets de nos études, qu'autant que nous les avons bien vus dans
l'origine; et le défaut d'observation ou d'appréciation exacte des premiers sujets de nos sensations,
nous conduit presque toujours à de faux juge-
ments. Enfin, c'est une vérité de fait, que les hommes
accoutumés, dès la jeunesse, à observer des effets
naturels, à les apprécier à leur juste valeur, sont moins
exposés à l'erreur et plus exempts de préjugés que
les autres hommes.

Les anciens médecins plus voisins que nous du berceau de la science, semblent s'être trouvés, par cela
même, dans des circonstances favorables pour bien
observer, car ils n'avaient pas l'esprit surchargé d'une
multitude de théories, fruit de l'imagination, qui
aujourd'hui encore dominent et font plier les faits.
Toutefois les successeurs d'Hippocrate ne tardèrent
pas à trouver le rôle d'historiens trop simple et trop
facile, et bien avant d'avoir réuni une masse d'observations suffisantes pour en tirer des conclusions, ils
se pressèrent de donner des explications et d'imaginer
des théories plus ou moins subtiles. Depuis Hippocrate jusqu'à Galien, quelques médecins seulement

suivirent la route lente mais sûre de l'observation. L'école naissante de l'anatomie jointe au goût dominant de la philosophie corpusculaire tourna bientôt toutes les têtes; on crut que la connaissance intime de l'organisation allait révéler les secrets de la vie et la cause immédiate des maladies. Galien, observateur profond et rempli de sagacité, créa une école qui participait également des grands principes de l'art d'observer et de l'esprit subtil de la philosophie du temps; les ressources immenses d'un esprit brillant et facile prêtèrent des charmes tout particuliers au galénisme: qui s'éleva sur les ruines de l'observation pure, et s'organisa d'une manière si solide, qu'il parvint à dominer plusieurs siècles dans les écoles. On sait que ce fut Paracelse qui porta un coup mortel au galénisme; c'est une chose, du reste, bien remarquable qu'un charlatan furibond déclamant sur ses tréteaux, et qui mourut dans un cabaret, ait été la cause indirecte du retour des médecins vers l'observation.

Les médecins français ne restèrent pas inactifs dans ce retour vers les bonnes et saines doctrines de l'observation : dès le seizième siècle, Fernel, Hollier, Forestus firent, faire sous ce rapport, de grands progrès à notre art.

Dans le dix-septième Baillou, Bennet, Wepfer, Bonnet, Sydenham, Morton, etc., marchèrent avec ardeur sur leurs traces, en ajoutant beaucoup à leurs travaux et en complétant l'étonnante révolution commencée par Paracelse.

Toutefois, il était réservé au dix-huitième siècle

d'offrir dans ce genre, comme dans beaucoup d'autres, des prodiges qui ne laissent aucun doute sur les immenses progrès que la raison humaine a faits dans cette période. L'histoire naturelle, la physique, la chimie, les mathématiques, la médecine, les arts technologiques, etc., par suite de cette tendance générale vers l'étude de l'observation, ont éprouvé une révolution telle, qu'il n'est plus resté qu'à suivre la direction qu'on leur avait imprimée, pour arriver au perfectionnement dont est susceptible l'esprit humain. Pour justifier ce que nous venons de dire par rapport à la médecine, il suffit sans doute de citer les noms de Stahl, de Boerhaave, de Haller, de Morgagni, de Baglivi, de Stoll, de Haen, de Selle, de Zimmermann, de Cullen, de Frédéric Hoffmann, de Pinel, etc.; tous ne sont parvenus à élever un monument durable à la science médicale, et n'ont opéré en quelque sorte sa régénération, qu'en faisant revivre parmi nous le goût de la médecine d'observation, déjà cultivée avec tant de succès par les anciens, et comme anéantie pendant les siècles de barbarie du moyen âge.

L'art d'observer ne pouvait manquer d'avoir ses historiens et ses panégyristes, qui ont vanté ses avantages et célébré son importance. On n'avait encore que des données éparses sur ce sujet dans quelques discours académiques, lorsque le chancelier Bacon publia successivement deux ouvrages très connus, l'un sous le titre de *De interpretatione naturæ*, et l'autre sous celui de *De augmento scientiarum*. On trouve dans la partie philosophique des œuvres de

Diderot un article assez étendu, intitulé *De l'interpré-tation de la nature* : ce travail est plutôt relatif à l'art d'expérimenter qu'à l'art d'observer. Le discours préliminaire que Gueneau de Monbéliard a placé à la tête de la collection académique (partie étrangère), contient sur ce sujet des vues très élevées, mais beaucoup trop vagues. Nous avons aussi une très bonne dissertation de Carère, qui est très rare. Qui ne connaît le traité de Zimmermann sur l'expérience en médecine? Baglivi dans plusieurs chapitres de ses œuvres, Sydenham dans sa préface, ont répandu des vues profondes sur l'observation en médecine, enfin Sénebier de Genève a composé un ouvrage en trois volumes intitulé : *Essai sur l'art d'observer et de faire des expériences*.

Le monde moral et le monde physique, également du domaine de l'observateur, forment deux objets distincts d'études et de réflexions; de ces deux objets, qui remplissent toute la sphère de nos connaissances réelles, le premier plus grand, plus relevé, se rapporte à la partie la plus noble de notre être : il a pour but le commerce de l'esprit avec l'esprit, de l'étude de ces ressorts subtiles qui font mouvoir les êtres libres et pensants : il travaille au bonheur des sociétés en faisant connaître à chaque membre l'étendue de ses devoirs. Le second est moins sublime, mais essentiel à notre conservation et à notre bien-être, puisqu'il se propose d'observer les rapports des corps entre eux et avec nous-mêmes, de saisir les lois que suivent les agents nécessaires à leurs divers mouvements, de trouver les moyens de diriger leurs forces, de vaincre ou d'employer leur résistance, etc. ; l'observation du

monde physique ne se borne pas néanmoins à la matière, puisqu'en soumettant en quelque sorte l'univers
à l'homme, elle tend à rétablir l'empire de l'esprit sur
la matière. Il serait sans doute très intéressant, ainsi
que le propose Gueneau de Monbéliard, de comparer
ensemble les résultats de ces deux genres d'observation, de les rassembler dans un même tableau, d'en
faire ressortir leurs différences, de développer les rapports secrets qui les unissent; mais cette partie
du sujet est rempli d'écueils insurmontables,
et de difficultés que nous ne chercherons pas à
vaincre.

Toutefois, en nous bornant à la considération des
objets physiques qu'embrasse l'art d'observer, nous
ferons remarquer en passant, que c'est à la difficulté
qu'on éprouve à soumettre les différentes branches
de la métaphysique intellectuelle à la marche lente
mais sûre de l'observation, qu'il faut attribuer l'état
d'imperfection où se trouve encore cette partie de
nos connaissances. Comment, en effet, avoir des résultats positifs sur la manière d'être, la propagation
et le mécanisme des facultés de l'intelligence, quand
nous sommes encore incertains sur le siége de ces facultés, leur mode d'action, etc. En vain on cherche
à simplifier la science idéologique, à la faire, pour
ainsi dire, rentrer dans le domaine de l'observation
en supposant que son objet primitif est dans la sensation ; mais la sensation, en supposant qu'elle soit
le point de départ de toutes nos idées, peut-elle nous
faire connaître la nature intime de ces mêmes idées?
non sans doute; et ceux qui prétendent connaître

l'essence de la pensée parce qu'ils ont pu étudier la marche de ses éléments, sont à peu près dans le même cas que des ouvriers qui croiraient pouvoir juger de la beauté d'une statue, parce qu'ils auraient taillé le bloc de marbre d'où elle est sortie. L'observation attentive et l'étude approfondie des organes où paraît s'accomplir le mécanisme de l'intelligence, seraient plus propres à en faire connaître la nature intime; mais la plupart des idéologistes repoussent comme inutile cette étude de la sphère de leurs connaissances; ils se trompent certainement; et leur erreur serait bien plus grave si la physiologie reposait elle-même sur des bases plus solides.

Quoiqu'on doive s'attacher de préférence à observer les phénomènes qui ont un rapport direct avec les besoins de la vie sociale et l'avancement des arts et des sciences utiles, l'expérience nous a prouvé qu'on ne doit point négliger ceux qui, au premier coup d'œil, n'offrent qu'un objet de curiosité, parce qu'ils peuvent être l'origine, le point de départ des plus importantes découvertes.

Tous les faits d'observation se lient dans la nature par des rapports intimes qui échappent souvent à nos sens, ou du moins qui ne se montrent que successivement: la perte d'un seul de ces faits peut causer un tort irréparable aux sciences. Combien d'observations stériles en elles-mêmes, et frivoles en apparence, ont conduit par degrés à des découvertes importantes! Les anciens ne connurent dans l'aimant que la propriété d'attirer et de repousser le fer: les modernes en cherchant à connaître plus intimement cette propriété singulière, en découvrirent une autre plus surprenante encore, celle de se diriger constamment vers une certaine région du globe ; et cette découverte commença pour ainsi dire un nouvel ordre de choses ; elle ouvrit la route d'un monde nouveau et changea la face de l'ancien. Tandis que toute l'Europe s'amusait de l'électricité, un quaker de la Transylvanie (Franklin) trouva qu'on pouvait l'employer à faire descendre le feu du ciel et soumettre ainsi la foudre à nos expériences. Ce fut, nous l'avons déjà dit, en réfléchissant sur la chute de quelques fruits qui tombaient d'un arbre, que Newton fut conduit aux plus profondes méditations sur les lois de la pesanteur et de la chute des graves. Les grandes découvertes en médecine dérivent d'observations grossières et insignifiantes. L'usage de la saignée, du quinquina, de l'émétique, du mercure, qui ont conservé la vie à des milions d'individus, prend également son origine dans des remarques presque étrangères à la science médicale. Concluons donc en définitive, que si l'on doit attacher une grande importance aux observations d'où découlent des conséquences immédiates, ce serait une erreur bien grave et bien funeste aux sciences, que de négliger celles qui ont pour objet des faits qui ne sont encore qu'une pierre d'attente.

Les phénomènes qui font en apparence exception aux lois de la nature ; les difformités qui, aux yeux du vulgaire, ne sont pas non plus indignes des regards de l'observateur, ne nous paraissent insolites que parce que nous n'en avons qu'une connaissance imparfaite, mais il est probable qu'ils entrent dans le plan de la nature et se coordonnent avec les phénomènes réputés les plus conformes à l'harmonie universelle : sans doute il en est ainsi des maladies qui ne sont point, comme on l'a dit souvent, un état contre nature, mais presque toujours un ensemble régulier qui a son commencement, son accroissement, son état sationnaire et son déclin dans des périodes déterminées. Loin donc de détourner la vue des faits isolés, extraordinaires, l'observateur doit au contraire s'en occuper pour dissiper le merveilleux qui les obscurcit, pour y découvrir, autant que possible, l'empreinte des causes générales de l'univers.

Le vaste tableau de la nature, comme celui des fonctions de l'organisme et des infirmités humaines, est pour le vulgaire, un spectacle où il ne distingue rien ; c'est à ses yeux, pour me servir de l'expression d'un naturaliste célèbre, une mer immense agitée par les vagues d'une tempête universelle, ou le théâtre d'un combat général où tous les éléments sont dans une lutte continuelle les uns contre les autre ; mais l'observateur instruit découvre dans ce cahos, dans cette confusion apparente, le calme l'ordre et l'harmonie. La science qu'il étudie, si elle a acquis un certain degré de perfection, lui offre un ensemble régulier, où toutes les parties se lient les unes aux autres par une chaîne non interrompue.

Pour bien observer en médecine, comme dans les autres sciences de faits, il faut posséder deux des principales et des plus importantes qualités de l'es-

prit humain ; savoir, un jugement sain et une logique
sévère : un jugement sain pour n'avoir que des idées
exactes sur l'objet des sensations, et une logique
sévère pour n'en déduire que des conséquences rigoureuses, non moins que pour réprimer des élans
indiscrets d'une imagination trop active, et mettre
l'esprit en garde contre toute espèce de prévention.
Zimmermann remarque très bien à ce sujet que
ceux qui ont l'imagination trop vive ou plus d'i-
magination que d'esprit, voient beaucoup de choses
à la fois. La trop grande vivacité avec laquelle ils
sentent fait de leur sensation une perception con-
fuse qui ne leur transmet rien de net et de précis ;
ceux au contraire qui ont beaucoup d'esprit sans
imagination mettent en général plus de temps à observer, mais ils jugent mieux.

Pour bien observer, faut-il ce qu'on appelle du
génie, c'est-à-dire de l'esprit d'invention ? faut-il,
comme le prétend Sénebier, cette supériorité de talent, cette universalité de connaissances qui rend les
hommes propres à tous les genres de travaux scien-
tifiques, cette promptitude de conception dont Newton, Leibnitz, Boerhaave Haller, nous ont donné
des exemples ? Nous ne le pensons pas ; Baillou,
Sydenham, Sthal, etc., possédèrent à un très haut
degré le talent de l'observation, quoique pour ainsi
dire circonscrits dans les limites de la science qu'ils
cultivaient ; cependant comme observateurs, peut-
être doivent-ils être placés au-dessus de Haller, de
Boerhaave. Il semble même que, toutes choses

égales d'ailleurs, l'esprit continuellement fixé sur une seule série d'objets, en approfondit plus la nature, y découvre dés rapports plus étendus avec les objets environnants, et généralise plus facilement les faits d'où doit sortir l'induction.

Pour constater l'existence et les rapports d'un ou de plusieurs faits, l'observateur n'a donc pas besoin d'un esprit inventif et d'une imagination féconde. Ces deux qualités lui sont plus nécessaires pour établir les principes généraux qui lient toutes les parties de la science. Forestus, Henricus Abhers, Salmuth, sont des observateurs exacts qui ont montré beaucoup de sagacité dans le choix des observations qu'ils nous ont transmises; mais ils n'ont point tiré de ces mêmes faits des inductions que pouvaient y découvrir des hommes tels que Sydenham, Baillou, Baglivi, Sthal, etc.

Pour faire des observations utiles aux progrès d'une science, et pour ne pas être trompé sur les avantages qu'on peut en retirer, il faut avoir étudié à fond la matière et les faits qui s'y rapportent. Faute de ces notions préliminaires, l'observateur le plus judicieux et le plus attentif pourrait tomber dans d'étranges erreurs, donner pour nouveaux des faits et des résultats déjà connus, et établir des principes déjà consacrés. Nous n'insisterons pas ici sur les connaissances dont le médecin a besoin pour bien observer; il n'est personne sans doute qui ne sache que la physique, la chimie, l'histoire naturelle, le dessin, offrent en mille circonstances un secours utile et même nécessaire au praticien qui veut parcourir avec succès la carrière de l'observation médicale; et sans leur secours beaucoup de phénomènes physiologiques et pathologiques sont in intelligibles.

La constance, la ténacité, la patience, sont des qualités indispensables à l'observateur, parce que la nature ne se laisse deviner qu'avec peine, et ne cède souvent qu'aux importunités de celui qui l'interroge; il lui faut varier de mille manières ses tentatives, suivre avec opiniâtreté ses essais, pour décider sans appel qu'un phénomène se reproduit constamment avec les mêmes caractères. On doit même se défier d'une certaine facilité qui fait découvrir au premier abord les vérités qu'on cherche; et ce serait par conséquent une grande imprudence de se hâter de mettre au jour des résultats d'observation avant de les avoir long-temps mûris dans le silence et constatés suffisamment par des résultats confirmatifs. Les faits propres à servir de base à une conclusion générale demandent quelquefois, pour être parfaitement connus, tant de travaux et de recherches, que les difficultés rebutent et désespèrent les observateurs les plus opiniâtres; d'autres fois les faits intéressants et propres à donner la solution qu'ils se sont proposée, ne se présentent à eux qu'à des époques très éloignées, dans l'intervalle desquelles des faits contradictoires semblent même faire désespérer du succès de l'entreprise et accuser la précipitation du jugement. Toutes fois on ne doit point perdre l'espérance d'arriver

au but, sur-tout lorsqu'il s'agit de faits pathologiques qui ne se reproduisent pas sans un concours
particulier de circonstances, telles que certaines conditions atmosphériques, la nature des aliments,
les émanations délétères accidentelles, etc. Les premiers efforts de l'observateur, dit Sénebier, sont
souvent inutiles ; mais en se décourageant, on cour-
rait risque d'abandonner des découvertes prêtes à
éclore. Le temps seul mûrit les idées, en fournit de
nouvelles, apprend à les employer ; et ce temps,
quelque long qu'il soit, est toujours bien employé
quand il fait trouver la vérité. On demandait à
Newton comment il avait fait toutes ses découvertes?
*En cherchant toujours et en cherchant avec pa-
tience.* Buffon eût sans doute répondu de la même
manière. Spallanzani exhorte à la patience ceux
qui veulent connaître le mode de reproduction des
animaux microscopiques, et il apprend par son
exemple, qu'il faut avoir l'œil très long-temps fixé
sur eux, avant de constater ce curieux phénomène.

C'est à l'aide d'une patience presque incroyable
que Bonnet parvint à élever la neuvième génération
d'un puceron sans accouplement : il s'imposa l'obligation de garder ces insectes comme un Argus, de suivre leur histoire dans chaque heure du jour, et souvent de la nuit, de noter tous leurs changements,
enfin d'être sans cesse autour de ces petits animaux
pendant trois mois. C'était pourtant seulement
ainsi qu'il pouvait s'assurer, par une observation
attentive et minutieuse, si ces pucerons étaient

ovipares ou vivipares, et qu'ils se reproduisaient
sans accouplement, quoiqu'ils fussent quelquefois
soumis, comme les animaux, à cette loi de leur
reproduction. Quelle patience n'a-t-il pas fallu
aux médecins de notre temps qui ont cultivé avec
tant de soin l'anatomie pathologique, pour décrire
les nuances infinies des altérations de nos organes?
Quelle preuve de constance et de ténacité que celle
que nous a donnée l'un des plus grands médecins de
ce siècle, *Laënnec*, dans la recherche des bruits si nombreux et si variés et pourtant si certains qui se passent
dans la poitrine, principalement en état de maladie?
à combien d'essais n'a pas dû se livrer cet excellent
observateur avant de proclamer des résultats si précis,
qui placent la médecine à côté de la physique. C'est
un beau spectacle que celui d'un observateur philosophe, luttant avec un fait qui exerce sa patience
par le nombre et l'obscurité de ses effets, qui
le déconcerte par mille obstacles, et qui le soutient
par l'espoir d'une découverte. On est fait pour découvrir la vérité quand on la cherche avec passion,
et l'on est digne de la trouver quand on sait la pour-
suivre avec constance et avec ardeur. Cependant
comme le temps est précieux, la patience pénible,
il faut soulager celle-ci et économiser le temps, en diminuant le nombre, la longueur et la répétition des observations; il faut éviter toutefois d'en affaiblir la bonté
soit par le choix des moyens qu'on emploie, soit par la
marche qu'on suit et les expédients qui facilitent l'observation des phénomènes, soit enfin par le choix des

circonstances où les observations sont le plus propres à éclairer le point de doctrine soumis à nos recherches ; etc.

L'attention , la méthode, la flexibilité d'esprit, ne sont pas moins nécessaires que la patience au médecin observateur qui veut vaincre les difficultés sans nombre qui se trouvent sur son passage ; il lui faudra plier avec habileté devant les obstacles , et chercher à les surmonter en variant les observations, et jamais en les emportant d'assaut. De même , par exemple, qu'un insecte nouveau doit être vu dans le lieu qu'il habite, se servant de ses membres , préparant son logement, pourvoyant à sa subsistance ; de même encore qu'on doit disséquer ses diverses parties, indiquer l'époque de sa naissance, de sa métamorphose, de ses amours , de sa mort, etc. ; de même aussi une maladie doit être vue dans toutes ses périodes, dans tous ses rapports avec les autres maladies, dans son origine, ses mutations, ses transformations, ses variétés , soit endémiques, soit épidémiques, etc.

Toutes les qualités que nous avons indiquées comme nécessaires à l'observateur, et beaucoup d'autres encore, lui seraient d'un bien faible secours s'il était accessible aux préventions qui dérivent d'un jugement faux, et s'il ne soumettait sans cesse ses observations au creuset d'un sage scepticisme et à l'épreuve du doute philosophique. La prévention est un voile qui obscurcit les plus heureuses qualités de l'esprit; c'est un défaut mille fois plus à craindre que toutes les illusions des sens, un préjugé funeste qui s'empare de notre esprit et y ferme tout accès aux vérités les plus frappantes. On revient souvent d'une erreur produite par la vue, l'ouïe, le toucher, etc. ; mais celle qui provient d'un vice dans l'exercice du jugement, d'une idée préconçue et fortement fixée dans notre entendement, ne se corrige jamais. Stoll est, en médecine, un mémorable exemple de l'influence que la prévention peut exercer sur un homme de génie : ce grand observateur s'était tellement identifié avec les affections bilieuses, qu'il les mettait sans cesse à la place d'une foule de maladies différentes, et que les ouvertures cadavériques les plus multipliées et les plus opposées à son hypothèse favorite ne purent jamais le désabuser.

Ce serait sans doute un beau sujet de recherches que de remonter aux causes primitives qui font naître la prévention dans l'esprit de la plus grande partie des hommes, et qui les privent de la faculté de bien observer. Guéneau de Montbéliard l'attribue avec raison aux nombreux préjugés de notre éducation : à peine, dit-il, notre paupière commence à s'ouvrir, que le préjugé nous enveloppe de ses ombres ; son murmure confus est le premier bruit qui frappe nos oreilles, et nos premiers regards sont souillés par l'erreur : à mesure que nos facultés se développent, le préjugé se les assujettit et se fortifie avec elles ; non-seulement il falsifie le témoignage de nos sens, mais encore il affaiblit les faibles lueurs de notre raison. S'il n'offrait que des mensonges, et sur-tout s'il ne les offrait que quand la raison est formée, ses venins trop grossiers ou trop tardifs seraient moins dangereux; mais comme il est, pour ainsi dire, identifié avec les premiers germes de nos connaissances, comme il nous présente sans cesse le faux et le vrai confusément et dépouillés de leurs caractères distinctifs, il trouble nos idées, il corrompt notre jugement, et nous fait recevoir comme des vérités innées, des erreurs plus anciennes en nous que notre raison même.

Pour empêcher que la prévention ne jette des racines profondes dans l'esprit, et ne ferme ainsi à jamais le chemin de la vérité que poursuit l'observateur, il n'a pas de meilleur moyen à lui opposer que le doute philosophique et le scepticisme réunis; ces deux manières rigoureuses de procéder peuvent en outre le garantir des erreurs auxquelles peuvent donner lieu la confiance et l'amour-propre portés au-delà de leurs limites ordinaires. On sait, en effet, que le génie inspire la confiance et repousse trop souvent la crainte de se tromper. L'homme aime naturellement d'ailleurs à s'appuyer sur ses forces et à croire aux idées qui lui plaisent : l'on se trompe presque toujours parce qu'on s'est trompé une première fois. Fontenelle admira, dit-on, Newton, sans avoir le courage d'abandonner les romans de Descartes; mais, comme la science des faits n'est pas celle des possibles, ainsi que l'observe fort bien Sénebier, il faut chercher ce qui est, en se défiant encore de ce qu'on observe. La nature admet quelquefois le langage qu'on lui demande, et revêt l'extérieur qu'on lui souhaite : on pourrait donc la rendre complice de l'erreur, si l'on n'était muni d'une sage défiance de soi-même.

Tant d'illusions et de préjugés peuvent circonvenir l'observateur, qu'un sage scepticisme semble être l'une des principales qualités d'un esprit livré à l'observation, sur-tout lorsqu'il a en vue un objet déterminé, un problème dont il désire ardemment la solution, ou dans lequel un intérêt personnel se trouve placé.

Combien d'effets nous paraissent, au premier abord, d'une évidence extrême, qui au fond ne sont que le résultat d'un charlatanisme mensonger ; que d'absurdités révoltantes pour tout esprit raisonnable, sont pourtant constatées, révérées, et même réputées saintes. Des esprits forts du temps n'ont-ils pas cru aux miracles du diacre Paris ? N'existe-t-il pas des pièces authentiques qui les attestent ? N'a-t-on pas fait entrer le magnétisme animal dans le domaine des sciences d'observation ? Newton et Bossuet n'ont-ils pas cru aux rêves de l'apocalypse, et ne les ont-ils pas commentés comme des vérités ineffables ? L'intolérance et le fanatisme ont pu aveugler un grand orateur qui n'avait jamais beaucoup observé la nature ; mais Newton qui avait compris et expliqué ses plus sublimes lois, comment a-t-il pu parler sérieusement des rêveries de Saint-Jean (l'épileptique).

Sentinelle avancée du doute philosophique, le scepticisme a pour but de soumettre à un examen rigoureux et expérimental l'opinion d'autrui, celle de l'observateur lui-même qu'il a pu émettre dans un moment d'enthousiasme. Il se livre souvent avec complaisance à la révision des observations étrangères, dans l'espérance d'y trouver des résultats conformes à ceux qu'il a obtenus ; mais s'agit-il des siennes, cet examen a quelque chose de pénible, parce qu'il il y a des erreurs agréables auxquelles l'esprit ne s'arrache qu'avec violence, et parce qu'il n'en est aucune dont l'aveu n'afflige notre vanité. Toutefois cette anxiété n'est que passagère, elle est bientôt remplacée par la satisfaction intérieure d'avoir rendu hommage à la vérité.

Le doute philosophique et le scepticisme réunis sont d'une grande utilité, sur-tout en médecine pratique, science d'observation d'un intérêt général, souvent cultivée par des esprits superficiels, et pourtant remplie de grandes difficultés et susceptible de graves illusions. Ici les observations sont d'autant plus difficiles à faire, que le principe de la vie inconnu dans sa nature, fait sans cesse varier les phénomènes observables : variations qui jettent l'observateur dans une pénible incertitude et peuvent l'entraîner dans des erreurs funestes quand il n'a pas assez de constance pour répéter ses observations et les comparer sous toues leurs faces.

Le médecin ne recueille des faits que pour en tirer des conclusions ; par conséquent l'induction découle immédiatement de l'observation. Ces deux pérations de l'intelligence doivent être inséparables, car isolées, elles n'auraient qu'un but d'utilité très douteux ; l'une ne pourrait réunir qu'un assemblage stérile de faits, et l'autre s'épuiserait en raisonnements hypothétiques fondés sur des données aventureuses. Toute la partie théorique et dogmatique de la science médicale ou pour mieux dire ses principes généraux fondés sur des faits particuliers sont le fruit de l'induction. Les aphorismes d'Hippocrate, son traité du pronostic, etc., ne sont qu'une série d'inductions tirées des faits contenus dans les autres ouvrages du vieillard de Cos. Ce grand médecin nous offre par conséquent, d'un côté, les faits qu'il avait recueillis, et de l'autre, les conclusions qu'il en avait déduites. D'autres observateurs célèbres, tels que Sydenham, Baglivi, Cullen, Bordeu, etc., n'ont présenté dans leurs ouvrages que des considérations dogmatiques et abstractives fondées sur l'observation des maladies ; mais ils se sont en général crus dispensés de rapporter des faits à l'appui. D'autres médecins, qu'on pourrait appeler empyriques, ont été tellement effrayés de la difficulté de tirer des conséquences des faits susceptibles de varier à l'infini, qu'ils se sont contentés de tracer des histoires particulières de maladies, semblant indiquer par là qu'il n'y avait de certain en médecine, que la partie descriptive. Des deux manières d'établir l'induction, savoir, celle de l'école hippocratique et celle de l'école de Sydenham, qu'on a aussi appelé l'Hippocrate anglais, la première est assurément préférable, puisqu'elle met le lecteur à même de peser, de comparer les faits sur lesquels la conclusion est fondée, et de rectifier ainsi les erreurs qui ont échappé à l'observateur.

Si, comme on ne peut le révoquer en doute, les faits particuliers forment la base la plus solide de la science médicale, il ne peut pas être indifférent que ces faits soient recueillis avec plus ou moins de soin, de méthode, de clarté, etc. Cependant l'ordre que l'on suit dans la rédaction des observations, varie en général presque autant qu'il y a d'observateurs. Cette instabilité est moins funeste qu'on pourrait le croire au premier abord, parce que tous les bons esprits sont généralement d'accord sur les bases, en sorte qu'on peut arriver, ici comme ailleurs, au même but par des chemins divers : nous pensons, toutefois, que sur ce point l'élève ne doit point être livré à l'arbitraire, et qu'une méthode d'observer uniforme et sagement combinée, rendra plus facile et plus fructueuse cette partie de ses études médicales.

La méthode suivie à l'école d'Edimbourg pour recueillir des observations de médecine a joui d'une grande réputation; elle comprend plusieurs séries de questions à faire sur l'âge, le sexe, la profession, le tempérament des malades; d'autres, propres à donner une juste idée des symptômes qu'ils éprouvent; certaines, dans un rapport immédiat avec l'origine et les progrès de la maladie; enfin quelques-unes sur les causes éloignées et les accidents survenus, non moins que sur les remèdes dont on peut avoir fait usage, etc. Veut-on prendre, dit Pinel (1) suivant cette méthode, l'histoire

---

(1) Méthode d'observer en médecine.

d'un malade, on a deux objets à remplir : l'un est relatif à l'entrée du malade dans les infirmeries ; l'autre
se borne à rendre compte, jour par jour, de la marche et des progrès de la maladie.

Les recherches à faire auprès d'un malade que
l'on voit pour la premièrefois, peuvent se réduire
aux trois points suivants :

1° Décrire l'éclat actuel en notant les symptômes
qui frappent les sens, les douleurs qu'éprouvent les
malades, faire l'analyse des diverses fonctions.

2° Remonter à l'origine de la maladie, afin de
comparer l'état actuel avec l'état antérieur : pour
cela, on s'informera du caractère particulier de l'invasion, de l'époque de la manifestation des symptômes actuels, des médicaments déjà administtrés.

3° Rechercher les causes excitantes et prédominan-
tes : on les trouvera dans la profession, la manière de
vivre du malade, dans les accidents antérieurs à la
maladie présente, dans l'état précédent de la santé,
quelquefois dans les maladies auxquelles ont été
sujets les parents du malade.

Mais, selon Pinel (1), on peut aller au but d'une
manière bien plus directe et plus simple. Si le malade jouit de sa raison, on l'interroge d'abord sur
les douleurs et les affections qu'il éprouve ; et s'il
est dans le délire et privé des fonctions des sens,
on prend des informations de ceux qui l'envi-
ronnent. On pressent dès lors si le siége de la maladie est dans la tête, la poitrine ou l'abdomen ; et on

---

(1) Méthode d'observer en médecine.

dirige sur ce premier point de vue une série directe de questions plus approfondies. On examine ensuite l'état des diverses lésions des fonctions, soit de la vie extérieure, comme l'entendement, les sens, le mouvement musculaire ; soit de la vie intérieure, comme la digestion, la circulation, les sécrétions : on cherche à distinguer les affections locales des sympathiques, et on remonte aux symptômes qui ont précédé, ainsi qu'aux causes occasionelles, si la maladie est difficile à connaître. Son espèce ainsi déterminée, on passe ensuite à la considération des variétés prises de l'âge, du sexe, du tempérament, de la manière de vivre habituelle, et on note avec soin l'effet des médicaments, etc.

Quelle que soit la méthode que l'on suive, il faut, pour recueillir des observations de médecine, remplir certaines conditions préliminaires, suivre un ordre analytique, c'est-à-dire s'avancer du connu à l'inconnu, en commençant par les histoires les plus simples pour s'élever aux faits les plus compliqués.

Il est presque inutile de dire qu'une connaissance assez étendue de l'anatomie et de la physiologie est indispensable à celui qui veut se livrer à l'étude de la médecine clinique; car autrement il ne pourrait concevoir les changements produits par l'état de maladie dans les fonctions organiques, ni apprécier avec justesse la valeur des symptômes.

Avant de se livrer à la rédaction définitive d'une observation, d'imposer une dénomination à la maladie observée, et de lui assigner une place dans un cadre nosologique , l'élève doit d'abord examiner isolément les symptômes , abstraction faite des classifications et de la nomenclature pour éviter toutes sortes de préventions; comparer ensuite les si- gnes qui ont entre eux beaucoup d'analogie en les observant sur divers malades, afin de bien connaître leurs variétés, etc.

Après avoir ainsi étudié pendant quelques mois des signes et des symptômes envisagés d'une ma- nière générale et abstractive, on doit les considérer dans leurs rapports avec les maladies , et chercher à classer ces dernières dans l'ordre de leurs affinités, en prenant pour guide un ouvrage *ex professo* sur la pathologie.

Quand on aura ainsi esquissé un certain nom- bre d'observations , on pourra étudier la marche des maladies en commençant par les aiguës, en no- tant avec soin les diverses périodes d'accroissement, de déclin dont elles sont suceptibles, sans oublier la convalescence et les terminaisons funestes. On évitera toute confusion en ne suivant qu'une maladie à la fois chez divers individus. On aura soin d'étudier l'in- fluence que peuvent exercer sur la maladie l'air, le régime, les lieux, les diverses affections morales, de faire mention des crises, des métastases, des transfor- mations morbides, etc. : l'observation doit alors être considérée comme complète si d'ailleurs elle contient jour par jour (si c'est une maladie aiguë), depuis l'in- vasion jusqu'à la terminaison, l'exposé des phénomè- nes les plus importants de la maladie.

Après avoir recueilli des cas de maladies simples, on passera à l'étude clinique des maladies compliquées, c'est-à-dire celles qui offrent deux ou trois ordres de symptôme, appartenant à des affections diverses. L'élève redoublera de soins pour éviter le désordre et la confusion ; et pour procéder à l'exacte séparation des signes de chacune des maladies auxquelles il a affaire, il notera les diverses circonstances qui ont pu amener les complications, etc. Quant à la rédaction définitive, il inscrira d'abord sur une feuille volante tous les phénomènes, signes ou symptômes qui se seront présentés à son observation, et il fera ensuite choix de ceux qui sont caractéristiques des maladies composantes. Pour ce travail difficile et complexe, l'observateur choisira de préférence les maladies aiguës, et ajournera les maladies chroniques à une époque plus éloignée.

Si l'on désire classer la maladie dont on a recueilli l'histoire, on déterminera par voie d'exclusion analytique l'espèce, le genre, l'ordre et la classe auxquels cette maladie appartient.

Ce que nous venons de dire a rapport au travail mental de l'observateur : parlons maintenant du travail mécanique, c'est à dire des diverses formes que doivent présenter les observations écrites et définitivement rédigées. On s'accorde de temps immémorial à regarder comme d'excellents modèles en ce genre, les faits contenus dans le premier et le troisième livre des épidémies d'Hippocrate. Précision et pureté de style, laconisme de rédaction, exposition rapide de symptômes, etc., tout se trouve réuni dans cette précieuse collection de faits qui ont servi de base aux vérités consignées dans les aphorismes et le traité du pronostic. Ces relations sont certainement une rédaction définitive qu'il ne faut pas confondre avec les notes que le philosophe de Cos devait prendre au lit du malade et où se trouvaient sans doute consignés jour par jour, les différents symptômes de la maladie. Baglivi compare ingénieusement ces sortes de notes à l'échaffaudage qu'on emploie pour élever un édifice et qu'on fait disparaître après que l'édifice est terminé. Un pareil journal d'observations doit être tracé sur une feuille volante ou sur un cahier *ad hoc* dans l'ordre que nous avons indiqué plus haut, soit d'après le rapport du malade, soit d'après celui des assistants. Il sera convenable de visiter le malade plusieurs fois par jour, pour noter par écrit ce qu'il présentera de plus frappant à ces diverses époques de la journée. On doit ne pas omettre sur-tout les phénomènes critiques ou reputés tels, et consigner avec exactitude sur le journal d'observation les changements qui en résultent ou qui coïncident avec ces phénomènes accidentels heureux ou malheureux. On y ajoutera quelques détails relatifs à la terminaison de la maladie et aux principales circonstances qui peuvent l'accompagner. Quelques mots sur la convalescence si le malade guérit, ou une description des altérations observées après la mort s'il succombe, termineront l'histoire complète de l'affection observée. Le journal d'observation étant terminé, quelquefois sans doute avec des détails superflus et un défaut d'ordre dans la disposition des matériaux, il sert à le rédiger avec méthode et à le transformer en un tableau précis et régulier. Stahl, Dehaen, Finke, Tissot, Wagler, Pinel, offrent de bons modèles en ce genre. Quand les maladies se compliquent, qu'elles offrent plusieurs ordres de symptômes appartenant à des espèces différentes observées simultanément sur le même individu, le travail de l'observateur devient plus difficile, et la marche à suivre diffère nécessairement de celle qu'on adopte pour une maladie simple. Dans ce cas, pour arriver à son but l'élève tracera sur son journal d'observation plusieurs colonnes destinées à recevoir séparement les notes relatives aux signes des affections élémentaires de l'espèce compliquée; une de ces colonnes sera consacrée aux symptômes communs. Ainsi, supposons qu'on ait à tracer l'histoire d'une pleuro-péricardite, on formera trois colonnes parallèles, l'une destinée aux symptômes de la pleurésie, l'autre à ceux de la péricardite et la troisième aux symptômes communs. On peut même pousser l'analyse plus loin dans le cas d'une triple complication : supposez qu'il vienne se joindre aux deux maladies dont nous venons de parler, de la diarrhée, on ajouterait une quatrième colonne. Avec une telle méthode d'analyse on peut se faire des idées exactes des maladies les plus compliquées, et éviter de tomber dans une confusion désespérante pour un élève studieux ou pour un praticien qui aime à se rendre compte de ce qu'il voit; on en fera facilement

l'application après avoir tracé des tableaux de maladies simples, ainsi que nous l'avons recommandé.

Tout ce que nous venons de dire est applicable
aux maladies aiguës. Quant aux maladies chroniques
dont la marche est plus lente et le cours plus long,
elles offrent plus rarement des changements dignes
d'être notés ; par conséquent il n'est pas nécessaire
de tracer leur histoire jour par jour. On doit seulement
présenter dans un tableau raccourci les principales
périodes de la maladie et tenir note des phénomènes
remarquables qui s'y sont montrés à des distances
plus ou moins éloignées : on forme par cet ensemble
un résumé sommaire de toutes les circonstances
principales propres à faire connaître l'affection morbide en y joignant l'ouverture du corps si elle est
terminée par la mort.

Ces vues ont été rédigées sous l'influence d'une
école qui a cessé d'exister ; mais comme elles contiennent des préceptes de tous les temps basés sur
un esprit d'analyse dont les sciences ne peuvent se
passer, et comme à vrai dire, malgré les progrès récents de la science, l'école de Pinel, principalement
fondée sur l'observation des faits, n'a point été remplacée par une autre école, ou si l'on veut un système de médecine complet et durable, nous avons
pensé que nous serions encore compris par les élèves
qui ont généralement peu de notions exactes sur la
meilleure manière de diriger leurs études cliniques.

CLINIQUE

MÉDICALE.

UN MOT SUR LA TOPOGRAPHIE

DE L'HOPITAL NECKER.

L'hôpital Necker est placé à l'extrémité sud-ouest du faubourg Saint-Germain, dans une localité très salubre, entouré de jardins, convenablement éloigné de la rivière et de toute espèce de fabrique malsaine et exhalant des émanations nuisibles. Il est bâti sur un sol sec, calcaire, uni; ses principaux bâtiments sont situés entre le levant et le couchant; les vents du nord, de l'est ou du midi, y soufflent très peu. L'élévation du sol, le degré de température sont à peu près les mêmes que ceux de l'observatoire et les environs du jardin du Luxembourg. Malheureusement les eaux à l'usage des malades sont fournies par l'aqueduc d'Arcueil et contiennent plus de sulfate de chaux que celles de la Seine, d'où résultent souvent des diarrhées. On a là faculté d'y prescrire en abondance un lait d'assez bonne qualité; il y avait même une vacherie qui a été momentanément supprimée, mais qu'on espère rétablir. Le régime alimentaire de l'hôpital est bon, et les soins donnés aux malades, généralement assidus et même affectueux, conditions qui rachètent en

partie la construction défectueuse de cet établissement dont une partie des bâtiments avait autrefois une destination bien différente. (1) Cette fâcheuse particularité qui se fait remarquer dans
quelques autres hôpitaux, et notamment à la Ma-
ternité, disparaîtrait avec quelques parcelles des
millions consacrés à des constructions de luxe et
d'ornement qui s'élèvent de toutes parts à grands
frais. Mais, il faut bien le dire, la pauvreté, l'in-
fortune, les maladies n'ont pas des droits bien lé-
gitimes sur notre *budget-milliard*, et des asiles mo-
destes et salubres ne frapperaient pas les yeux
comme le temple de la gloire ou l'arc de triomphe
de l'étoile. On dirait, en vérité, que la vanité des
hommes, qui s'épuise si souvent sur la tombe des
morts, s'occupe à regret de la conservation des vivants. Quand on pense qu'il n'a pas fallu moins que
le choléra asiatique pour déterminer l'établissement
de quelques bornes-fontaines dans les rues étroites,
sales et mal aérées de la capitale (qui possède une
salle d'opéra provisoire qui a coûté plusieurs millions), on pardonne à des ames ardentes et philan-
thropiques d'avoir douté des bienfaits de la civilisa-
tion sur les masses. Situé à la proximité du quartier
du Gros-Caillou et de la ville de Vaugirard qui n'a
pas d'hôpital pour ses sept mille habitants, l'hôpital

---

(1) Je ne sais si c'est à l'influence du régime ou des localités qu'il faut
attribuer le soulagement qu'éprouvent les phthisiques ; toujour est-il
notoire qu'ils vivent plus long-temps à Necker que dans les autres hôpitaux.

Necker est insuffisant; et l'on se trouve souvent dans la pénible nécessité de refuser des malades, ce qui fait sentir de plus en plus l'utilité d'un plus grand établissement dans cette localité. On pourrait, sur le même emplacement, en construire un qui se trouverait plus en rapport avec la population des quartiers environnants. Il serait consolant pour l'humanité qu'à l'aide de pareils agrandissements on pût, sinon supprimer entièrement, du moins diminuer de beaucoup la population de l'Hôtel-Dieu, vieux bâtiment à cheval sur la rivière, masqué par de petites rues, de vieilles constructions, et malheureusement situé dans la partie la plus basse, la plus humide et la plus sale de Paris. C'est, au reste, un vœu formé depuis long-temps par les philanthropes qui pensent avec raison, qu'on doit préférer aux grands hôpitaux, les petits établissements du même genre, où les foyers d'infection sont moins étendus, la mortalité moins considérable.

L'année 1831, date de mon entrée dans cet hôpital, fut féconde en pneumonies, en fièvres typhoïdes.

L'année 1832 fut absorbée par le choléra-morbus dont on a assez parlé.

L'hiver de 1833, qui ouvre l'année, nous présenta peu de ces pneumonies qui avaient été si nombreuses en 1831, et que nous avions traitées si heureusement par le tartre stibié à haute dose (1). Chose remarquable, quoiqu'elle ne soit pas fort rare dans les fastes de

---

(1) Voyez les Archives de Médecine 1831, et, plus loin, l'article qui a rapport au rhumatisme.

l'art, cette médication présentait peu de chances de
succès dans le petit nombre de cas qui s'offrirent à
nous. Nous fîmes une autre remarque qui n'est pas sans
intérêt pour l'histoire de ce médicament héroïque
et la thérapeutique de la pneumonie : c'est qu'avec
les avantages de l'émétique disparurent les accidents
qu'il produit quelquefois. Ainsi, nous n'observâmes
plus de stomatites, d'éruptions pustuleuses dans l'intérieur de la bouche ; et plusieurs malades auxquels
nous avions administré l'émétique, ne présentèrent
aucun phénomène appréciable, aucun signe d'action
soit sur le malade, soit sur la maladie. Les maladies
les plus nombreuses de la saison furent diverses
nuances de grippe qui cédèrent généralement à
l'administration de l'émétine, donnée tantôt à dose
vomitive (de 2 à 6 grains), tantôt à petites doses
(2 grains), dans des potions prises par cuillerées.

Pendant le printemps et l'été, des varioles, des
varicelles furent, avec les érysipèles, les maladies les
plus fréquentes ; il y eut même dans nos salles un
si grand nombre de cas de cette dernière affection,
qu'on put croire qu'une cause générale agissait sur
les masses. Du reste, l'hôpital Necker n'est pas le
seul qui ait présenté cette particularité. En automne,
ce furent des rhumatismes qui prédominèrent dans
nos salles ; nous en avons souvent traité avec succès
par le tartre stibié à haute dose, comme nous le
verrons dans la suite.

DU RIRE SARDONIQUE

ET DU SIÉGE DE CETTE SINGULIÈRE AFFECTION.

Un homme d'environ 35 ans, sujet à des étourdissements et à des accès épileptiformes dont il se
préservait, disait-on, en se faisant saigner, fut admis à l'hôpital au mois de janvier 1833 ; il présentait plusieurs symptômes de congestion cérébrale,
qui déterminèrent l'élève de garde à lui pratiquer une
copieuse saignée. Le lendemain à la visite, le malade
était assez calme, quoique la parole fût brève, les
yeux et la figure très animés ; on lui prescrivit de
la limonade, un bain tiède et quelques aliments légers. Les jours suivants le malade fut très agité,
parlait beaucoup, d'une manière convulsive, jetait
des éclats de rire, prononçait des paroles saccadées
qui surprirent les autres malades. Pendant la visite
du matin l'agitation était au comble, la figure rouge,
les yeux fixes, menaçants, les réponses brusques et
semblables à celles d'un homme bègue en colère.
L'hésitation et l'embarras qu'il mettait dans ses réponses, ajoutés aux rapports inexacts qu'on avait
faits sur son compte, firent dire assez haut qu'il était
aliéné ; il réunit tous ses efforts pour se faire comprendre et réclamer contre ce jugement, assurant
qu'il entendait et comprenait très bien ce que nous
disions, mais qu'il éprouvait un embarras excessif
à s'exprimer. Effectivement les sons presque inarti-
culés de sa voix étaient lents, inégaux, saccadés et

interrompus par les éclats d'un rire singulier, avec spasme, contraction des lèvres et des autres muscles de la face. Les sons les plus ordinaires étaient : *ha*, *hé*, *ri*, *qui*, *qui*, redoublés et prononcés d'une manière cadencée, accompagnés de gestes et de mouvemens conformes des yeux. D'autres fois le malade imitait assez bien le chant ou le cri de certains oiseaux et les aboiemens du chien. Le pouls était dur, les battements du cœur précipités, etc. Ces accidents revenaient par accès. Dans l'intervalle de ces accès et tandis que le malade était calme, si l'on venait à presser fortement la base de la poitrine, vis-à-vis les attaches du diaphragme, on provoquait avec certitude leur retour. L'expérience fut répétée un grand nombre de fois, toujours avec succès.

Une seconde saignée ayant été faite sans avantage, on appliqua quarante sangsues dans les points correspondants aux attaches du diaphragme ; cette espèce de saignée produisit un très-bon effet. Les accès de rire convulsif cessèrent entièrement ; toutefois on pouvait à volonté provoquer leur retour en comprimant avec force la partie inférieure de la poitrine, sur-tout du côté gauche.

Le malade ayant fait remarquer un jour, que la compression dans la région du foie ne produisait pas le même résultat que du côté opposé, M. Laugier, chirurgien de l'hôpital, introduisit alors les doigts entre le foie et les côtes, et secoua fortement les attaches du diaphragme ; alors le malade poussa un cri et se mit à rire d'une manière convulsive et pendant assez long-temps.

Aux sangsues qu'on avait appliquées, on joignit dans la suite des cataplasmes sur toute la circonférence du thorax et de l'abdomen ; le malade guérit et sortit de l'hôpital après y avoir séjourné pendant un mois.

———

Le rire est l'expression des sentiments gais qui viennent se réfléchir sur le visage. Assurément la figure de l'homme prête un charme tout particulier à cette manifestation de la joie, mais nous ne croyons pas qu'on puisse, à cause de cette particularité, dire que les animaux sont privés de la faculté de rire, comme l'ont prétendu les auteurs les plus modernes ; il nous semble au contraire que le chien, par exemple, est doué à un très haut degré de cette faculté ; qu'il exerce d'ailleurs, quant à l'expression, d'une manière conforme à l'organisation qui lui est propre.

Les réflexions que nous allons consigner ici, ayant rapport à la médecine clinique, nous ne dirons rien de la manière dont s'exécute le rire, de son mécanisme, de la théorie physiologique de ce phénomène psychologique (1). Pour ce qui est du siége, au lieu de disserter, nous nous bornerons aux particularités du fait que nous venons de raconter, persuadé que nous sommes qu'une expérience pathologique est plus concluante pour la physiologie même, que les inductions les plus profondes et les plus rationnelles, voire même celles qui sont fondées sur les vivisections.

———

(1) Voyez le Traité médico-philosophique sur le rire, par le docteur Roy.

L'expression de tous les sentiments qui sont un témoignage de contentement, de joie ou d'espérance, peut devenir un signe de douleur, un symptôme de maladie, et se trouver pervertie au point de constituer, un état pathologique essentiel ; le rire est assurément l'exemple le plus frappant, le plus palpable de ce que nous avançons ici. Ordinairement le signe du bonheur qu'on éprouve, la voie pour ainsi dire triviale, par laquelle l'homme exprime à chaque instant ce qui le charme ou l'amuse, cette démonstration intelligente a été pourtant considérée par les médecins de l'antiquité comme un bon et un mauvais signe dans les maladies. Hippocrate le regarde comme une nuance favorable du délire, et comme un indice funeste lorsqu'il a le caractère du rire sardonique dont il s'agit particulièrement ici.

L'origine du mot *sardonique* vient de ce que cette espèce de rire forcé ou convulsif, est tout-à-fait semblable à celui que cause une herbe qui, suivant d'anciens auteurs, croît en Sardaigne, de laquelle, disent-ils, si l'on en mange, on meurt, la bouche retirée comme en riant. Cette plante, à laquelle on a donné les noms d'herbe au rire, d'ache du rire, etc., est, à ce qu'il paraît, la renoncule scélérate (*ranunculus sceleratus* de Linné); plante qui a, sur-tout dans les climats chauds, une propriété vénéneuse très-marquée.

Beaucoup d'autres substances toxiques, narcotiques, ont aussi la vertu de provoquer un rire forcé : l'opium produit des phénomènes semblables à très-haute dose. Le voyageur *Chardin* dit qu'en Perse quand on veut mourir, on avale un morceau d'opium gros comme le pouce, et on meurt sans peine et *en riant*. Les breuvages, appelés *philtres*, dont les Orientaux font usage pour se procurer des sensations agréables, causent comme le vin, une espèce d'ivresse, dans laquelle l'homme éprouve des moments d'un bonheur ravissant, se livre aux éclats d'un rire artificiel et aux élans d'une joie, hélas! de trop courte durée. Kempfer, dans un festin avec les Perses, avale une composition narcotique qui leur est familière; il éprouve bientôt une joie indicible, se livre à des jeux folâtres et à des éclats de rire excessifs; monte à cheval à la fin du repas, croit voler dans les airs, parcourt en imagination la vaste route des cieux, et s'imagine, dans son délire, avoir été admis à la table des divinités célestes, etc. La belladone, la jusquiame, la pomme épineuse, sont susceptibles de produire de semblables effets sur l'économie animale, comme Pinel l'observa autrefois sur des enfants de l'hôpital des orphelins, et comme je l'ai vu moi-même chez une dame qui avait avalé, en une seule fois, plusieurs pilules d'extrait de belladone qu'elle devait prendre à diverses heures de la journée.

C'est une bien vieille opinion, pourtant encore contestée, que les plaies et blessures du diaphragme ont pour symptôme le rire sardonique. Hippocrate parle, dans le cinquième livre des épidémies, d'un guerrier grec qui mourut en riant, des suites d'une plaie pénétrante du diaphragme. Pline prétend aussi que les gladiateurs succombaient dans les spectacles le rire sur les lèvres , quand ils étaient frappés à la région précordiale. C'est sans doute a dit je ne sais quel auteur , par une imitation de ce genre de mort, que le Tasse fait mourir en riant plusieurs de ses chevaliers dans des combats singuliers. C'est aussi une opinion assez répandue en Orient, qu'au moment où le pâle traverse le diaphragme , le patient , torturé par d'atroces douleurs , est pris d'un rire convulsif. Le fait que nous avons rapporté, vient à l'appui des opinions des auteurs que nous venons de citer , et est beaucoup plus authentique ; il a en outre toutes les conditions que peut imposer l'esprit le plus rigoureux.

Le rire convulsif s'observe encore dans beaucoup d'autres circonstances, et se trouve être le symptôme de bien d'autres maladies. Les vers intestinaux au rapport des auteurs , produisent un rire sardonique qui disparaît avec la sortie de l'hôte parasite du tube digestif. Les accès d'hystérie commencent souvent par des éclats de rire; on l'observe aussi dans les attaques de nymphomanie. C'est sans doute à l'une ou l'autre de ces affections qu'il faut rapporter le fait singulier raconté par Zuinger , d'une jeune fille de Bâle qui, la nuit même de ses noces , fut prise d'un rire extraordinaire et inextinguible , lequel se propagea à tous les gens de la noce assemblés, qui se prirent à rire , dit l'auteur, comme des *fous. Primum risum risui miscebant stultorum instar, omnes ridebant.*

Les grandes souffrances physiques à la suite des

grandes opérations chirurgicales des lésions cutanées
et nerveuses profondes, donnent lieu à un rire téta-
nique, observé par les grands chirurgiens et très
anciennement par Ambroise Paré au siége de Naples.
Serait-ce cet effet qu'aurait voulu rendre Claissens
dans son Juge prévaricateur, écorché, et Girodet dans
son immortelle scène du Déluge, où l'on remarque
manifestement l'expression d'une espèce de rire sur
la figure des principaux personnages en proie à
l'anxiété et aux souffrances les plus vives ?

AFFECTION SQUIRRHEUSE DE L'OESOPHAGE ET DU PYLORE.

DIFFÉRENCE ENTRE CETTE MALADIE ET LE CANCER.

Un cocher de fiacre, âgé de 46 ans, se disant malade depuis six mois, entra à l'hôpital le 30 janvier
1833. Cet homme d'une haute stature et d'une constitution vigoureuse, avait été d'une force peu ordinaire dans sa jeunesse ; maintenant il est pâle, maigre
et sa figure annonce un profond dépérissement. Ce
malade ne pouvait ingérer que des liquides dans l'estomac, encore avaient-ils beaucoup de peine à y
parvenir à cause d'une disphagie considérable. Il
y avait des nausées et un afflux continuel de salive à
la bouche, aussitôt que le malade se disposait à
prendre des aliments ; mais lorsque la déglutition
était opérée, la digestion s'accomplissait facilement

et sans douleur ; aucune tumeur ne se faisait sentir dans la région épigastrique, qu'on pouvait comprimer en tout sens sans causer la moindre souffrance. A la disphagie près, qui nous fit soupçonner l'existence d'une affection de la portion inférieure de l'œsophage, notre cocher se trouvait assez bien et restait dans un état stationnaire ; mais le 20 février, il fut pris d'une douleur pleurétique qui le fit périr en deux jours, nonobstant les secours de la thérapeutique.

A l'ouverture du cadavre, faite 24 heures après la mort, on trouva des traces de pleurésie à la face externe du poumon droit, et un épanchement de sérosité d'environ une livre dans la cavité thoracique du même côté. La partie inférieure de l'œsophage était transformée en un tube lardacé d'un demi-pouce d'épaisseur, d'une blancheur remarquable. La même transformation occupait le quart postérieur et supérieur de l'estomac dont elle avait réduit la capacité au diamètre d'un pouce environ. Le reste de ce viscère, ainsi que l'ouverture pylorique, était dans l'état normal et formait contraste avec la partie squirrheuse. Le foie, la rate et le diaphragme adhéraient à la portion malade de l'estomac, disposition accidentelle qui le retenait profondément et ne permettait pas de l'explorer avec la main ; le canal intestinal était sain.

L'espèce de transformation fibreuse qu'avait subie, en cette circonstance, les parties inférieures de l'œsophage et supérieures de l'estomac étaient, comme je l'ai dit, d'un blanc mat, et absolument semblables à un cartilage frais qu'on vient de découvrir en ouvrant une capsule articulaire; il n'y avait à sa surface ni rougeur, ni congestion, ni ulcération, ni fongosité.

Il nous serait facile de rapprocher de ce fait plusieurs autres cas, et notamment celui d'un homme qui mourut assez paisiblement dans la salle St.-Joseph, dans un épuisement et un marasme complets, et qui n'offrait d'autres symptômes qu'un vomissement renouvelé une fois en 24 heures. Après la mort on trouva l'ouverture pylorique très rétrécie et l'anneau de communication avec le duodénum converti en une sorte de substance fibreuse, lardacée, d'environ un pouce de diamètre, sans autre lésion organique : on p uà peine introduire une plume d'oie dans le pylore. Cet homme avait véritablement succombé par suite d'un obstacle mécanique au passage des aliments, car un pouce carré de dégénération squirrheuse ailleurs qu'à l'orifice pylorique, aurait à peine troublé l'économie animale.

L'exposition succincte de ces deux faits que nous pourrions fortifier de plusieurs autres entièrement semblables, nous offre l'occasion d'examiner la question de savoir si les squirrhes des organes digestifs, tels que ceux dont nous venons de parler, sont un premier degré du cancer, et s'ils doivent nécessairement passer au ramollissement et à l'ulcération, comme le pensent les auteurs les plus modernes. Notre opinion, nous devons le dire à l'avance, est tout-à-fait opposée à cette manière de voir en anatomie pathologique, et nous rapportons beaucoup de dégénérations lardacées, stationnaires, aux transformations fibreuses, nous fondant à la fois sur la nature de la lésion accidentelle et sur les symptômes qui en dérivent. Voyons quelle description les auteurs donnent de l'affection squirrheuse en général? Le squirrhe, dit M. Cruveilhier (1) est demi-transparent lorsqu'il est divisé en lames ténues, sans disposition linéaire, souvent lobuleux, ayant une consistance qui varie depuis celle du fibro-cartilage jusqu'à celle du lard dont il offre l'aspect, et paraissant formé d'un tissu fibreux et cellulaire pénétré d'albumine..... Le squirrhe envahit tous nos tissus, soit primitivement, soit consécutivement; mais il affecte une triste prédilection pour les tissus à la fois très sensibles et abondamment pourvus de vaisseaux blancs; survient spontanément ou succède à un engorgement par cause externe, scrofuleux, vénérien ou autre; attaque communément, à cette époque critique où l'homme et la femme deviennent impropres à la reproduction. Le squirrhe fait éprouver des douleurs lancinantes, *des éclairs de douleurs*; ne rétrograde jamais vers l'organisation première; marche tantôt avec une rapidité effrayante, et fait périr en quelques mois; tantôt d'une manière chronique, et reste stationnaire pendant dix, quinze ans; et ne paraît pas hâter l'instant de la mort; s'étend par continuité de tissu.

---

(1) Essai sur l'anatomie pathologique en général.

et par résorption lymphatique; tue quelquefois sans
passer à des altérations ultérieures, mais le plus
souvent devient le siége d'un travail intérieur; dans
quelques cas rares tombe en gangrène et est expulsé
en totalité; le plus souvent passe à l'état d'ulcère,
ou bien se ramollit et devient semblable au cerveau
d'un enfant nouveau-né..... Nous le demandons,
une telle description est-elle applicable en tout ou
en partie à l'affection qui nous occupe? Peut-on
trouver les traits les moins caractéristiques de cette
description dans la lésion de tissu que les malades ci-dessus ont présentée à notre observation?
Quant au ramollissement qu'on suppose devoir survenir dans ces cas, nous demandons encore où est
la preuve que ce changement de consistance doit
avoir lieu? nous pensons qu'une maladie quelle
qu'elle soit, qui s'est accrue lentement, qui est
restée quinze ou vingt ans stationnaire, pour nous
servir du chiffre des auteurs, est arrivée au terme
de son cours, et qu'il n'y a plus pour elle de métamorphose possible. Assurément, quand une pareille
affection occupe un organe secondaire, elle ne joue
aucun rôle dans l'état morbide de l'organisation
humaine; et lorsqu'elle a malheureusement son siége
dans un des viscères dont l'intégrité est essentielle
au maintien de la vie, elle ne peut agir que comme
un obstacle mécanique, soit qu'elle ravisse aux tissus leur faculté contractile ou extensive, soit qu'elle
s'oppose au passage de matériaux de la nutrition et
de la recomposition de nos organes. C'est exactement

ce qui est arrivé chez nos trois malades, qui sont morts d'inanition sans souffrance aucune. Un homme que nous venons de voir périr de la même transformation fibreuse du pylore, ne pouvait s'imaginer qu'il fût malade, tant il était exempt de douleur ; il dormait profondément, mangeait avec plaisir, mais tous les matins il vomissait, presque sans effort et sans angoisse, les aliments demi-digérés qu'il avait pris la veille ; il s'est éteint faute de nourriture ; et à l'examen du corps nous avons trouvé l'ouverture pylorique squirrheuse et tellement rétrécie, qu'elle eût admis à grande peine une plume à écrire.

Les malades dont nous parlons étaient d'ailleurs d'une constitution saine et vigoureuse, et ne présentaient aucun indice d'affection scrofuleuse, ou de diathèse cancéreuse. Nous pensons donc en définitive que c'est par suite d'un abus de langage qu'on met les squirrhes indolents du pylore, du cardia, de l'œsophage, ceux mêmes des intestins, au nombre des variétés du cancer; il convient mieux de les rapprocher du corps fibreux de la matrice et d'autres transformations analogues, qu'on est surpris de rencontrer à l'autopsie de certains individus chez lesquels on ne les avait point soupçonnées, parce qu'elles n'avaient causé aucun désordre. Enfin, nous ne pouvons pas admettre que ces sortes de lésions doivent nécessairement passer par un autre état, quand elles ont subsisté un long espace de temps, pendant lequel elles ont été soumises à toutes les

chances d'excitation capable de hâter leur terminaison. La texture d'un tissu anormal qui a vingt ans
d'existence doit être depuis long-temps à son apogée;
son histoire est finie; autrement elle n'aurait pas de
fin.

ÉRYSIPÈLES GÉNÉRAUX.

Il y a des époques où certaines causes agissent à la fois
sur un grand nombre de malades d'un hôpital, et particulièrement sur ceux qui y séjournent depuis long-
temps ; il en résulte une sorte d'endémie qui atteint
tous les individus qui s'y trouvent prédisposés, soit
par la faiblesse, conséquence des maladies antérieu-
res, soit par quelque susceptibilité individuelle. C'est
ainsi que dans les mois de juin et juillet 1833, nous
vîmes un grand nombre d'érysipèles qui se bornaient
tantôt à la face, tantôt aux extrémités, mais d'autres
fois parcouraient successivement toutes les parties
du corps. Chez un malade, une saignée fut la cause
occasionelle d'un érysipèle qui commença par le bras
et finit aux membres inférieurs, après avoir envahi la
tête et le tronc. Chez un autre, la maladie dut sa
naissance à un vésicatoire appliqué à la tempe pour
combattre une céphalalgie. Un troisième fut affecté
d'érysipèle, suite d'un coup à la tête. La même maladie fut encore observée sur un jeune enfant de
quatre ou cinq mois, que nous avions vacciné, et chez
lequel trois pustules vaccinales s'étaient développées
à chaque bras. L'éruption érysipélateuse commença

par l'auréole inflammatoire qui entourait le bouton vaccin, et devint bientôt générale. Ces érysipèles avaient peu de gravité lorsqu'ils étaient bornés à une partie, mais ils étaient très dangereux lorsqu'ils affectaient successivement plusieurs régions du corps. Ils offraient rarement des indications précises à remplir. Les saignées, les évacuants produisaient peu ou point d'effet salutaire ; un vésicatoire placé au centre de la fluxion inflammatoire du derme, ne fut suivi d'aucun succès. En général, quelque médication qu'on mît en usage, la maladie n'en suivait pas moins sa marche ordinaire, et se terminait vers la fin du deuxième septénaire par la guérison lorsque la maladie était bornée, et presque toujours par la mort quand l'affection devenait générale : nous rapporterons seulement deux exemples de cette dernière, parce que c'est une affection peu commune.

ÉRYSIPÈLE GÉNÉRAL DÉVELOPPÉ A LA SUITE D'UNE SAIGNÉE. — MORT.

Une femme, âgée de quarante-trois ans, d'une bonne constitution, éprouvait, trois ou quatre jours avant son entrée à l'hôpital, des douleurs vagues dans les lombes. Le 6 août, jour de son admission, ces douleurs s'étaient accrues au point qu'on ne pouvait exercer de pression sur le point douloureux. Il n'y avait d'ailleurs aucun symptôme de lésion des organes abdominaux.

Prescription : Orge miellée , un bain tiède , diète absolue.

Le 8, les douleurs tout aussi vives que les jours précédents, ont gagné les cuisses, et la malade peut à peine se remuer ; le pouls est plus fort et plus fréquent.

Prescription : Même boisson ; cataplasmes émolliens sur les lombes, demi-lavements émolliens, saignée de trois palettes, diète absolue.

La saignée produisit un soulagement notable ; le sang était couenneux.

Les 10, 11 et 12, le mieux se soutient. Lavement purgatif pour remédier à une constipation de 5 ou 6 jours.

Le 13 , les environs de la plaie faite par la lancette , sont rouges , douloureux. La douleur se propage au bras qui est légèrement tuméfié. Bains de bras émolliens, cataplasmes , diète.

Le 14, la rougeur est plus vive , la tension plus forte , sur-tout le long des vaisseaux du bras.

Prescription : Limonade , douze sangsues sur le bras, bain tiède.

Le 15, la rougeur s'étend , la tuméfaction augmente , envahit tout le bras ; la malade se plaint de frissons, la fréquence du pouls augmente; on ne peut élever aucun doute sur l'existence d'un érysipèle.

Prescription : Quinze sangsues , cataplasmes , diète.

Le 16 , le 17 et le 18 , l'inflammation phlegmoneuse fait de grands progrès, occupe tout le bras, et est parsemée çà et là de quelques phlyctènes d'où s'écoule une sérosité citrine.

Prescription : Orge miellée, bain de bras (bis), cataplasmes.

Le 19, l'érysipèle s'étend rapidement sur les faces antérieure et postérieure de la poitrine ; la peau y est rouge, tuméfiée, sensible au toucher. La respiration est fréquente et difficile.

Prescription : Boisson laxative avec une once de crême de tartre soluble, cataplasmes, diète.

Le 21, l'exanthème envahit la totalité du thorax, la peau devient luisante, la respiration précipitée ; la malade se plaint de douleurs intolérables dans toutes les parties du corps, et est en proie à une cruelle insomnie.

Même prescription.

Le 22 et le 23, l'érysipèle reste stationnaire ; la malade n'a que de rares évacuations alvines. La tuméfaction du bras a diminué et la desquamation commence sur les points primitivement affectés.

Prescription : Eau de veau avec une once de sulfate de soude. Ce laxatif détermine trois selles.

Le 26, l'érysipèle gagne l'abdomen, les lombes et les fesses ; le pouls commence à perdre de sa consistance sans être moins fréquent ; le ventre est douloureux.

Prescription : Limonade, demi-lavements émollients, cataplasmes.

Les 27 et 28, la malade perd chaque jour de ses forces, le pouls faiblit de plus en plus, la prostration est extrême ; il y a un peu de diarrhée.

Prescription : Eau de gomme avec le sirop de coings. Lavement d'amidon.

Le 29 et le 30 , la prostration augmente de plus en plus ; la rougeur érysipélateuse a presque entièrement disparu.

Le 31 , mort.

L'ouverture du corps, faite avec soin , n'a rien offert qui pût expliquer la mort ; il n'y avait point de pus dans les veines ouvertes par la lancette , ni dans celles du voisinage ; aucune lésion dans les intestins, ni même dans le derme.

ÉRYSIPÈLE GÉNÉRAL. — MORT.

Une femme , âgée de vingt-deux ans , d'un tempérament bilieux et d'une constitution délicate , ordinairement mal réglée , entra à l'hôpital le 28 avril 1833 ; elle se plaignait depuis long-temps de palpitations et de douleurs précordiales ; la respiration était difficile , les extrémités inférieures déjà tuméfiées ; des sangsues furent appliquées à plusieurs reprises sur la région du cœur avec des ventouses par dessus les piqûres ; on administra également le sirop de pointes d'asperges à haute dose. A une amélioration momentanée succédèrent de nouveaux accidents qui nécessitèrent une saignée du bras.

La saignée produisit du soulagement , mais la piqûre faite par la lancette s'enflamma , devint douloureuse ; la douleur se propagea dans la direction des veines ; du pus suintait de la petite plaie.

On fit en huit jours quatre applications de sangsues sur le membre malade : on le recouvrit de cataplasmes émollients et narcotiques; on donna des boissons délayantes, aiguisées de petites doses de tartre stibié. A l'aide de ce traitement, les accidents produits par la saignée disparurent, et la malade fut remise au traitement appliqué à l'affection du cœur. Bientôt de nouveaux accidents motivèrent une nouvelle saignée au bras du côté opposé; cette opération fut faite avec le plus grand soin par un élève très exercé, avec une lancette qui n'avait point encore servi. Même succès que lors de la première phlébotomie, mais aussi, même irritation, suivie de douleur et de gonflement qui s'étend rapidement jusque sous l'aisselle. Une application de vingt sangsues sur ce point dissipe la douleur et semble refouler le mal vers sa source. Effectivement, une tumeur phlegmoneuse se développe aux environs de la saignée et à la partie interne du bras. On fait dans la même journée deux applications de sangsues; on tient le bras malade presque continuellement dans un bain de guimauve ou enveloppé d'un cataplasme émollient. Cela n'empêche pas le développement d'un érysipèle qui coïncide avec un écoulement de pus par la plaie de la saignée, lorsqu'on comprime le membre de bas en haut; de nouvelles sangsues sont appliquées; ou y ajoute des boissons aiguisées par le tartre stibié. La maladie fait de rapides progrès; la malade se plaint de frissons, de malaise général; le pouls est faible, fréquent, et, nonobstant la nature des boissons, il y a une constipation opiniâtre.

Bientôt le bras gauche est totalement envahi par l'érysipèle, avec un gonflement considérable de tout le membre. Nous faisons appliquer un vésicatoire à la partie supérieure de l'avant-bras, afin de centraliser, s'il est possible, la fluxion inflammatoire, et de l'empêcher de s'étendre. L'effet de cet épispastique n'est que momentané, et l'inflammation ne tarde pas à gagner le tronc en arrière; delà il se porte en avant et à la face, d'où il descend sur la partie antérieure de la poitrine; la respiration devient difficile, le sommeil nul ou troublé par des rêvasseries; on remarque parfois même un peu de délire; les parties inférieures, ainsi que le ventre, sont bientôt recouvertes par un exanthème errant qui diminue en proportion dans les parties d'abord affectées; la peau devient si douloureuse qu'elle ne peut supporter la moindre pression; la malade tombe dans l'assoupissement et donne par intervalle les preuves des souffrances les plus cruelles. La mort arriva le 4 juillet sans qu'il fût possible de ralentir les progrès de cette funeste affection.

Ouverture cadavérique.

La rougeur érysipélateuse, si intense pendant la vie, n'existe plus sur le cadavre, la peau ne paraît pas malade; la cavité abdominale n'offre rien de particulier. Les intestins sont légèrement rosés à l'extérieur, mais l'intérieur n'offre aucune lésion; le foie et la rate sont également dans l'état naturel.

Les poumons sont un peu engorgés à leur partie postérieure, mais nullement enflammés; le péricarde contient environ cinq onces de sérosité citrine; le cœur a un volume considérable; le ventricule gauche est dilaté; ses parois sont épaissies, et les orifices auriculo-ventriculaires sains.

Le tissu cellulaire environnant les veines du bras, était engorgé et non suppuré. La veine médiane céphalique qui avait été ouverte, est oblitérée dans une petite étendue. La brachiale et la céphalique ne présentent aucune trace d'inflammation. Le cerveau et la moelle épinière n'ont pas été examinés (1).

On ne peut guère douter qu'il existait chez cette malade et chez la précédente, une disposition aux maladies qui les ont frappées, et dont la saignée a été la cause purement occasionelle ou déterminante. Effectivement, tous les jours on fait des saignées, sans qu'il en résulte rien de semblable. D'ailleurs remarquons que chez beaucoup de malades du même hôpital on a constaté la même susceptibilité à contracter des inflammations de la peau et du tissu cellulaire souscutané dans des circonstances différentes. Ces érysipèles reconnaissent donc évidemment une autre cause que la saignée; cause générale, sans doute, puisque d'autres individus en ont également éprouvé les effets. Les deux érysipèles dont nous venons de tracer l'histoire, peuvent être comparés sous le rap-

---

(1) Ces deux observations et la plupart des autres ont été recueillies par M. Tixier, interne.

port de l'étiologie aux phlébites générales qui surviennent à la suite des saignées, et qu'on ne peut pas également rapporter à une plaie simple faite par la lancette. Il y a seulement cette différence entre ces deux affections, que les inflammations des veines laissent des traces évidentes et très probantes de leurs funestes effets, tandis qu'après la mort survenue à la suite de nos érysipèles, nous n'avons trouvé aucune lésion organique importante particulière à cet exanthême. Nous ne pouvons donc attribuer ici la mort qu'à l'action d'une inflammation générale de la peau et de quelques portions de tissu cellulaire sous-cutané sur le système nerveux : il en est probablement résulté un épuisement profond du principe de la vie, qui, ayant été pendant dix-huit jours aux prises avec la douleur, s'est éteinte par un mécanisme qui nous échappe. Quant à la cause prédisposante qui donna véritablement lieu aux nombreux érysipèles observés dans notre service, peut-être existait-elle, en partie du moins, dans l'atmosphère, et était-elle dépendante de la constitution médicale de l'époque? Ce qui nous a suggéré cette opinion, c'est que plusieurs de nos collègues nous ont assuré avoir noté la même particularité dans d'autres hôpitaux.

RHUMATISME AIGU.

RHUMATISME ARTICULAIRE AIGU TRAITÉ AVEC SUCCÈS PAR LE
TARTRE STIBIÉ. RECHUTE ; NOUVELLE GUÉRISON PAR LE
MÊME MOYEN.

Un maçon, âgé de trente-quatre ans, habitant
Paris depuis cinq mois, fut admis à l'hôpital le 3
octobre 1833; il éprouvait depuis quelques jours de
vives douleurs dans les articulations des genoux et
des poignets, avec des frissons et de la céphalalgie.

Le 4, les douleurs envahirent aussi l'articulation
du coude. Ces articulations étaient rouges, tuméfiées, la peau chaude et sèche, les urines rouges,
le pouls fréquent (86 puls.). Il y avait de plus une
constipation qui durait depuis dix jours.

Prescription : Petit-lait avec une once de sulfate
de soude, saignée de quatre palettes, cataplasmes
émollients.

Le 5, le malade est dans le même état ; point de
selles ; on réitère la tisane purgative.

Le 6, les douleurs sont plus vives et s'étendent à
l'articulation scapulo-humérale ; agitation, insomnie, etc.

Prescription : Nouvelle saignée de quatre palettes,
petit-lait émétisé.

Le 7, l'émétique en lavage a déterminé plusieurs
selles, et soulagé un peu le malade ; le sang est
couenneux. Limonade, diète absolue.

Le 8 et le 9, même prescription : deux bouillons.

Le 10, les douleurs articulaires sont toujours très vives ; lavement purgatif, bouillons.

Le 11 et le 12, amélioration marquée : un potage.

Le 13, la douleur s'exaspère au poignet gauche qui est de nouveau rouge et tuméfié ; on y applique quinze sangsues : on donne pour boisson de l'eau de bourache miellée, et un demi-grain d'opium le soir.

Le 14, le poignet est moins douloureux, mais l'articulation du coude est le siége d'une nouvelle fluxion rhumatismale : on applique vingt sangsues sur cette articulation.

Le 16, l'articulation huméro-cubitale est moins douloureuse, mais plusieurs autres se prennent vivement, et il devient évident que les émissions sanguines ne sont pas efficaces ; on se détermine à donner le tartre stibié à la dose de dix grains, avec addition d'une once de sirop diacode dans une potion prise par cuillerées toutes les heures.

Le 17, le malade a eu trois selles seulement, et aucune envie de vomir ; il se trouve beaucoup mieux et a eu quatre heures de sommeil. Même potion, avec douze grains d'émétique ; cataplasmes sur les articulations.

Les 18 et 19, le malade est tellement soulagé, qu'il se croit guéri ; il ne se plaint plus que d'un léger engourdissement dans les membres. On continue la potion stibiée, mais à dose décroissante.

Le malade demande des aliments pour prendre des forces, se lève pendant une partie de la journée. On cesse la potion stibiée, et on lui accorde un huitième de portion.

Le 21, on lui donne le quart de portion.

Le 22 et le 23, on regarde le malade comme tout-à-fait guéri; il sort de la salle pour aller au jardin, où il se refroidit.

Les jours suivants il reste levé toute la journée, mange la demi-portion; il éprouve un peu de froid le 29, et reste imprudemment exposé à la pluie.

Le 30, les douleurs rhumatismales reparaissent dans les articulations des genoux. Bourache miellée, poudre de Dower (12 grains), cataplasmes, huitième de portion seulement.

Le 31, le malade éprouve une véritable rechute; les articulations sont aussi douloureuses et aussi tuméfiées qu'au commencement de la maladie. Le malade cloué dans son lit, ne peut faire aucun mouvement. Prescription: Potion avec huit grains de tartre stibié et une once de sirop diacode; diète.

Pas d'évacuation; la tolérance s'établit de suite, ce qui est d'un bon augure.

Effectivement, le malade se trouve très soulagé.

Le 2, même potion avec dix grains de tartre stibié et une once de sirop diacode.

Le 3 et le 4, les symptômes décroissent rapidement sous l'influence de l'émétique administré à dose décroissante (c'est-à-dire 8 et 6 grains). Le deuxième jour, les articulations sont redevenues libres, et l'on accorde au malade le quart de portion.

Les jours suivants, la convalescence fait de rapides progrès, et le malade sort de l'hôpital le 10 novembre, entièrement guéri.

Cette observation nous paraît fort remarquable, en ce qu'elle fournit un exemple de l'efficacité, deux fois bien constatée, de l'émétique dans un même rhumatisme articulaire aigu, avec fluxion inflammatoire, douleur, tension, tuméfaction, fièvre; et, en second lieu, elle atteste que les émissions sanguines, générales et locales combinées, ne guérissent pas en certains cas le rhumatisme aigu, et n'apportent même aucun soulagement au malade; ce qui, au reste, est infiniment rare, et tenait probablement à l'influence de la constitution médicale de la saison. Ajoutons, que l'impuissance de la saignée était ici telle, qu'elle a paralysé en quelque sorte l'action des laxatifs et de l'émétique en lavage, employés simultanément avec elle, quoique le mode d'action de ces derniers moyens aient beaucoup d'analogie avec celle du tartre stibié à dose contre-stimulante. Enfin, ce médicament nous semble avoir été administré ici dans un moment que nous appellerons d'élection, parce que la saignée avait échoué, et que c'est particulièrement dans ce cas qu'il convient de recourir à la médication contre-stimulante.

RHUMATISME AIGU.

RHUMATISME AIGU ARTICULAIRE TRAITÉ PAR L'ÉMÉTIQUE
ET LA SAIGNÉE.

Un autre maçon, âgé de quarante ans, entra à l'hôpital le 17 octobre 1833 ; il éprouvait déjà depuis huit jours des douleurs très vives dans les articulations des genoux, des épaules et des poignets ; il ne pouvait marcher, et fut apporté sur un brancard. Plusieurs des grandes articulations étaient rouges, tuméfiées, et se prêtaient avec peine au moindre mouvement ; la peau était chaude, le pouls fréquent (84 puls.) ; le malade s'était contenté de prendre chez lui une infusion de bourache.

Le 17 au soir, jour même de son admission, l'élève de garde lui administra huit grains d'émétique dans une potion gommeuse, avec addition d'une once de sirop diacode ; les articulations les plus douloureuses furent couvertes de cataplasmes émollients, et le malade tenu à la diète absolue.

Le 18. Le tartre stibié n'a produit aucune évacuation ; le malade est soulagé, quoiqu'il ait un peu dormi.

Même potion avec 12 grains de tartre stibié et une once de sirop diacode ; limonade pour boisson, diète, cataplasmes, etc.

Le 19. Les douleurs sont toujours très vives ; le malade ne peut faire aucun mouvement sans les augmenter. Point de vomissements, mais trois selles

pendant la nuit. Le pouls est descendu de 84 pulsa-
sions à 52 par minute, mais il conserve la même dureté.

Tartre stibié, 20 grains, avec sirop diacode, une
once dans une potion ; cataplasmes ; diète.

Le 20. Le médicament n'a déterminé aucune évacuation, mais l'état des articulations est toujours le
même, quoique le pouls se maintienne à 52 pulsations par minute. On pratique une saignée de 4
palettes, et on donne pour boisson une infusion de
bourache. (Diète absolue.)

Le 21. Les douleurs articulaires sont presque entièrement disparues ; le sang tiré du bras est très-
couenneux ; le pouls moins dur et un peu plus fréquent, ce qui est bien remarquable, mais ce qui
s'explique très bien par la cessation du tartre stibié.

Bourache miellée, cataplasmes, bouillon.

Le 22 et le 23. L'amélioration persiste ; le malade
ne souffre plus que dans les épaules, et demande
des aliments ; on lui accorde des potages.

Les 24, 25, 26. Le malade continue à bien aller ;
il se promène et mange le quart d'aliment ; il ne
ressent plus que de faibles douleurs dans les épaules :
on les combat avec de petites doses de poudre de
Dower, qui excitent des sueurs abondantes.

Le 27. La guérison semble parfaite : on continue
encore cependant la poudre de Dower à la dose de
xx grains. Le malade est à la demi-portion d'aliments.

Le 28. Le malade sort de l'hôpital, n'éprouvant
qu'un peu de raideur dans les extrémités et d'incertitude dans les mouvements.

Si l'émétique semble avoir échoué dans cette circonstance, on ne peut pas nier cependant qu'il ait eu une action assez énergique, puisqu'il a ralenti manifestement la circulation, et que d'ailleurs l'absence de toute évacuation a prouvé qu'il y avait tolérance complète de la part des organes malades. Il est évident qu'on s'est trop hâté de donner le tartre stibié; ce médicament fut continué parce qu'il n'y avait pas péril pour le malade. Il nous paraît certain que si on eût fait préalablement la saignée, la maladie eût cédé comme elle a ensuite cédé à l'émission sanguine. Ce qui s'est passé dans cette circonstance vient à l'appui des médecins contre-stimulistes Italiens qui emploient l'émétique et la saignée concuremment dans la pneumonie. Nous pensons, nous, qu'il est préférable de faire précéder l'émétique par la saignée toutes les fois qu'il n'y a point de constitutions médicales, de raisons qui contre-indiquent cette marche.

Cette observation peut en outre concourir à éclairer deux points dans le traitement des maladies par le tartre stibié à haute dose : 1° son action narcotique stupéfiante sur la circulation que ce médicament ralentit d'une manière notable dans cette circonstance, puisque le pouls est tombé rapidement de 84 pulsations par minute, à 52. 2° le phénomène de la tolérance caractérisé par le défaut d'évacuation. C'est à tort sans doute, qu'on regarde ce phénomène comme le signe de l'action efficace de l'émétique à haute dose, puisque chez notre malade, la médication

n'a pas eu un succès complet. Une dernière remarque
nous semble importante : c'est que lorsque la tolérance s'établit de prime abord chez les individus
traités par l'émétique à haute dose, il n'y a pas lieu
de craindre d'accidents, lors même que le médicament n'agit pas efficacement. Dans ce cas, en effet,
comme dans beaucoup d'autres soumis à notre observation, il n'est survenu aucun accident du côté
des voies digestives.

RHUMATISME AIGU.

RHUMATHISME AIGU ARTICULAIRE.—GUÉRISON PAR LE TARTRE STIBIÉ EN CINQ JOURS.

Une femme-de-chambre, âgée de 33 ans, d'une
forte constitution et d'un tempérament sanguin, fut
prise, le 7 septembre 1833, d'un malaise général,
de frissons, d'anorexie, de céphalalgie et de lassi-
tude dans les membres inférieurs. Le lendemain, elle
ressentit de vives douleurs dans les articulations
des genoux; bientôt il y eut de la rougeur et de la
tuméfaction.

Les jours suivants, les articulations des pieds, puis
celles des membres supérieurs devinrent à leur tour
le siége de douleurs rhumatismales et des autres symptômes inflammatoires qui en sont le cortége obligé.

Le 13. La malade voyant que son mal augmentait
chaque jour, ou du moins qu'à une fluxion rhuma-
tique sur un point, il en succédait une plus intense

sur un autre point, qu'elle ne pouvait plus s'aider de ses membres, elle se fit transporter à l'hôpital Necker.

Le 14. La malade a passé une très mauvaise nuit, sans sommeil; la face était rouge, injectée; le pouls peu fréquent (80 pulsations); la chaleur de la peau modérée; les articulations des poignets, des genoux, des coudes sont douloureux, rouges, tuméfiés, tendus; la malade ne peut faire le moindre mouvement sans éprouver les plus vives douleurs; il n'y a d'ailleurs aucun symptôme d'irritation gastrique. Huit jours s'étant déjà écoulés depuis l'invasion du mal, le pouls n'étant ni très dur ni très fréquent, la bouche étant pâteuse, la langue limoneuse, on croit pouvoir se dispenser d'une saignée préliminaire et administrer l'émétique de prime abord. En conséquence, on donna une potion gommeuse avec huit grains de tartre stibié et une demi-once de sirop diacode à prendre par cuillerées toutes les demi-heures. Pour boisson, de l'eau de bourache (diète absolue).

Le 15. La potion détermine des vomissements et trois selles; il y a un peu d'amendement dans les symptômes. Même potion avec 10 grains d'émétique et une once de sirop diacode (diète).

Le 16. La tolérance s'est complétement établie, et la malade n'a eu aucune évacuation. L'amélioration est croissante; le pouls est beaucoup moins fréquent et les mouvements plus libres. Même potion avec 12 grains de tartre stibié.

Le 17. La tolérance continue; la malade a passé

une bonne nuit ; les douleurs sont considérablement diminuées ; il s'établit une abondante diaphorèse. Même prescription que la veille ; deux bouillons.

Le 18. La malade se dit guérie, et ne veut plus prendre la potion stibiée qui lui a causé quelques nausées; elle peut se lever et aider à faire son lit. La tuméfaction et la rougeur ont disparu des articulations ; la malade demande des aliments à grands cris ; on lui accorde un léger potage ; on continue néanmoins la potion stibiée à huit grains.

Le 19, plusieurs vomissements et quelques selles étant survenus, on cesse la potion émétisée, et la malade peut être considérée comme guérie. Elle continue en effet d'aller de mieux en mieux; elle sort de l'hôpital à la fin du mois, ne se ressentant plus de son rhumatisme.

Cette observation se recommande principalement par la promptitude et la franchise de la guérison, qui s'est opérée en moins d'un septénaire. L'émétique a eu en outre seul l'honneur de la cure, qui a été cependant entière et exempte de rechute, quoique la malade soit restée dix jours à l'hôpital après la cessation du traitement. Il est digne de remarque que le tartre stibié produit un effet évacuant aussitôt que le rhumatisme a cessé d'exister, parce qu'alors sans doute, il n'y avait plus de contre-stimulation possible, ou si l'on veut, de rapport entre l'entité morbide et l'action du médicament. Nous pensons que la saignée n'a point été nécessaire chez cette malade, parce que huit jours s'étaient déjà écoulés depuis l'invasion de la maladie, et que sa période de crudité (qu'on nous passe l'expression) était déjà accomplie.

Voilà un exemple de rhumatisme aigu guéri en moins de huit jours par l'émétique : je ne sais s'il existe beaucoup de guérisons aussi promptes par la saignée, qui, quand elle est répétée, entraîne tout au moins une débilitation plus grande et une convalescence plus longue que celle qui est résultée de ce traitement. Le sys ème jour, en effet, la malade s'est levée et se disait guérie: il y aurait donc tout au moins d'après cela, économie de temps dans la curation des rhumatismes par l'émétique.

Quant aux accidents qu'on dit résulter de cette médication, nous n'en avons observé aucuns pendant tout l'automne dernier et le commencement de l'hiver, quoique nous ayons traité avec des succès divers plus de vingt rhumatismes par cette méthode. A cette occasion, je dois dire, que si je me suis borné à rapporter trois cas, c'est que je n'ai pas voulu multiplier sans nécessité des faits qui sont déjà si nombreux dans la science, et qui par conséquent ne seraient d'aucune utilité réelle.

Pour mettre le lecteur à même d'apprécier d'une manière plus complète l'action de l'émétique à haute dose dans les phlegmasies, je joins ici l'extrait sommaire de quatorze observations recueillies à l'hôpital, sur l'emploi de ce médicament dans la pneumonie et la pleuro-pneumonie ; observations qui ont été insérées dans les archives générales de médecine.

(1) avant d'avoir procédé aux expériences thérapeutiques qui font le sujet du travail dont il s'agit, j'avoue
que j'avais des doutes sur l'efficacité de l'émétique
dans la pneumonie, et ces doutes m'avaient en partie
été suggérés par l'obscurité répandue sur beaucoup
de faits publiés sur cette matière: ils sont aujourd'hui
complétement dissipés, et je regarde le tartre stibié
comme le moyen curatif le plus énergique, le
plus expéditif dans un grand nombre de cas d'inflammation de poitrine; et je pense même que ce
médicament convient presque exclusivement sous
l'empire de certaines constitutions médicales qui
repoussent l'usage de la saignée....

Le sujet de l'observation *première* avait été saigné
trois fois; plus tard on avait eu recours aux révulsifs,
tels qu'un vésicatoire et des sinapismes. Aucune
amélioration n'était résultée de ces médications : on
avait même tout lieu de craindre une terminaison
funeste, lorsque l'émétique fut administré. La malade
guérit cependant.

Dans la *deuxième* observation, on voit qu'une
saignée faite par l'élève de garde n'avait produit aucun effet avantageux, et que deux doses de tartre
stibié ont suffi pour amener la résolution de la
pneumonie, sur l'existence de laquelle les signes physiques ne laissaient aucun doute. Cette médication

---

(1) Tome xxx, octobre 1832.

quelle qu'ait été son action perturbatrice chez la femme qui fait le sujet de l'observation, n'a pas empêché les règles de se manifester à leur époque ordinaire; ce qui est très digne de remarque.

Deux saignées avaient été pratiquées au malade qui fait le sujet de la *troisième* observation, et cependant les signes physiques de la pneumonie n'étaient en rien diminués; quatre doses d'émétique amenèrent promptement la résolution de l'inflammation pulmonaire, que la thérapeutique anti-phlogistique n'avait même pas commencée.

Dans l'observation *cinquième* on voit une rechute arriver à la suite de l'amélioration produite par quatre saignées; on crut devoir combattre cette rechute par l'émétique; deux doses suffirent pour la faire disparaître, et le malade guérit très promptement.

Dans l'observation *sixième*, une rechute grave avait été produite par une indigestion. Malgré cette disposition peu favorable des organes digestifs, le tartre stibié qui avait d'ailleurs agi déjà d'une manière si efficace chez le malade, fut de nouveau employé avec un succès rapide.

Les observations *septième* et *huitième* nous offrent deux cas où la saignée et l'émétique ont été administrés concuremment, le premier jour du traitement, comme on le fait en Italie, berceau de la médecine contre-stimulante; mais le dernier fut ensuite continué seul jusqu'à la dose de dix-huit grains, à cause de la ténacité du mal qui néanmoins finit par céder complétement.

Chez le sujet de la *neuvième* observation, trois saignées, des ventouses scarifiées, n'avaient pu arrêter la marche d'une pneumonie des plus graves; le tartre stibié, porté à la dose de huit grains seulement, remplit promptement l'indication, et guérit promptement la maladie.

Le *dixième* cas offre cela de particulier, qu'après avoir employé l'émétique à la suite de la saignée, on revint à la saignée; mais l'état du malade empirant encore, on administra de nouveau le tartre stibié qui fut porté jusqu'à dix-huit grains, c'est-à-dire à une dose beaucoup plus élevée que la première fois, et qui eut un plein succès.

Chez le *onzième* malade, la saignée ne fut point pratiquée, à raison d'une difformité des bras qui rendait cette opération impossible : l'émétique a eu ici sans aucun partage les honneurs d'une prompte guérison.

Enfin les sujets des observations *treizième* et *quatorzième* qui ont succombé, étaient dans des conditions fâcheuses qui expliquent le non succès de l'émétique. Le premier de ces malades avait été épuisé par des chagrins : ses organes pulmonaires avaient été chaque année affaiblis, détériorés par des affections catarrhales; chez le second la pneumonie était évidemment ancienne. Si on compare ces faits avec ceux rapportés par les auteurs italiens sur le même sujet, on verra que je n'ai employé que des doses peu élevées d'émétique (6, 8, 10, 12, rarement 15, 18 et 20 grains); j'ai cru en outre devoir m'arrêter toutes les fois que la résolution faisait des progrès rapides, laissant ainsi à la nature la faculté de seconder, par un concours utile, la médication que j'employais. J'ai été loin de me repentir d'avoir suivi cette marche; et le succès m'a convaincu, qu'en cette circonstance comme en beaucoup d'autres, il ne faut jamais accabler la nature de secours dont elle n'a pas besoin.

Quand la maladie annonçait une cessation brusque, je cessais aussi brusquement l'émétique; je terminais au contraire le traitement par des doses décroissantes, lorsque la résolution marchait lentement. Je n'ai jamais dépassé vingt grains à la fois comme terme de la dose croissante; souvent j'ajoutais de petites doses d'opium au tartre stibié pour prévenir les vomissements et les nausées qui fatiguent quelquefois beaucoup les malades et pour accélérer la *tolérance*. La potion *stibiée* se composait ordinairement de cinq onces d'infusion de feuilles d'oranger, édulcorée avec ou sans addition de demi-once de sirop diacode, à prendre par cuillerées toutes les heures, ou à des distances plus rapprochées quand la maladie était très-grave.

ACTION.

ACTION DU TARTRE STIBIÉ A HAUTE DOSE DANS LES PHLEGMASIES.

Laënnec pensait que l'émétique à haute dose agissait comme excitant de l'économie animale et du système absorbant en particulier. Sans dénier à ce médicament héroïque cette faculté de hâter l'absorption

interstitielle, et de résoudre par cela même la pneumonie, nous croyons pouvoir lui attribuer en outre une
action sur les organes sécréteurs et sur les exhalants
sudorifères. Mais en même temps qu'il pousse au
dehors des fluides excrémentitiels séparés du sang,
il ralentit d'une manière notable la marche de ce
fluide dans les vaisseaux. Un grand nombre de
fois, nous avons vu le pouls diminuer de 10, 15 et
20 pulsations par minute dans l'espace de 24 heures.
Si ensuite, par la marche de la maladie, nous étions
contraint à employer un autre moyen, le pouls
prenait immédiatement plus de vitesse.

Quand la tolérance s'établit ; en d'autres termes,
quand il n'y a point d'évacuation par suite de l'administration de l'émétique à haute dose, faut-il admettre que le médicament est absorbé et transporté
dans le torrent de la circulation où il stimulerait les
organes sécréteurs et diminuerait en même temps la
quantité du sang? pourrait-on enfin expliquer de
cette manière la résolution de la pneumonie? La
question ainsi posée offre un problème intéressant
de thérapeutique à résoudre. Quand le tartre stibié
n'est pas suivi de tolérance de la part des organes
malades, il agit alors comme dérivatif, il facilite et
augmente la sécrétion biliaire, celle même des urines,
pousse aux sueurs, etc. Ses effets se rapprochent alors
beaucoup de ceux de l'émétique à petite dose, avec
laquelle Bordeu le père, Serane de Montpellier, gué-
rissaient parfaitement les fluxions de poitrine, s'il
faut en croire Th. Bordeu. Quant aux évacuations,

celles des intestins sont infiniment plus fréquentes
que les vomissements : l'une et l'autre, au reste, ne
sont pas toujours un obstacle à la guérison des maladies, quoique souvent on doive les considérer
comme un incident qui contre-indique l'usage du
tartre stibié dans la pneumonie et le rhumatisme. Ces
cas sont particulièrement ceux où la première dose
du médicament ne produit aucun effet salutaire.

L'action topique du tartre stibié s'exerce plus particulièrement sur la bouche, la langue, l'arrière-
bouche et le pharynx. C'est effectivement dans ces
parties qu'on observe de fausses membranes, des
pustules, etc.; mais ces altérations sont, il faut le dire,
assez rares.

L'œsophage ne participe jamais aux lésions causées
par l'émétique : ces lésions sont plus communes dans
le canal intestinal que dans l'estomac.

La partie inférieure de l'intestin grêle et le commencement du gros intestin, sont les points du tube
digestif qui se montrent plus sensibles à l'action de
l'émétique à haute dose.

Les lésions que l'on peut avec le plus de vraisem-
blance rapporter à l'usage d'une portion de l'émétique, quoique souvent elles tiennent à une autre
cause non expliquée, sont l'injection, l'infiltration
dans le tissu sous-muqueux intestinal et le ramollissement de la membrane muqueuse. Dans la
bouche, on observe quelquefois une inflammation
vive, soit pustuleuse, soit ulcéreuse : accident qui se
dissipe rapidement après la cessation du tartre stibié.

Nous n'avons vu rien de semblable dans l'estomac et les intestins.

Parmi les phlegmasies, le rhumatisme aigu et la pneumonie sont les maladies qu'on peut combattre avec le plus de succès par l'émétique à haute dose.

Il faut généralement faire précéder l'émétique de la saignée, et le plus souvent n'en venir à l'un que quand l'autre est insuffisant, hors les cas toutefois où la saignée est contre-indiquée ou impossible par quelque circonstance particulière, comme nous l'avons vu une fois chez un individu rachitique qui ne présentait point de veines propres à la phlébotomie. La constitution médicale de la saison repousse aussi quelquefois les émissions sanguines; c'est alors que le tartre stibié est un moyen précieux. On aura encore recours sans hésiter de prime abord au tartre stibié, quand les malades sont épuisés par l'âge ou par d'autres causes, et qu'ils paraissent trop faibles pour supporter une soustraction de sang, ou bien qu'ils se refusent obstinément à la phlébotomie. Sans doute, personne ne peut nier que dans cette circonstance comme dans beaucoup d'autres, il est avantageux de pouvoir guérir promptement une maladie grave qui menace l'existence, avec quelques grains de poudre. Ce moyen sera en outre d'un grand secours et d'un usage commode dans les campagnes où le médecin peut rarement faire des visites rapprochées à ses malades. Il lui sera possible par cette méthode, et avec le secours d'une personne intelligente, de régler le traitement d'une pneumonie ou d'un rhumatisme pour plusieurs jours, après avoir fait une large saignée s'il le juge convenable.

Le traitement de la pneumonie par l'émétique nous paraît sur-tout avantageux (toutes choses égales d'ailleurs) chez les vieillards, dont le sang doit être épargné, et dont la membrane muqueuse digestive est moins sensible que celle des adolescents et des adultes. Les signes rationnels qui présagent le succès de l'émétique dans les cas dont nous parlons (l'indication étant d'ailleurs bien déterminée), sont la *tolérance* ou l'absence d'évacuation, s'établissant dès la deuxième ou troisième cuillerée du remède, le ralentissement du pouls dans les 24 heures, un degré modéré de diaphorèse, et le sentiment de bien-être du malade. Les signes physiques d'amélioration qui ont leur siége dans l'organe affecté ne tardent pas à se manifester ensuite.

De même qu'il y a des constitutions médicales qui repoussent la saignée, il en est aussi d'éminemment phlogistiques qui interdisent l'emploi du tartre stibié : c'est ainsi qu'après l'avoir employé si heureusement en 1831, il nous devint impossible de l'administrer avantageusement à la fin de 1832 et même au commencement de 1833 : ce fut seulement dans l'automne de cette même année qu'il nous parut utile de revenir à l'usage de ce médicament. Une seule fois, il fut administré dans nos salles par un élève de garde pendant l'épidémie cholérique. Le malade éprouva les accidents les plus graves et mourut du choléra-morbus dont aucun symptôme n'existait au moment de l'administration du tartre stibié.

TUBERCULES.

TUBERCULE DE LA MOELLE ÉPINIÈRE.

Une femme de 23 ans , disant n'avoir jamais été malade, et dont les règles étaient supprimées depuis quatre mois à la suite d'un accouchement, fut admise à l'hôpital Cochin, le 18 juillet 1832, pour une irritation gastrique. Dans sa convalescence elle se plaignait de douleurs et de faibleses dans les jambes ; on y fit d'abord peu d'attention ; mais l'ayant ensuite examinée avec soin , on découvrit que la jambe gauche était plus faible que la droite, que ses mouvements étaient plus difficiles et la sensibilité moindre. De plus, il y avait une douleur fixe du côté gauche, qui s'étendait depuis l'origine du nerf sciatique, jusqu'à l'extrémité des orteils. La malade éprouvait en outre, dans l'un et l'autre membre abdominal, des fourmillements et des sensations de froid.

On appliqua successivement trois vésicatoires sur la région lombaire : ces épispastiques n'empêchèrent pas que la jambe droite ne s'affectât comme la gauche ; les mouvements y devinrent difficiles , la sensibilité tout-à-coup accrue, s'affaiblit ; la malade

6

y éprouvait une sensation de froid fréquemment
répétée et des engourdissements continuels. On appliqua alors quatre moxas : deux au niveau de l'articulation sacro-vertébrale , et deux au niveau de la
deuxième vertèbre lombaire. La maladie sembla quelque temps rester stationnaire ; on n'observa aucuns
symptômes nouveaux, si ce n'est une douleur vive
et profonde et une sensation d'arrachement dans la
région lombaire.

Vers le milieu d'août , il survint de la fièvre , des
sueurs , de la douleur au ventre et une augmentation dans les lésions des extrémités inférieures : on
applique sur les côtés de la colonne vertébrale quatre
nouveaux moxas qui n'apaisent pas les douleurs des
membres ni le sentiment d'arrachement dont nous
avons déjà parlé ; la sensibilité qui s'était d'abord
affaiblie, s'est exaltée; les doigts du pied sont rétractés
et le siége d'élancements incommodes; les selles invo-
lontaires et inaperçues, etc.

Il se manifesta dans la suite quelques phénomènes
sympathiques dépendant du cerveau et de l'estomac.
Des douleurs de poitrine, de la toux, du râle crépitant, etc. , annoncèrent bientôt que les poumons
n'étaient pas sains. La faculté locomotrice des extrémités inférieures n'était pas entièrement abolie;
la malade, qui les fléchissait habituellement, pouvait les étendre; ils étaient le siége de contractions in-
volontaires; il s'y développait quelquefois une sensibilité si vive, que le frottement du drap devenait insupportable. De la diarrhée jointe à un accroissement

de l'état fébrile, aggrava encore la position de cette malheureuse malade qui sortit de l'hôpital Cochin et vint mourir quelques jours après à l'hôpital Necker, avec les symptômes réunis d'une phthisie pulmonaire et d'une maladie de la moelle épinière.

À l'ouverture du rachis, on trouva l'enveloppe extérieure de la moelle épinière couverte d'une exsudation sanguine, principalement à la partie supérieure ; mais cette congestion n'existait point à l'intérieur et dans la substance médullaire. On fut frappé du gonflement que présentait la moelle épinière à la partie inférieure et à l'origine de la *queue de cheval*. Là, existait un tubercule de la grosseur d'une petite noix muscade, de couleur jaunâtre, très adhérent à gauche avec la substance médullaire, et qui paraissait seulement contigu avec cette même substance, du côté droit. La texture du tubercule était consistante, granuleuse ; il y avait au centre un point légèrement concave, qui semblait être le noyau de cette production organique.

Les autres cavités ne furent point ouvertes ; mais comme il existait pendant la vie une pectoriloquie évidente, il est certain qu'il y avait dans la poitrine une ou plusieurs excavations tuberculeuses.

TUBERCULES

DU CERVELET ET DE LA PROTUBÉRANCE CÉRÉBRALE.

Un enfant, âgé de 11 ans, très lymphatique, d'apparence scrofuleuse, s'était bien porté jusqu'au mois de février 1833 : il paraît qu'à cette époque, au dire des parents, il eut une affection cérébrale ; pendant la convalescence, il survint une ascite, pour le traitement de laquelle cet enfant fut envoyé de Saint-Flour à Paris au mois d'août. L'épanchement abdominal était alors accompagné d'un œdème des extrémités et d'une infiltration générale. On essaya vainement la compression du ventre à quatre fois différentes après la ponction ; on administra aussi quelques purgatifs, des diurétiques que le petit malade supporta avec beaucoup de peine et qui provoquèrent même du dévoiement : on fut obligé de les cesser. Cet enfant, assez indocile d'ailleurs, et n'observant aucun régime, fut abandonné à lui-même pendant quelques semaines. Son ventre diminua un peu de volume sous l'influence de la diarrhée qui ne cessa pas. Vers la fin d'octobre, il se manifesta de la céphalalgie occipitale ; on remarqua du strabisme, un affaiblissement de la vue, une grande difficulté de prononciation, un peu de déviation de la commissure des lèvres du côté gauche, etc. Il survint bientôt une hémiplégie complète du côté droit, avec perte du sentiment. De plus, la région du cœur offrait un son mat ; il y avait de la toux , du râle muqueux, du dévoiement. Ce fut dans cet état que l'enfant fut transféré à l'hôpital des enfants malades le 1er décembre. Sa situation ne fit qu'empirer, et il succomba le 6 janvier 1834.

A l'ouverture du corps , on trouva un peu de sérosité épanchée dans le tissu cellulaire sous-arachnoïdien ; chacun des lobes latéraux du cervelet contenait un tubercule cru , de la grosseur d'un pois ; il y en avait dans le lobe moyen un autre du volume d'une noix, et dans le mésocéphale un quatrième, de celui d'un marron ; un cinquième se trouvait encore dans le pédoncule cérébelleux du côté droit ; enfin un sixième s'était développé dans la partie antérieure et supérieure du quatrième ventricule. Tous ces tubercules étaient à l'état de crudité.

Le poumon gauche contenait un seul tubercule cru, mais il était criblé de granulations miliaires, ainsi que celui du côté opposé. Les glandes bronchiques étaient tuberculeuses ; la cavité du péritoine contenait un verre seulement de sérosité trouble ; il y avait de nombreuses ulcérations à la fin de l'intestin grêle et dans le gros intestin. Le rein gauche était transformé en un kyste plein d'urine et complétement atrophié. Un calcul était engagé dans l'uretère et s'opposait à l'écoulement de l'urine. L'uretère avait acquis le volume de l'intestin grêle ; une ulcération tuberculeuse occupait la paroi postérieure de la vessie.

À ces deux observations nous joindrons l'extrait d'une troisième recueillie à l'hôpital des Enfants, et insérée dans la *Gazette des hôpitaux* du 3 juin 1834.

TUBERCULE

DANS LE PÉDONCULE DROIT DU CERVEAU.

Un enfant de trois ans et demi, qui avait toutes les apparences d'une bonne constitution, devint tout-à-coup triste, apathique; bientôt il se manifesta des vomissements avec prolapsus de la paupière et distorsion de la bouche; des douleurs de tête par intervalles, des engourdissements dans les membres du côté gauche, du strabisme dans l'œil du même côté; au bout de trois semaines la marche était devenue impossible, la somnolence presque habituelle; point de délire ni de mouvements convulsifs.

Admis à l'hôpital le 6 mai, cet enfant offrit jusqu'au 25 du même mois, jour de son décès, une aggravation successive de ces symptômes, et beaucoup d'autres accessoires qui résistèrent aux moyens les plus énergiques.

A l'ouverture du corps, on trouva une once de sérosité limpide dans les ventricules du cerveau, un tubercule du volume d'une noix dans le pédoncule du cerveau du côté droit; au centre de ce tubercule existait une petite excavation remplie d'un pus verdâtre; les parois de l'excavation qui renfermaient cette production organique, n'offraient rien de particulier ni de morbifique. La poitrine contenait de nombreuses granulations et des tubercules miliaires développés dans le poumon et le tissu cellulaire sous-jacent à la plèvre ; les ganglions bronchiques étaient presque tous tuberculeux; la même altération se remarquait dans quelques-uns de ceux du mésentère. La fin de l'intestin grêle, divers points du colon n'offraient que des saillies ecchymosées, sans doute le germe d'ulcérations tuberculeuse. La membranes muqueuse était ramollie vers la fin du tube intestinal.

Les tubercules suivent dans leur développement, par rapport à la moelle épinière, les mêmes lois que différentes congestions qui affectent le plus souvent la portion supérieure ou cervicale de ce cordon médullaire ; c'est toujours, ainsi que le fait remarquer M. Olivier (d'Angers) (*Traité des Maladies de la moelle épinière*), dans le voisinage de l'encéphale qu'on rencontre ces productions organiques : il ne cite qu'un seul cas où la maladie siégeait dans la région lombaire. Celle que nous avons observée est plus remarquable, même sous ce rapport, puisqu'elle occupait l'extrémité inférieure du cordon médullaire. Le tubercule, d'ailleurs unique, était d'un volume considérable, si on le compare à la plupart de ceux rencontrés dans les diverses portions du système nerveux ; il était purement et simplement adhérent au tissu nerveux, sans que celui-ci en fût altéré, sans kyste, et offrant au centre une petite excavation. Les symptômes dus à la compression exercée par cette dégénération organique, avaient presqu'exclusivement leur siége dans les membres inférieurs. Il est fort rare, peut-être sans exemple, que des organes tels que le cerveau et la moelle épinière soient atteints de tubercules, sans qu'il en existe en même temps dans plusieurs autres appareils : ainsi, le sujet de l'observation qui nous occupe était phthisique, et il y a lieu de croire, d'après ce que nous avons observé, que d'autres organes que le poumon étaient tuberculeux, comme cela s'observe dans les deux dernières observations dont il nous reste à parler.

Ces deux faits, observés chez des enfants presque du même âge, ont entre eux la plus grande analogie ; les trois principales cavités renfermaient des tubercules, et si on eût fait l'examen de la moelle épinière et même du système osseux, il est présumable qu'on en eût découvert de nouveaux.

Les caractères distinctifs des tubercules du cerveau sont fort incertains et difficiles sur-tout à distinguer des autres affections chroniques de l'encéphale. De la céphalalgie, du strabisme, de la déviation dans les lèvres et les paupières, diverses lésions de la vue, de l'assoupissement, de l'affaiblissement et même de la paralysie dans les membres avec lésion profonde du sentiment : tels sont les signes extérieurs les plus frappants qui se firent remarquer chez les deux malades dont nous parlons. Il faut y joindre des dérangements généraux apportés dans la nutrition, l'absorption et l'exhalation ; mais on doit convenir que tous ces phénomènes existent dans les périodes avancées de beaucoup d'autres maladies chroniques de l'encéphale et de la moelle épinière ; par conséquent il est extrêmement difficile de diagnostiquer l'affection tuberculeuse du cerveau pendant la vie, et impossible, d'ailleurs, d'y appliquer aucun remède efficace.

Sous le point de vue de la diathèse tuberculeuse dont Bayle a rapporté des exemples que nous avons cités autrefois à l'article *Tubercules*, du Dictionnaire des Sciences médicales, ces deux faits sont encore dignes de beaucoup d'intérêt ; et nous sommes convaincus que si la vie se fût prolongée davantage jusqu'à l'âge, par exemple, où se développe la phthisie pulmonaire, presque tous les systèmes de l'économie auraient été atteints de tubercules.

DU PNEUMOTHORAX

ET DES VOMIQUES DU POUMON.

Première observation.

PHTISIE PULMONAIRE. — PNEUMO-THORAX. — TINTEMENT. — VIBRATION MÉTALLIQUE. — FISTULES PULMONAIRES. — CAVERNES. — TUBERCULES CRUS DE LA MOELLE ÉPINIÈRE.

Dubois (Auguste), âgé de trente ans, demeurant à Vaugirard, entra pour la première fois à l'hôpital au mois de mai 1831. Déjà il toussait depuis plusieurs années, avait des sueurs nocturnes, sans que cependant la maladie l'eût contraint à cesser son travail. Affaibli toutefois par cet état de langueur que dissimulait depuis long-temps une constitution vigoureuse, il se décida à réclamer nos soins, sur-tout à cause d'une faiblesse notable des membres inférieurs, qui le forçait à traîner les pieds en marchant.

Une pectoriloquie et du gargouillement, qu'on entendait au-dessous des deux clavicules, de la matité principalement dans le point correspondant au sommet du poumon droit, suffirent pour établir un diagnostic et un pronostic fâcheux. Au bout de quelques mois d'un traitement mucilagineux, auquel on ajouta l'application d'un séton à la nuque, dans la vue de combattre la lésion de la moelle épinière que faisait soupçonner l'affaiblissement des membres abdominaux, le malade se sentant mieux sortit de l'hôpital.

Le 12 septembre suivant, Dubois rentra à l'hôpital ; pendant son absence la maladie de poitrine avait fait des progrès manifestes, mais l'état des membres inférieurs s'était au contraire sensiblement amélioré. La toux était fréquente, l'expectoration purulente ; il y avait des sueurs nocturnes abondantes, de la diarrhée, des redoublements de fièvre le soir avec rougeur des pommettes, etc.; le gargouillement et la pectoriloquie étaient manifestes dans les points indiqués plus haut. Jusque vers le 10 octobre, le malade ne présente rien de particulier, si ce n'est la gêne de la respiration qui va toujours croissant ; l'expectoration tuberculeuse est toujours abondante ainsi que les sueurs ; la diarrhée et la fièvre d'exacerbation continuent pareillement. La poitrine examinée de nouveau présente les phénomènes suivants.

L'auscultation fait entendre un bruit de souffle amphorique ou caverneux bientôt suivi d'une longue, large et forte résonnance métallique qui s'entend dans toutes les parties de la poitrine, mais beaucoup plus distinctement à droite qu'à gauche ; on ne remarque d'ailleurs ni râle, ni gargouillement, ni murmure vésiculaire dans aucun point de ce côté de la poitrine. Le bruit si remarquable dont il s'agit a quelquefois la clarté, le timbre du son que donne l'airain quand on le frappe ; d'autres fois il se rapproche davantage du murmure sonore qui se fait entendre lorsque l'on frappe fortement l'air avec une baguette flexible. La percussion donne un son très clair du côté droit, vers la partie moyenne, mais il est mat au-dessous de la clavicule. Le malade continue à suivre un traitement purement palliatif.

Les 12, 13, 14 et 15 octobre, la dyspnée s'accroît toujours : le tintement ou bruit sonore dont nous venons de parler, s'entend à une certaine distance : les autres phénomènes s'aggravent, et le malade succombe dans la nuit du 15 au 16.

Ouverture cadavérique.

Les deux côtés de la poitrine ne présentent aucune différence quant à la forme extérieure ; une ponction faite à la partie inférieure et antérieure du côté droit, entre deux fausses côtes, ne donne issue qu'à une petite quantité d'air ; le sternum relevé sur le col, on fracture les côtes, près de leur extrémité postérieure, afin d'examiner avec plus de soin les organes malades. Le poumon droit est refoulé vers le médiastin postérieur et tapissé d'une couche purulente concrète. A la partie antérieure et externe du lobe supérieur, a environ deux pouces du sommet et à un pouce du bord antérieur, existe un orifice fistuleux circulaire entouré d'un cercle membraneux jaunâtre, espèce de plaque qui n'est probablement qu'une portion de plèvre épaissie, adhérente au poumon, et qui va en s'amincissant progressivement jusqu'à la perforation centrale.

L'orifice fistuleux dont nous venons de parler a environ cinq ou six lignes de diamètre. En arrière, près du bord postérieur du poumon et toujours dans son lobe supérieur, au niveau de la première fistule, il en existe une autre, mais de forme et de dimension différentes ; son diamètre longitudinal a environ six ou sept lignes, tandis que le transversal n'en n'a que quatre ou cinq.

La cavité de la plèvre ne contient qu'une petite quantité de sérosité transparente (environ deux ou trois onces). Pour enlever le poumon, on est obligé de détruire de nombreuses adhérences qui attachent fortement son sommet aux côtes ; la destruction de ces adhérences met à nu une large ouverture qu'un simple effort aurait pu convertir en une troisième fistule. L'organe pulmonaire extrait de sa cavité, paraît réduit aux deux tiers de son volume ordinaire. Les conduits fistuleux dont nous avons parlé aboutissent dans des cavernes vides, sinueuses, communiquant avec d'autres qui occupent la totalité du lobe supérieur. Ces cavernes sont divisées en plusieurs loges par des brides qui ne sont autre chose que des rameaux vasculaires demeurés intacts au milieu de l'énorme destruction du parenchyme pulmonaire; le lobe inférieur du poumon est comprimé, gorgé de sang, chagriné à l'extérieur, ce qui lui donne l'aspect de la rate : il renferme quelques tubercules.

Le poumon gauche offre aussi une caverne et est parsemé d'un grand nombre de tubercules.

Le cœur est très volumineux ; ce qui n'est pas ordinaire chez les phthisiques.

Le canal intestinal n'offre rien de particulier, si ce n'est un rétrécissement notable du colon transverse.

La partie inférieur de la portion lombaire de la moelle épinière, présente au-dessous de son renflement ovoïde, trois ou quatre granulations tuberculeuses jaunâtres, transparentes, du volume d'un gros pois, d'une texture différente de celle du cordon médullaire.

Deuxième observation.

PHTHYSIE PULMONAIRE. — PNEUMOTHORAX. — TINTEMENT MÉTALLIQUE. — FISTUSLE PULMONAIRE. — ÉPANCHEMENT PLEURÉTIQUE.

Damotte (Nicolas), âgé de 19 ans, peintre en porcelaine, d'une faible constitution, teint et cheveux blonds, etc., entra à l'hôpital le 4 octobre 1832. Ce jeune homme était dans la dernière période de la phthisie, et épuisé par une diarrhée colliquative. Soit à cause de sa faiblesse, soit à cause de son caractère difficile, il se prêtait difficilement à un examen régulier; on put cependant constater une pectoriloquie au-dessous de la clavicule du côté droit et un son clair et retentissant du même côté de la poitrine en avant, ainsi qu'un tintement métallique faible. Le malade était d'ailleurs en proie à des suffocations continuelles, et avait un besoin impérieux d'être maintenu sur son séant pour pouvoir respirer. Il mourut au bout de quelques jours au milieu d'angoisses inexprimables, appelant la mort à son secours. Sur la feuille de diagnostic nous avions fait écrire : *phthisie pulmonaire, épanchement dans le côté droit et le péricarde, fistule pulmonaire.*

Ouverture du corps 28 heures après la mort.

Le corps était d'une émaciation squelettique; le thorax du côté droit rendait un son clair très étendu; au premier coup de scalpel dans cette même partie de la poitrine, il s'échappa une grande quantité d'air. Le poumon droit était réduit au dixième peut-être de son volume normal, et refoulé vers la partie supérieure de la colonne vertébrale sous la clavicule et la première côte; inférieurement, il était recouvert par de fausses membranes nageant dans quelques onces de sérosité épanchée à la partie inférieure de

la poitrine ; à la partie externe et supérieure de ce
poumon ainsi ratatiné, et vis-à-vis la seconde côte,
on apercevait une ouverture d'environ une ligne de
circonférence, recouverte par un pus grumeleux,
blanchâtre. De l'air ayant été fortement insufflé dans
la trachée artère, on vit des bulles de ce fluide gazeux
sortir par l'ouverture fistuleuse, après avoir soulevé
la couche purulente circonscrite en question ; cette
ouverture communiquait avec une caverne assez étendue, affaissée sur elle-même, dont les parois étaient
enduites d'un pus grisâtre. Dans cette caverne venaient aboutir des conduits bronchiques assez consi-
dérables, dont le trajet fut sondé à l'aide d'un stylet.
Le reste du poumon était tuberculeux. Celui du côté
opposé l'était également ; il offrait, de distance en
distance, des points de suppuration séparés par un
tissu pulmonaire ramolli , engorgé de mucosité grisâtre , sanguinolente.

Il y avait dans le péricarde , une assez grande
quantité de sérosité jaunâtre citrine.

La partie inférieure de l'intestin grêle était très malade ; la membrane muqueuse de cet intestin ulcérée
et désorganisée, était recouverte d'un pus analogue
à celui qui suintait des incisions du poumon. Le foie
et les autres viscères abdominaux étaient sains, aussi
bien que la portion supérieure du canal digestif.

Troisième observation.

PHTHISIE PULMONAIRE. — TINTEMENT MÉTALLIQUE. — PEC-
TORILOQUIE PARFAITE. — CAVERNES DANS LES LOBES SU-
PÉRIEURS DES POUMONS. — LÉGER ÉPANCHEMENT DANS LE
PÉRICARDE.

Aubry (Louis), âgé de 49 ans, maréchal ferrant,
d'un tempérament lymphatique, entra à l'hôpital le 2
janvier 1833. Ce malade avait eu plusieurs fluxions de
poitrine dont la première remontait à quatre ans ; il
ne s'était rétabli qu'incomplétement, éprouvait de la
toux, et par intervalle avait du dévoiement et des
sueurs nocturnes. Aubry avait reçu en outre, il y a
environ deux ans, un coup de timon de voiture sur
la poitrine. Cette contusion fut suivie d'un abcès
dans les parois thoraciques avec nécrose de la huitième
côte sternale et une fistule, qui guérit très difficilement. Ce fut à dater de la guérison de cette fistule,
que la toux, la difficulté de respirer, les sueurs nocturnes prirent une nouvelle intensité; le dévoiement
devint continuel; les membres inférieurs s'infiltrèrent;
il survint de l'aphonie, de l'insomnie, etc. Ce fut
dans cet état que le malade vint à l'hôpital.

Alors le teint était plombé, l'amaigrissement extrême, les pommettes colorées, les côtes saillantes, et leur intervalle déprimé. Les membres étaient
œdémateux, la dyspnée considérable et le malade

obligé de se tenir sur son séant pour ne pas être suffoqué. L'expectoration était purulente, d'un gris verdâtre, la toux fréquente et douloureuse, les sueurs
nocturnes abondantes, etc. On donne au malade pour
boisson une tisane mucilagineuse émulsionnée, un
looch gommeux, et on applique des cataplasmes dérivatifs aux pieds.

Le 3, la poitrine percutée offre un son clair dans
toute la partie supérieure du côté gauche, et un son
mat à la partie inférieure; le côté droit présente un résultat tout-à-fait inverse relativement à la percussion;
en appliquant un stéthoscope à la partie supérieure
et antérieure du côté gauche, chaque fois que le malade respire on entend un tintement métallique qui
imite très bien le bruit d'un soufflet comprimé
et soufflant dans un vase métallique à large base;
en arrière et en haut; la respiration est caverneuse,
elle est insensible à la partie inférieure; on entend
du gargouillement au-dessous de la clavicule droite
et la respiration est bronchique dans le reste du lobe
supérieur du poumon de ce côté. Au niveau de l'angle inférieur de l'omoplate du côté gauche, on entend
une pectoriloquie parfaite; il en existe une moins
prononcée en avant du côté droit. On diagnostique:
*Phthisie pulmonaire au troisième degré avec une
vaste caverne occupant tout le lobe supérieur du
poumon gauche et contenant une petite quantité de liquide; petite caverne au sommet du poumon droit.* On
continue le traitement palliatif; on prescrit de petites
doses d'extrait de belladone dans des loochs pour cal

mer l'intensité de la toux; on ajoute des pilules de cynoglosse pour procurer un peu de sommeil, etc.

Dans la soirée du 3, le malade faillit être suffoqué ; il fut soulagé par une application de sinapismes aux pieds.

Le 4, aphonie, respiration lente et fréquente, signes stéthoscopiques moins intenses à raison de l'affaiblissement de la voix.

Le 5, mort après une courte et paisible agonie.

Ouverture cadavérique 24 heures après la mort.

La poitrine ne contenait ni air ni sérosité épanchés; le poumon gauche adhérait de toutes parts à la plèvre costale au niveau de la sixième côte; l'adhérence était si intime, qu'il fut impossible d'en séparer le poumon; presque tout le lobe supérieur était occupé par une caverne contenant un peu de liquide; cette caverne était tapissée par une fausse membrane blanchâtre d'une épaisseur assez considérable. Le lobe inférieur du même poumon renfermait une grande quantité de tubercules jaunâtres, ramollis, séparés par du tissu pulmonaire dur et non crépitant.

Le lobe supérieur du poumon droit adhérait également à la plèvre costale; le sommet était occupé par une caverne d'un pouce de diamètre, tapissée également par une fausse membrane et contenant un peu de pus. Le reste du lobe du poumon présentait des masses de tubercules miliaires ; les deux lobes moyen et inférieur étaient sains et crépitants.

Le péricarde contenait très peu de sérosité ; les cavités droites du cœur étaient distendues par une assez grande quantité de sang liquide.

Quatrième observation.

PHTHISIE PULMONAIRE. — PNEUMOTHORAX. — ÉPANCHEMENT PLEURÉTIQUE — FLOT DU LIQUIDE PAR LA SUCCUSSION. — TINTEMENT ET VIBRATION MÉTALLIQUES. — CESSATION DE CE TINTEMENT QUELQUES JOURS AVANT LA MORT. — FISTULE PULMONAIRE OBLITÉRÉE.

Sintot (Denis), âgé de 27 ans, menuisier, d'une bonne constitution, né de parents sains et encore vivants, a commis beaucoup d'excès de boisson, sans qu'il en soit résulté pendant long-temps autre chose qu'une toux légère revenant à de longs intervalles.

Au mois de décembre 1832, il sua beaucoup à la suite d'un travail pénible et se refroidit sans prendre de précautions. A partir de cette époque, la toux devint bruyante, sèche et continuelle ; néanmoins *Sintot* ne cessa pas de boire du vin et de l'eau-de-vie, suivant son habitude.

La toux alla toujours en augmentant, la respiration devint pénible ; et *Sintot* fut obligé à deux reprises différentes d'entrer à l'Hôtel-Dieu pour s'y faire soigner. Quelque temps après sa dernière sortie de l'hôpital, ne pouvant qu'avec peine vaquer à son travail, il fut reçu chez un parent qui lui fit donner de nouveaux soins. Le 18 décembre 1833, cinq jours après son arrivée chez ce parent, étant à genoux sur son lit pour s'habiller, il éprouva subitement une oppression considérable qui lui comprimait, dit-il, la poitrine, comme aurait pu faire un étau. Cette oppression ne diminua sensiblement qu'après une application de sinapismes aux pieds et de sangsues à l'anus; mais la respiration resta toujours haletante, et le sommeil non plus que l'appétit ne revinrent pas. *Sintot* entra à l'hôpital Necker dans cet état le 21 décembre, trois jours après l'accident dont nous avons parlé; l'oppression était très considérable, la voix entrecoupée; on constata l'existence du tintement métallique et du flot hippocratique au moyen de la succussion. Mais ce fut le premier janvier seulement que le malade, d'un caractère difficile, fut examiné d'une manière complète.

Le décubitus avait lieu le plus ordinairement sur le dos ; la respiration était difficile et s'exécutait 35 fois par minute; le pouls battait 130 fois; l'expectoration était abondante, écumeuse, et n'offrait que quelques crachats purulents jaunâtres, isolés et arrondis; la toux était rare, les sueurs nocturnes abondantes à la tête et à la poitrine. En auscultant le côté droit qui était très sonore, on entendait à chaque inspiration une sorte de vibration métallique retentissante, analogue au bruit qu'on fait en soufflant dans une caraffe vide, et de temps à autre un tinte ment métallique très distinct, ou bien encore une simple résonnance après la prononciation de chaque mot. La respiration s'entendait assez bien en arrière, mais était nulle en avant ; le côté gauche était dans l'état normal. Quand le malade agitait le bras droit ou qu'on lui imprimait le mouvement de succussion, on entendait, même à la distance de quelques pas du lit, un flot de liquide manifeste, ressemblant à celui qu'on obtient de l'agitation d'une petite quantité d'eau dans un grand vase : du reste, il y avait du sommeil, les selles étaient naturelles, les urines rares, mais point de soif ni d'appétit.

Du 2 au 20, le tintement métallique et la vibration amphorique dont nous avons parlé présentèrent beaucoup de variations, mais l'état général du malade en offrit fort peu ; d'ailleurs il se prêtait de mauvaise grace au plus léger examen, et refusait souvent de répondre à nos questions. Son traitement fut purement palliatif.

Du 20 au 25, le malade se tient constamment couché sur le côté droit ; la voix est voilée et très affaiblie, la jambe droite œdématiée ; on n'entend plus le tintement métallique ni le flot hippocratique, mais seulement de la vibration sonore et retentissante après la toux, l'expectoration ou la prononciation de chaque syllabe.

Du 25 janvier au 5 *février*, le malade se lève chaque jour et se promène un peu ; il peut se coucher sur le côté sain ; du reste, rien de nouveau dans son état.

Du 5 au 10, la difficulté de respirer augmente sensiblement. La face est pâle, bouffie, la peau inondée de sueurs; la main et la jambe du côté droit sont infiltrées et tuméfiées. La respiration est à 35 et le pouls à 126; la parole presque éteinte et entre-coupée.

Le 13, le pouls est à 140, et la respiration à 56; la toux très incommode.

Le 15, dans la nuit, le malade demande qu'on le mette sur le côté droit, et meurt vers minuit, sans agonie, ayant conservé son intelligence jusqu'au dernier moment de la vie.

Ouverture du corps 37 heures après la mort.

Émaciation considérable, œdème des membres du côté droit, particulièrement aux extrémités; ampliation du côté droit du thorax, écartement des côtes, sonoréité circonscrite aux environs du sein droit; une ponction faite dans cette partie, donne issue à un fluide gazeux qui en sort avec sifflement. En ouvrant la poitrine à la manière ordinaire, quoique avec précaution, il s'en écoule un liquide transparent qu'on recueille dans un seau. La cavité de la plèvre à droite, est très ample, et s'étend jusque dans le côté opposé dont elle a envahi une portion; elle est pleine de sérosité, dont la quantité totale peut être évaluée à 4 ou 5 pintes: on estime que le malade étant sur son séant, le niveau du liquide pouvait être à la hauteur de la deuxième ou troisième côte. Tous les points de cette cavité sont tapissés par une couenne blanche, de consistance presque cartilagineuse, de plus d'une ligne d'épaisseur.

Le poumon droit est refoulé et aplati contre la colonne vertébrale, fortement maintenu dans cette position par la fausse membrane qui le recouvre en entier ; il est adhérent à la face interne des côtes, par des espèces de brides résultant sans doute d'une ancienne pleurésie, brides que la compression lente et graduée du liquide a alongé en refoulant le poumon en arrière.

Le poumon insufflé par la trachée-artère, se laisse distendre autant que le permet la pseudo-membrane qui l'environne, mais l'air ne s'échappe nulle part ; alors, pour découvrir le conduit fistuleux qui avait existé pendant la vie, on dissèque la membrane accidentelle avec beaucoup de précaution après avoir enlevé le poumon ; vis-à-vis une bride correspondant à la cinquième côte, on découvre une petite caverne de la grandeur d'une noisette, recouverte immédiatement par l'expansion membraneuse qu'on venait de détacher du tissu pulmonaire ; un peu plus loin, en dehors, on remarque une seconde couche pseudo-membraneuse, plissée, arrondie, d'environ un pouce de large, un peu affaissée au centre ; elle forme la paroi antérieure d'une seconde caverne vide qui aurait pu loger une noix. Cette caverne communique vers son fond avec une bronche d'une ligne et demie de diamètre. La caverne précédente ne communique ni avec celle-ci, ni avec les bronches. Le tissu pulmonaire environnant est sain mais resserré par la compression ; le sommet renferme, à la profondeur de quatre lignes, une caverne vide qui aurait pu contenir un œuf de poule ; il y a en outre çà et là quelques granulations miliaires.

Le poumon gauche offre aussi des tubercules crus dans son lobe supérieur. La plus grande partie des deux autres lobes est gorgée d'un liquide écumeux de la couleur des crachats expectorés pendant la vie. Les bronches, la trachée-artère, le larynx sont rouges ; il y a de petites ulcérations dans les ventricules laryngés.

Le cœur, d'un volume normal, renferme des caillots noirâtres. Le ventricule droit est dilaté ; ses parois sont flasques et amincies.

L'intestin grêle est parsemé d'ulcérations qui n'intéressent que la membrane muqueuse (1).

Cinquième observation.

PLEURO-PNEUMONIE. — CHUTE SUR LA POITRINE. — VOMIQUE. — PHTHISIE PULMONAIRE CONSÉCUTIVE. — PECTORILOQUIE. — TINTEMENT D'UNE NATURE PARTICULIÈRE. — VASTE CAVERNE. — CICATRICES MANIFESTES A L'EXTÉRIEUR DU POUMON.

Hurset (Charles Étienne), jardinier, âgé de 54 ans, d'une forte constitution, livré toute sa vie à un travail pénible, a eu dans sa jeunesse plusieurs pleu-

___

(1) Cette observation a été recueillie par M. *Beau*, interne à l'hôpital, et publiée par lui avec beaucoup plus de détails dans les archives et de médecine, avec des réflexions dont il sera question plus bas.

résies ou pneumonies, dont les convalescences ont toujours été longues; quoiqu'il parût bien guéri, il a été cependant très sujet aux rhumes de poitrine, depuis sa dernière inflammation thoracique. Il y a environ cinq mois, qu'étant occupé à tailler un arbre, il tomba sur le dos, de la hauteur d'environ douze pieds; immédiatement après cette chute violente, il éprouva une douleur dans le côté gauche, et de là dyspnée : ces symptômes se calmèrent sans l'emploi d'aucun moyen; mais ensuite il survint de la toux; un mois après, le point de côté se réveilla, et le malade crut s'apercevoir que le côté gauche était plus developpé que le droit. La douleur latérale devint pulsative au-dessous du téton gauche; la toux était en même temps sèche, fréquente, avec anorexie, fièvre, insomnie. Enfin, pendant trois jours et trois nuits de quintes de toux presque continuelles et d'une grande oppression, le malade crache *environ trois litres de mucosités puriformes mêlées de sang caillé et noirâtre.* A la suite de cette expectoration, la toux diminua, mais ne cessa pas; il y eut presque toujours du sang dans les crachats. *Hurset* entre à l'hopital le 21 octobre 1833; alors ces crachats étaient manifestement purulents; il y avait des sueurs nocturnes, des exacerbations fébriles; la respiration était courte, difficile; le côté gauche plus ample que le droit, d'après la mesure exacte et comparative qui fut prise.

La percussion fournit un son mat dans presque tous les points du thorax : respiration *tuberculeuse,* pectoriloquie obscure à gauche etc. Quelque temps après, le malade ayant été ausculté avec soin, on reconnut qu'il y avait à deux pouces au-dessous de la clavicule gauche, une vaste caverne dans laquelle on entendait alternativement (en faisant tousser, respirer, ou parler le malade) deux bruits distincts et variables ; l'un semblait produit par des gouttes d'eau tombant d'assez haut, et l'autre pouvait être comparé au cricri d'un joujou d'enfant, ou au claquement d'une petite soupape.

Ces bruits furent constatés un grand nombre de fois par les élèves et les personnes qui suivaient la visite, pendant environ un mois que vécut encore le malade.

Il succomba le 1er janvier 1834, après avoir langui pendant une quinzaine de jours entre la vie et la mort, en proie aux derniers symptômes de la consomption pulmonaire.

Ouverture cadavérique 24 heures après la mort.

Le cadavre, d'une haute stature, était réduit à un amaigrissement squeléttique : la poitrine ouverte, on vit que le poumon gauche était refoulé et comprimé contre les côtes, par le cœur un peu dévié de sa position ordinaire ; il était fortement adhérent à la face interne du thorax correspondant. Une incision pratiquée à la partie antérieure fait découvrir une grande caverne occupant le centre, et presque tout l'intérieur du poumon, et qui a pour parois le tissu extérieur de cet organe réduit à la dimension d'un pouce ou un pouce et demi en divers endroits. L'intérieur de cette caverne est très irrégulier et comme triangulaire, tapissé par une fausse membrane de texture cartilagineuse; elle est remplie à moitié de matière purulente. Il existe entre cette caverne et une division de la bronche, une communication directe qu'on peut constater à l'aide d'un stylet. Le tissu pulmonaire qui forme une épaisse paroi à la caverne, est dur, lardacé et résiste beaucoup à l'instrument tranchant; il renferme çà et là quelques tubercules crus ou ramollis.

Le poumon droit adhère par son sommet seulement à la cage osseuse du thorax : cette adhérence est confondue avec une plaque blanchâtre, organisée, opaline, de la largeur d'un écu de cinq francs. Autour de cette plaque chagrinée, on remarque quatre points distincts, concaves, froncés et figurés en *anus*, qui présentent les caractères les plus évidents des cicatrices pulmonaires décrites par *Laënnec*. Un demi-pouce au-dessous, on découvre une petite masse de tubercules crétacés enveloppés dans un kyste. Le reste du poumon était rouge, gorgé de mucus sanguinolent qui ruisselait à la moindre incision; il offrait aussi dans quelques points des tubercules miliaires.

Le cœur ne présentait rien de particulier.

Le foie était volumineux et passé à l'état gras. Aucune lésion dans le canal intestinal.

Sixième observation.

ÉRYSIPÈLE GÉNÉRAL. — INFLAMMATION DU POUMON DROIT. — VROMIQUE. — GUÉRISON.

Une femme âgée de soixante-cinq ans, entra à l'Hôpital sur la fin d'avril 1834, avec des symptômes d'hypertrophie du cœur. Dans le courant de mai, elle éprouva des symptômes de congestion cérébrale qui nécessita une saignée pratiquée au bras droit : la malade fut soulagée, mais la petite plaie de la saignée devint le point de départ d'un érysipèle général, qui se développa au bout de deux jours, d'abord sur l'avant-bras droit, puis s'étendit successivement, dans l'espace de quelques jours, au bras droit, aux deux côtés, au col, au dos et à l'abdomen; la malade tomba dans la stupeur ; la langue devint sèche et brune, etc. Tout faisait craindre une issue fatale, quand une amélioration notable se manifesta presque tout-à-coup dans son état qui semblait désespéré. L'érysipèle avait cessé brusquement ; mais en même temps, la malade, qui jusqu'alors n'avait présenté aucune lésion de la poitrine, fut prise d'une toux peu intense, mais accompagnée, au bout de quelques jours, d'une expectoration purulente tellement abondante, que chaque matin le crachoir en était rempli. La poitrine percutée et auscultée fit découvrir de la matité, une légère pectoriloquie à la partie supérieure du poumon droit ; de la diarrhée et de la fièvre étant venues se joindre à l'expectora-

tion purulente, on crut que cette malade allait succomber.

Cependant, cette femme déjà avancée en âge,
n'avait jamais eu d'affection de poitrine ; il était
douteux que des tubercules se fussent développés et
fussent venus à suppuration sans aucun indice pré-
curseur ; la respiration, quoique un peu accélérée,
s'entendait bien sur tous les points du thorax, excepté celui que nous avons indiqué. Malgré l'amaigrissement rapide qui était survenu chez la malade, il
était difficile de croire qu'elle fût phthisique : ce
doute prit plus de consistance quand on vit l'expectoration diminuer graduellement et la malade reprendre une partie de ses forces. Le traitement fut
entièrement expectant, composé de boissons mucilagineuses, de loochs gommeux.

Le 7 juillet la toux et l'expectoration avaient cessé :
il n'y avait plus de pectoriloquie ; la malade était
sans fièvre, dormait paisiblement la nuit, prenait
quelques aliments et commençait à quitter le lit. La
convalescence a été longue, pourtant la malade est
sortie le 7 août entièrement guérie.

Il serait difficile de ne pas admettre que cette
femme a eu une inflammation *métastatique* (comme
on l'aurait dit autrefois) du poumon droit, attendu
la brusque disparition de l'érysipèle ; et que de
plus, il y a eu suppuration d'une portion de ce
poumon, et évacuation du pus au-dehors par la
voie de l'expectoration ; cette vomique ne pouvait
provenir d'une fonte de tubercules. C'est là en outre

un exemple de ce que les auteurs ont appelé muta-
tion ou succession de maladie, *morbi mutatio vel
successio*, comme l'aurait dit Bordeu ou l'ingénieux
Lorry, auteur de deux dissertations sur ce point de
pathologie générale (1).

A cet exemple de vomique, remarquable par son
origine et sa terminaison, nous aurions voulu joindre deux autres cas que nous avons été à même d'observer; mais comme leur histoire est trop incomplète
pour figurer dans cet ouvrage, nous les remplacerons
par un fait extrêmement remarquable extrait du *Recueil périodique de la Société de médecine* (2).

Septième observation.

VOMIQUES ENKYSTÉES TERMINÉES PAR L'EXPECTORATION DU PUS
AVEC UNE ENVELOPPE MEMBRANEUSE. — GUÉRISON.

Un homme âgé de 48 ans, d'une bonne constitution, d'un tempérament bilieux, est attaqué, au commencement du printemps de l'an VI, d'une douleur
à la partie inférieure latérale gauche de la poitrine,
d'une petite toux sèche et d'une légère difficulté de
respirer. Pendant le cours de l'été et de l'automne
suivants, les symptômes s'accroissent d'une manière
peu sensible; mais au commencement de l'hiver de
l'an VII, ils augmentent avec assez de rapidité et sont
accompagnés de faiblesse et d'amaigrissement.

―――――――――――――――――――――――――

(1) *De morborum mutationibus.* — *De morborum successionibus.*
(2) Tom. 8, pag. 288.

Le 2 pluviose an VII, le cit. Hippeau appelé pour la première fois, reconnut, à peu de chose près, tous les symptômes ci-dessus décrits. La voix était rauque, le pouls fébrile, la toux moins sèche, les crachats entièrement muqueux, la douleur de côté montée sous le sein gauche. Un emplâtre vésicatoire sur le lieu de la douleur et une boisson adoucissante et légèrement diaphorétique, composèrent le traitement.

Le 12, l'expectoration était plus abondante et les crachats purulents. Le 29, à la petitesse, à la mollesse du pouls, se joignit de la fièvre avec des redoublements le soir. Le médecin crut reconnaitre le caractère du premier degré de la phthisie pulmonaire; il donna un vomitif, et recourut à l'usage combiné des adoucissants et des *incisifs*.

Vers la mi-pluviose, la dyspnée était si considérable, que le malade était forcé de rester sur son séant: il se trouva cependant un peu soulagé par une expectoration purulente plus abondante et plus facile. Même traitement: cautère au bras en remplacement du vésicatoire. Pendant les mois de ventose, de germinal et de floréal suivants, les symptômes acquirent plus d'intensité et se compliquèrent. Les crachats étaient purulents, les pommettes rouges, la maigreur extrême; les cheveux tombaient en grand nombre.

Le premier prairial, il survient des anxiétés, des défaillances et un sentiment de suffocation qui semblaient mettre le malade dans un danger imminent, lorsque tout-à-coup il rendit par la bouche, après une quinte de toux, plus de cinq décilitres de pus (1/2 pinte

8

environ), et une poche membraneuse large comme la main. A cette évacuation succéda un peu de mieux qui dura jusqu'au 28 du même mois. Ce jour là le malade rejeta une autre vomique, et une pareille poche ou kiste ; mais le pus n'était pas blanc comme dans la première, mais jaunâtre.

Le sentiment de suffocation continuant après l'évacuation de ce second abcès, le médecin se décida le 29 au matin, à administrer au malade une potion vomitive avec l'ipécacuanha, dans l'imtention de favoriser la rupture et la sortie des autres vomiques, dont il soupçonnait l'existence. Les efforts du vomissement determinèrent bientôt, en effet, l'évacuation de deux autres petites vomiques de la grosseur d'un fort marron, et dont le pus était parfaitement blanc.

Les accidents continuèrent, les yeux devinrent caves et la cornée opaque d'un blanc perlé; les forces étaient presque entièrement épuisées; lorsque tout-à-coup, le 29 thermidor suivant, le malade sur le point d'être suffoqué, rendit, après un accès de toux opiniâtre, près d'un litre de matière purulente blanche comme du lait. La sortie du kyste de cette cinquième vomique se fit promptement, et mit fin aux souffrances de ce malheureux.

Depuis cette époque, les crachats purulents, la toux, la difficulté de respirer et la fièvre ont cessé. Le rétablissement du malade était complet le 15 nivose an VIII : c'est-à-dire vingt-un mois après le commencement de la maladie, et quatre mois et demi après l'éjection de la dernière vomique.

Dans cette observation publiée avec l'approbation d'une société savante, il y a eu dans le poumon, des collections successives de pus, qui ont été rejetées au dehors par l'expectoration; de plus, un kyste s'organisait chaque fois autour du foyer comme pour préserver le reste de l'organe pulmonaire des ravages du pus. Aucun antécédent n'indiquait que le malade fût tuberculeux, bien que sa maladie le fît supposer.

———

Lorsque Laënnec publia ses Recherches sur le pneumothorax, et qu'il constata l'existence du signe si curieux qu'il appela tintement métallique, signe qui existe toutes les fois qu'il y a une communication entre les bronches et la cavité de la plèvre contenant un épanchement de liquide, on se mit à rechercher avec avidité les faits de cette nature, et plusieurs observés à des distances rapprochées firent croire que cette affection était fréquente. Cette opinion ne nous semble nullement fondée; et depuis bientôt quatre ans que nous faisons le service de l'hôpital Necker, qu'on pourrait à bon droit appeler l'hôpital des phthisiques, nous n'avons pu observer que trois cas de pneumothorax; M. Louis médecin de l'hôpital de la Pitié, qui a ouvert tant de cadavres, n'en a publié que deux (1). Dans l'ouvrage de M. Andral on trouve trois observations de cette maladie complexe (2).

(1) Archives, juillet 1823.
(2) Tom. 2, pag. 556.

Enfin deux faits semblables ont été recueillis dans le service de M. Rayer, à l'hôpital Saint-Antoine, et insérés dans les Archives (1). Cependant les phénomènes qui résultent de la compression du poumon par l'air extérieur introduit tout-à-coup dans la cavité de la plèvre au moyen d'une fistule, échappent bien difficilement à un observateur attentif : il y a même des cas dans lesquels on peut préciser l'époque où l'épanchement d'air a lieu; notre quatrième observation est une preuve irrécusable de ce que nous avançons ici. Ce n'est pas au reste le seul point qui soit remarquable dans cette observation, où l'on remarquait le flot hippocratique associé au tintement métallique. Ces deux phénomènes s'expliquent d'ailleurs par leur concours mutuel; car il n'est point douteux que la transmission du flot ne soit due à la présence de l'air dans la cavité de la plèvre; en sorte que toutes les fois qu'on entend le choc du liquide, on peut assurer qu'il y a pneumothorax. La disparition du tintement métallique quelque temps avant la mort du malade, s'explique évidemment par l'oblitération de la fistule qui a dû certainement être complète, et dont l'existence était nécessaire à la production de ce bruit. On conçoit bien, que si les poumons eussent été moins affectés ou que l'épanchement eût été moins considérable, le malade eût pu guérir. Ce fait me paraît jusqu'à présent l'unique en ce genre.

Ce fut à l'occasion de ce fait, que l'élève interne

---

(1) Tom. 17, pag. 333.

attaché à mon service (M. Beau) peu satisfait de la
théorie de Laënnec (1), eut l'idée de faire des expériences pour expliquer le tintement métallique, expériences que nous avons ensuite répétées ensemble,
et dont le résultat a été publié dans les Archives. A
cet effet, il prit un flacon de verre de la contenance
de quatre ou cinq litres; il le remplit à moitié d'eau
dans laquelle il plongea un tube d'un petit diamètre;
un aide souffla doucement dans le tube et des bulles
d'air vinrent tour-à-tour naître et crever à la surface du liquide: l'explosion de chaque bulle simulait
à l'oreille de l'observateur attentif le tintement métallique entendu chaque matin chez le malade en
question. Nous avons répété un grand nombre de
fois cette expérience, et toujours le bruit obtenu par
l'éruption de la bulle d'air nous a paru conforme à
celui du tintement métallique. La conclusion simple
et facile qu'on dut tirer de ces expériences, fut que
lorsqu'on entendait le tintement métallique chez un
malade atteint de pneumo-thorax, c'est que l'orifice
interne de la fistule bronchique était inférieur au
niveau du liquide épanché, et que l'air qui la traver-
sait s'élevait en bulles à la surface, en vertu de sa
pesanteur spécifique évidemment moindre que celle
de la sérosité, et que de plus, chaque bulle en crevant
produisait la vibration ou le tintement appelé métallique. M. Beau a mis un soin particulier dans son

---

(1) Cet auteur dit seulement que le tintement métallique est dû au
frémissement de l'air à la surface du liquide épanché dans la poitrine.

travail à prouver que la majorité des faits connus étaient favorables à sa théorie; nous voulons dire que dans ces faits les recherches anatomiques établissent que l'orifice interne de la fistule pulmonaire s'ouvre dans la cavité des plèvres au-dessous du niveau de l'épanchement pleurétique.

Au reste, cette théorie nous paraît d'autant meilleure qu'un observateur exact, trop tôt enlevé à la science (Dance), l'avait entrevue et lui avait fourni une première base par des expériences faites sur le cadavre. Les expériences de Dance sont analogues aux nôtres, quoique les circonstances ne soient pas les mêmes, et le résultat est exactement semblable. Qu'on juge de l'étonnement de M. *Beau*, jeune médecin qui débute dans la carrière, lorsque la publication du *Dictionnaire de médecine* lui apprit que son explication, qu'il avait tout lieu de croire nouvelle, datait de deux ans; ce dont il était impossible de douter d'après le décès de Dance arrivé en 1832. Cette coïncidence de deux idées pareilles venues à deux personnes qui ne se connaissaient pas et qui n'avaient aucun rapport entre elles, est bien de nature à démontrer la vanité et l'inutilité des contestations sur la priorité dans les conceptions de l'esprit.

Le tintement métallique, tel que l'a caractérisé Laënnec, est un phénomène très extraordinaire qui s'observe constamment dans le pneumo-thorax avec fistule pulmonaire ou pleuro-bronchite, et chez quelques malades qui ont des cavernes d'une certaine dimension dans les poumons avec une quantité donnée de liquide. Mais ce que cet illustre observateur et ceux qui l'ont suivi dans la même carrière n'ont point remarqué, c'est que l'intensité du bruit du tintement augmente en raison de la grandeur de l'orifice fistuleux, du nombre des fistules, de la nature des parois des cavernes, etc.; qu'en second lieu, il est des cas où à la place du tintement métallique, ou bien conjointement avec ce bruit, on perçoit une sorte de *vibration sonore* très étendue qui semble provenir de l'introduction brusque d'une forte colonne d'air dans un vase de métal d'une grande dimension. Ce bruit ne ressemble point au bourdonnement amphorique que quelques auteurs assurent avoir rencontré dans le pneumo-thorax, et qu'ils ont probablement confondu avec lui : celui-ci nous a paru être produit par la grandeur, la multiplicité des fistules pleuro-bronchiques, par la disposition des cavernes qui se communiquent, ou sont divisées en plusieurs loges, et par la nature cartilagineuse des parois caverneuses; c'est au moins ce que nous avons observé pendant la vie chez les sujets des observations première et cinquième, où ce phénomène existait d'une manière très distincte. Nous avons donné à ce nouveau signe le nom de *vibration métallique*, en attendant qu'une étude plus approfondie de ce phénomène, permette de lui assigner une autre dénomination.

Les cicatrices froncées et si distinctes qui existaient au sommet du poumon droit de l'individu qui fait

le sujet de l'observation cinquième, prouvent incontestablement que ce malade avait déjà guéri d'affections tuberculeuses partielles ou d'abcès très circonscrits de l'organe pulmonaire, et qu'il aurait pu encore
prolonger son existence s'il ne se fût pas exposé à de
nouvelles chances de maladie. Cette disposition anatomique, en mettant en évidence les ressources de
la nature, explique comment des tuberculeux, avec
des ménagements et des soins hygiéniques et médicinaux, peuvent pousser la carrière jusque dans un
âge avancé. On peut aussi en tirer cet enseignement,
que la phthisie n'est pas nécessairement incurable,
ainsi que l'avait prétendu Bayle et autres anatomopathologistes qui ne voient dans les maladies que des
lésions cadavériques. Par conséquent la médecine et
l'hygiène réunies ont donc encore dans cette cruelle
maladie une certaine puissance, quand elles sont secondées par des malades intelligents doués d'une ferme
volonté. Au reste, pour qu'il en soit ainsi, il faut, bien
entendu, qu'un très petit nombre de tubercules suppurent à la fois ; c'est la condition de la guérison.

Les cicatrices qui résultent de ces terminaisons
heureuses sont de deux sortes : les unes que Laënnec
a assez mal nommées *fistuleuses*, qui consistent dans
la cicatrisation et le développement d'une membrane
demi-cartilagineuse à l'intérieur d'une petite caverne
rétrécie qui n'a le plus souvent rien moins que la
forme fistuleuse. Les cicatrices de la deuxième espèce
sont complètes, linéaires, plus denses que la substance pulmonaire ; elles ont un froncement particu-

lier ou une espèce d'entonnoir à l'extérieur, état pathologique très bien décrit par Laënnec, et que des médecins peu familiers avec l'étude des lésions organiques des viscères ont nié, parce qu'ils ne l'ont pas convenablement étudié. L'entonnoir extérieur froncé qui ressemble à une sorte d'anus est le produit de la cicatrisation de la partie la plus superficielle de l'ulcération sur laquelle la plèvre pulmonaire s'est agglutinée en contractant de fortes adhérences. Cet entonnoir est continu avec la partie linéaire de la cicatrice.

Les cicatrices pulmonaires nous conduisent naturellement aux vomiques, dont les observations 5, 6 et 7 offrent des exemples : l'une a dégénéré en phthisie, l'autre a rapidement guéri, et la troisième qui a également guéri, nous offre un cas des plus extraordinaires.

Comme ce point de pathologie a été le sujet de nombreuses discussions, qu'il ne nous paraît pas encore suffisamment éclairci, et que beaucoup de médecins, à l'imitation de Laënnec, font jouer un rôle trop absolu aux tubercules dans les affections du poumon, nous allons présenter ici des considérations étayées sur des faits, qui, nous l'espérons du moins, ne seront pas tout-à-fait dénuées d'intérêt (1).

On a cru long-temps que toutes les collections de

___

(1) Un professeur renommé de la capitale, demande souvent dans ses cours par ironie, qu'on lui montre un abcès du poumon et une pneumonie chronique.

pus contenues dans le poumon provenaient de l'inflammation et de la suppuration du parenchyme de
ce viscère; mais l'expérience et les recherches cadavériques réunies ont démontré que les abcès du tissu
pulmonaire étaient très rares, et que les altérations
propres aux diverses pneumonies présentaient rarement des modes de suppuration auxquels on pût
appliquer cette dénomination. Dès lors, il a donc
fallu rechercher dans d'autres lésions la cause et la
source des vomiques. Parmi les médecins qui ont
traité ce point de doctrine, les uns, comme Laënnec,
ont presque uniquement fait consister cette maladie
dans la fonte purulente des tubercules pulmonaires (1), d'autres l'ont exclusivement rapportée
aux abcès formés dans les cavités de la plèvre, et qui
semblent parfois avoir détruit le poumon par une
suppuration qui, en réalité, est étrangère à ce viscère. Nous pensons qu'il y a exagération des deux
parts; que le célèbre Laënnec s'est trompé en disant
que l'abcès des poumons était cent fois plus rare que
la suppuration des tubercules, et qu'il y a évidemment erreur à supposer que les vomiques sont toujours une suite de la pleurésie suppurée. Il est plus
raisonnable, plus philosophique même, d'admettre,
comme l'a fait notre excellent ami le docteur Pâtis-
sier, dans l'article *Vomique* du dictionnaire des
sciences médicales (2), que la vomique reconnaît

____

(1) Traité de l'auscultation médiate, tom. 1er, p. 405.
(2) Tom. 58, p. 315.

pour cause, tantôt l'abcès du parenchyme pulmonaire qui est moins rare qu'on ne le croit aujourd'hui ; tantôt des collections purulentes formées par la fonte des tubercules, d'autres fois des abcès du foie qui se font jour par les bronches ; il désigne aussi sous le même nom la collection purulente provenant de la suppuration de la plèvre, et qui constitue l'empyème, quand le pus n'est pas rejeté par l'expectoration, comme il arrive dans la variété dont nous parlons. Cette expectoration n'est pas, à proprement parler, une vomique, attendu que le poumon seulement refoulé est toujours sain et étranger à la maladie.

1° *Vomique formée par la suppuration du parenchyme pulmonaire.* Nous n'ignorons pas que Bichat a avancé que le pus ne s'amassait jamais en foyer dans la pneumonie ; nous savons aussi que Bayle a fait observer depuis long-temps avec beaucoup de fondement, qu'un grand nombre d'auteurs ont confondu les abcès enkystés des plèvres avec les vomiques telles qu'on les considérait autrefois. Mais ces considérations ne nous empêchent pas de penser, avec M. Patissier, que cette question de pathologie, examinée de plus près, conduit à une autre solution que celle adoptée par ces médecins célèbres. Une lecture attentive de la XXe lettre de Morgagni n'a pu que nous fortifier dans cette opinion. M. Lallemand, actuellement professeur à Montpellier, dès son entrée dans la carrière médicale, publia plusieurs exemples de véritables abcès du poumon (1) qui sont

---

(1) Bibliothèque médicale, tom. 65.

de nature à démontrer que cette affection est plus commune qu'on ne le pense. Voici l'extrait de deux de ces observations :

Une femme âgée de 65 ans, affectée de pneumonie, mourut le 22e jour de sa maladie. A l'ouverture du corps, on trouva un vaste abcès dans la partie supérieure du poumon droit ; la poche qui contenait le pus avait trois ou quatre pouces de diamètre en tout sens ; sa paroi antérieure n'était séparée de la plèvre que par une épaisseur de quelques lignes ; sa paroi postérieure était beaucoup plus épaisse ; l'intérieur de la cavité était transversé par des brides ou de petites cloisons qui circonscrivaient différents clapiers. Ce n'était autre chose que des vaisseaux et des ramifications bronchiques qui avaient résisté aux ravages de la suppuration. On trouva aussi dans l'intérieur du foyer des petites portions de poumon flottantes, et ne tenant plus au reste de l'organe que par des brides vasculaires ou bronchiques. Le parenchyme pulmonaire, attenant au foyer, était mou et facile à déchirer ; le reste était hépatisé et infiltré de pus. Il y avait à la partie inférieure du même poumon un autre foyer plus petit, mais du reste semblable au premier. On ne découvrit pas un seul tubercule dans les poumons. Dans l'autre cas, qui a beaucoup d'analogie avec le précédent, à l'ouverture du cadavre on trouva le poumon droit mou et crépitant inférieurement, dur et compact supérieurement ; au sommet, qui était plissé et fluctuant, il y avait un abcès qui contenait un verre de pus blanc, opaque,

homogène, semblable à celui du phlegmon. Le foyer
avait trois pouces de diamètre en tout sens ; ses parois étaient formées supérieurement par les plèvres
réunies et épaissies ; le sommet du poumon était détruit ; inférieurement on trouva le tissu du poumon
dur et compact. L'intérieur du foyer était traversé
par des vaisseaux et des rameaux bronchiques de la
grosseur d'une plume à écrire ; des flocons de tissu
cellulaire, reste du parenchyme pulmonaire, flot-
taient au milieu du pus. Une couche du même fluide
était adhérente à toute la surface du foyer qu'elle
tapissait entièrement.

2° *Vomique produite par la fonte des tubercules.*
Elle est infiniment plus commune que la précédente;
elle provient de la suppuration d'un plus ou moins
grand nombre de tubercules ou bien de la sécrétion
purulente qui s'établit ensuite à la surface des cavités
enkystées qui renfermaient des tubercules. Les phthisiques expectorent souvent de ces vomiques après des
quintes de toux ; elles équivalent quelquefois à plusieurs verres de pus ou de crachats purulents. Dans
certains cas, la quantité de pus est tellement supérieure à la masse des tubercules, qu'on ne peut douter
qu'une grande partie ne soit le produit d'une sécrétion de la surface des excavations tuberculeuses :
Laënnec a mis cette vérité dans tout son jour dans
l'ouvrage déjà cité, et dont nous tirons le fait suivant.
Un malade qui, après avoir éprouvé pendant plusieurs
mois une toux sèche accompagnée de dyspnée, de
fièvre hectique, et d'autres symptômes propres à

faire soupçonner l'existence des tubercules pulmonaires, expectora tout-à-coup, à la suite d'une violente quinte de toux, près d'un verre de crachats puriformes opaques et presque diffluents. Pendant environ huit jours, il rendit toutes les vingt-quatre heures environ trois livres d'une matière semblable. L'expectoration diminua ensuite graduellement, et cessa enfin totalement, ainsi que les symptômes qui l'avaient précédée, et le malade sortit de l'hôpital parfaitement guéri.

3º *Vomiques produites par une suppuration dans la cavité des plèvres.* L'empyème, maladie qui, comme nous l'avons déjà dit, est ordinairement étrangère au poumon, et qui par cette raison, ne mérite point le nom de *vomique*, se fait pourtant quelquefois jour au moyen d'une fistule ou perforation dans l'organe pulmonaire, dans les bronches, et est rejeté au dehors par la voie de l'expectoration. Bayle a le premier fait connaître et décrit des cas semblables. Lui-même succomba à une pleurésie chronique suppurée qu'on avait prise pour une phthisie pulmonaire. Cette espèce de collection purulente se faisant jour au dehors, est infiniment moins commune que ne l'ont prétendu quelques auteurs qui ont avancé qu'on pouvait y rapporter toutes les grandes et subites expectorations purulentes. Nous en possédons peu ou point d'exemples bien décrits.

4º On ne peut pas considérer sous le même point de vue *l'espèce de vomique causée par un abcès du foie qui pénètre dans le poumon,* parce que cet organe participe toujours plus ou moins à la suppuration. Il arrive quelquefois que l'organe pulmonaire ayant contracté des adhérences avec le diaphragme, le pus formé dans le foie use et perfore cette cloison musculaire, pénètre dans la poitrine d'où il est rejeté par l'expectoration. Des auteurs ont publié des exemples de cette sorte de translation de l'abcès du foie. Aux cas recueillis par Stalpart Vanderwiel, Verduc, Raimond, nous joindrons ici l'extrait de deux observations insérées par *Hebreard* dans les *Mémoires de la Société médicale d'émulation* (1).

Un homme âgé de 28 ans entra à l'infirmerie de la prison de Bicêtre le 25 germinal an x; il disait avoir reçu huit jours avant, dans le côté droit, un coup de poing qui n'avait cessé de lui causer de la douleur. Le neuvième jour de son accident la figure devint jaune, il y eut des frissons irréguliers, une chaleur considérable le soir et de la sueur pendant la nuit. On prescrivit des boissons délayantes et une décoction de tamarin émétisé : du dixième au quinzième jour, la teinte jaune s'étend à toutes les parties du corps (même traitement). Le vingtième jour, le malade éprouve de la douleur dans la poitrine, de la toux, des sueurs nocturnes. Du vingt au trentième jour, la teinte jaune s'affaiblit, mais la douleur pectorale augmente. Le trente-septième, expectoration de quelques crachats sanguinolents; la nuit, toux continuelle, insomnie; vésicatoire sur le point douloureux de la

(1) VIIe année, p. 354.

poitrine. Le quarantième, expectoration de crachats brunâtres puriformes, très abondants, sans aucun effort, qui continuent jusqu'au soixante-quatrième jour avec une abondance effrayante (près de deux litres par jour). Cette expectoration était accompagnée d'une chaleur sèche de la peau, d'une douleur obtuse à l'hypochondre droit. Le malade n'a été complétement guéri que le quatre-vingt-huitième jour.

Le 14 juillet 1807, on conduisit à l'infirmerie de l'hospice, un idiot qui se plaignait d'une douleur très aiguë dans la région du foie; il se tenait couché sur le côté droit, et poussait des cris quand on lui comprimait l'hypochondre du même côté (diète, saignée, boissons délayantes, cataplasmes). Le dixième jour, frissons irréguliers, toux, quand on presse la région du foie de bas en haut. Le vingtième jour, le foie fait saillie, la figure s'altère beaucoup, la maigreur augmente ainsi que la faiblesse (vésicatoire sur la tumeur hépatique). Le vingt-cinquieme jour, toux presque continuelle avec difficulté de respirer. Le trente-sixième jour, abondantes expectorations de matière couleur de lie de vin qui dure huit jours; la tumeur hépatique s'est affaissée et les douleurs sont beaucoup moindres. Le quarante-cinquième jour, les crachats sont moins abondants; ils prennent une teinte grisâtre. Le cinquante-sixième jour, l'expectoration cesse et le malade est guéri le soixante-troisième jour ; mais il éprouva une rechute dans laquelle le foie faisait une saillie considérable : on la couvrit de cataplasmes émollients, on y appliqua ensuite un vésicatoire, enfin on y pratiqua une incision par laquelle il s'écoula un pus semblable à celui qui avait été précédemment expectoré.

Quoique les deux faits rapportés par Hébréard manquent d'une dernière démonstration pour en établir le caractère anatomique ou fondamental, nous voulons dire la dissection des parties malades, il nous paraît difficile d'élever des doutes sérieux à cet égard, sur-tout relativement à la deuxième observation qui s'est terminée par un abcès du foie ouvert au dehors. Il faut convenir pourtant que la méprise est possible dans ces sortes de cas, ainsi qu'on peut s'en convaincre par l'exposé sommaire du fait suivant que nous avons recueilli, il y a quelques jours seulement, à l'hôpital Necker.

Une femme de 60 ans entra à l'hôpital le 21 août dernier; on la disait malade depuis quatre mois : le plus simple examen suffit pour se convaincre qu'elle était atteinte d'une pneumonie intense du côté droit de la poitrine, et d'un ictère accompagné de tension douloureuse de l'hypocondre droit; du reste, l'ensemble des symptômes, que nous nous dispensons de mentionner ici, ainsi que l'état général de la malade, indiquaient une maladie très grave. On pratiqua d'abord une saignée du bras, qui n'eut aucun succès. Le lendemain 23, l'état de la malade ayant empiré et le pouls étant d'une faiblesse extrême, on résolut d'employer l'émétique à haute dose (8 grains dans une potion). Le 24, il sembla y avoir de l'amélioration du

côté de la poitrine, mais la tension de l'hypochondre et la teinte jaune de la peau étaient plus consi-
dérables; on fut frappé d'une expectoration abondante, grumeleuse, jaunâtre, qui remplissait la moitié du
crachoir. Il n'y avait eu qu'un vomissement à la suite
de l'émétique, et la tolérance s'était promptement
établie; on donna 12 grains de tartre stibié qui
ne produisirent point de vomissements mais quelques selles seulement. Le 25, à peu près même
état; aucune amélioration dans les signes de la
pneumonie; la respiration est bronchique et souf-
flante dans tous les points du côté malade. L'expectoration frappe toujours par sa couleur et son abondance; l'hypocondre droit continue d'être tuméfié et
douloureux à la pression (on cesse le tartre stibié).
Le 26, la malade s'affaiblit beaucoup : la respiration
est encore plus gênée que la veille, le crachoir est
rempli d'une matière expectorée couleur de *lie de vin*
ou dit *sauce tomate*, répandant une odeur manifeste
de matière fécale. L'abondance de cette expectoration,
sa couleur, son odeur, l'existence de l'ictère, de l'intumescence, de la douleur persistante de l'hypocondre me firent croire que j'avais affaire à un de ces abcès
hépatiques qui s'était fait jour dans le poumon par
une perforation du diaphragme. On cessa toute médication, vu l'état désespéré de la malade; elle mourut
le lendemain. A l'ouverture du corps nous ne trouvâmes qu'une pneumonie de tout le poumon droit
qui était très adhérent au diaphragme; l'hépatisation
était de couleur grise et dans un degré fort avancée,

le foie sain ; les intestins n'offrirent rien de particulier.

La vomique peut encore devoir son origine à une
collection purulente formée dans une bronche
dilatée ; le pus s'amasse peu à peu dans cette cavité
accidentelle , et est expulsé tout-à-coup , lorsque sa
présence devient une cause d'excitation qui provoque
une quinte de toux. Ce pus, suivant M. Chomel (1),
est ordinairement d'une fétidité remarquable.

La vomique n'est pas toujours, comme on vient de
le voir et comme l'atteste notre observation sixième,
la terminaison funeste d'une maladie du poumon ;
elle est au contraire, dans certains cas, le résultat d'un
effort salutaire de la nature. C'est ainsi , au rapport
de Bordeu, que le célèbre chimiste Rouelle fut délivré
d'une affection grave du poumon, dont ce médecin
célèbre avait habilement prévu la terminaison. Dans
ces différents cas, la cavité qui contient le pus peut se
combler, se cicatriser, ou bien être réduite à une
petite capacité dont une pectoriloquie est l'indice
certain. Laënnec est assurément l'auteur qui ait
observé le plus de cas pathologiques de cette nature,
ainsi que le témoignent divers articles de son ouvrage
sur l'auscultation médicale (2). De toutes les vomiques, les plus dangereuses sont celles qui proviennent
de l'inflammation du parenchyme pulmonaire ,
parce qu'elles entraînent la destruction d'une grande

____

(1) *Dictionnaire de médecine*, tom. 21.
(2) Pag. 409 et suiv. ; 585 à 638.

partie de l'organe, et qu'elles donnent lieu, bien plus
que les autres, à la fièvre lente et aux accidents inséparables de la résorption du pus...

CONSIDÉRATIONS

PHYSIOLOGIQUES ET PATHOLOGIQUES

SUR

L'INFLUENCE DU COEUR,

ET DE

L'HYPERTROPHIE DES VENTRICULES DE CE VISCÈRE SUR LES FONCTIONS ET LES MALADIES DU CERVEAU ET DU POUMON.

***

Section première.

DE L'INFLUENCE DU COEUR ET DE LA CIRCULATION ARTÉRIELLE SUR LE CERVEAU ET LES FONCTIONS CÉRÉBRALES. — DE LA CONNEXION DE L'HYPERTROPHIE DU VENTRICULE GAUCHE AVEC DIVERSES MALADIES DU CERVEAU, TELLES QUE LES CONGESTIONS CÉRÉBRALES, L'APOPLEXIE, LES RAMOLLISSEMENTS ENCÉPHALIQUES, LA MANIE, ETC.

Le vitalisme, si philosophique dans l'école de Stahl, si subtile, si métaphysique dans l'école de Montpellier, si séduisant dans les écrits de Bichat, si sceptique dans l'école de Pinel, a eu pour triste résultat de discréditer complétement toute théorie physique et mécanique. Ce sont encore les vitalistes, et notamment ceux de l'école de Paris, qui ont repoussé avec une obstination aveugle tout rapprochement entre l'action de nos organes et celle des agents physiques proprement dits. Pendant long-temps, on avait, il est vrai, abusé de ces sortes de rapprochements, puis, comme il arrive trop souvent, on est tombé dans un excès contraire en les proscrivant. Nous ne craignons pas de dire qu'en agissant ainsi, on semblait protester contre ce précepte d'éternelle vérité, que la médecine doit incessamment appeler toutes les autres sciences à son aide. On peut à bon droit aussi reprocher aux partisans de la médecine d'observation ou hippocratique, d'avoir commis la même faute, en répudiant toute espèce de rapport avec l'action des causes morbifiques et celles des causes mécaniques. La médecine organique elle-même, toute livrée qu'elle est à l'étude des lésions physiques des organes, a néanmoins beaucoup négligé les causes les plus matérielles des maladies. Le même éloignement s'est manifesté à l'égard de certains moyens thérapeutiques agissant par leurs propriétés physiques, telles que la résistance, la pesanteur, l'élasticité, l'attraction, la compression, etc.; plusieurs ont même été en quelque sorte proscrits de la matière médicale. On ne peut nier néanmoins, que les causes physiques et mécaniques composent le domaine le plus positif de l'étiologie, et que leur étude est la plus propre à diriger le médecin dans l'explication rigoureuse qu'il donne de la maladie. Nous croyons donc en conséquence pouvoir avancer avec conviction, et comme

une chose fort utile aujourd'hui, que les agents
physiques ou mécaniques, soit qu'on les envi-
sage comme causes déterminantes des maladies,
soit qu'on les considère comme moyens de traitement, méritent d'être classés parmi les objets les plus
capables de satisfaire l'esprit positif du médecin
éclairé qui veut remonter à la véritable source des
dérangements qu'il observe chez l'homme malade.

Bien entendu qu'il ne s'agit point ici de comparer
l'organisme à une machine plus ou moins compliquée, d'assimiler rigoureusement les lois de l'équi-
libre et de la circulation des fluides à celles de la
statique et de l'hydraulique ; de calculer, comme
le faisaient les iatro-mécaniciens, l'influence rigoureuse des angles, des courbures des vaisseaux, la
pesanteur, la densité des liquides ; mais qu'il est
tout simplement question de tenir compte des obstacles, des résistances que peuvent éprouver le sang,
la bile, l'urine, les fluides séreux et lymphatiques, etc., dans leur progression circulatoire, leur
marche, leur excrétion ; d'apprécier les effets de
la compression produite par l'accroissement du
volume des organes, des tumeurs ; ceux de
l'impulsion communiquée au sang par un cœur
vigoureux, hypertrophié ; les résultats des dérangements physiques, d'obstacles de toute nature,
de ruptures provenant de l'oblitération de canaux ex-
créteurs, de la stagnation des matières excrémentitielles, de leur accumulation, de la congestion des
liquides, de l'inégale réplétion des vaisseaux sanguins, lymphatiques, etc.

Secouant le joug des vitalistes, l'un des premiers
peut-être, qu'il me soit permis de le rappeler, j'ai
cherché à réhabiliter l'action des causes physiques et
mécaniques dans les maladies, en signalant et déter
minant à la fois les obstacles que les oblitérations
du canal intestinal apportaient à l'expulsion du gaz,
dans les maladies primitives ou consécutives appelées tympanites (1); en expliquant le mécanisme de
l'hépatisation pulmonaire (2), celui des hémorrhagies
par compression, oblitération des vaisseaux, désorganisation des viscères (3); en démontrant l'influence que la force ou l'hypertrophie du ventricule
gauche du cœur exerce sur la fonction du cerveau, la
production des congestions cérébrales, des apoplexies, etc. (4). C'est la deuxième édition de ce mémoire que nous allons reproduire ici avec les changements que peuvent comporter les travaux qui
ont été publiés depuis sur le même sujet, et les nouvelles recherches que nous avons faites. Nous y
joindrons un second mémoire inédit, dans lequel
nous examinons, 1° le désordre causé par l'accroissement de volume du cœur, ses mouvements tumultueux ; 2° l'influence que l'action augmentée
du ventricule droit exerce sur la circulation du
poumon, la respiration et le mécanisme des di-

(1) Bibliothèque méd., tom. 51, pag. 214; 1817.— Dict. des sciences
méd., art. Tympanite.
(2) Journal complet des sciences médicales, tom. 9, pag. 106; 1821.
(3) *Idem*, tom. 21, pag. 175; 1824.
(4) *Idem*, tom. 4, p. 17; 1819.

verses hémoptysies ; 3º l'obstacle que les différentes altérations du poumon apportent au cours du sang dans l'artère pulmonaire, son reflux et les dilatations anévrysmatiques qui peuvent en résulter.

Le cœur, agent principal de la circulation, se trouve, pour ainsi dire, placé au centre du corps humain, afin de transmettre par les vaisseaux, dont il semble être l'origine, le sang qui va porter l'excitation et la vie dans toutes les parties de l'économie animale. Si l'on pouvait se permettre une comparaison quand il s'agit des fonctions de l'organisme, j'assimilerais volontiers l'influence exercée par ce viscère important, à celle d'une source féconde et jaillissante, qui répand au loin la fécondité par mille canaux divers ; j'ajouterais, de même que les lieux les plus voisins du centre de l'irrigation acquièrent par leur proximité une activité plus productive, plus grande et plus féconde, de même aussi les organes plus rapprochés du cœur reçoivent de son impulsion une activité vitale plus énergique et proportionnée à l'influence de leurs fonctions respectives. L'organe encéphalique, qui, comme siége des sens et comme foyer de la sensibilité générale percevante, exerce la plus grande influence sur l'organisation, a besoin d'une excitation forte et permanente ; aussi reçoit-il une grande quantité de sang oxygéné par les nombreux vaisseaux artériels qui se distribuent dans sa substance, et le sang lui arrive, après un court trajet, du centre d'impulsion. Ne semble-t-il pas à celui qui réfléchit sur cette disposition organique, que la nature ait placé non loin du centre circulatoire les organes les plus importants au maintien de la vie, comme le foie, le poumon, le cerveau, l'estomac, etc., et qu'elle les ait pourvus de nombreux vaisseaux, afin qu'ils fussent largement abreuvés d'un sang récemment oxygéné, indispensable à l'accomplissement de leurs fonctions ?

En général, plus le cerveau est rapproché du cœur, plus son activité se manifeste par les actes d'une intelligence supérieure. On a dit depuis bien long-temps, qu'un col court et une tête volumineuse peu distante du thorax, annonçaient un esprit fertile et une vaste intelligence. Il est certain, en effet, qu'un grand nombre d'hommes spirituels, qui, par le fait de leur organisation, sont propres aux méditations profondes et aux conceptions élevées du génie, offrent cette particularité de structure ; et quoiqu'on ait quelquefois nié son influence sur l'état intellectuel, en se fondant sur de nombreuses exceptions, nous croyons cependant avec plusieurs physiologistes que, dans beaucoup de cas, cette influence est réelle et digne de remarque.

Pendant le travail intellectuel, le sang qui afflue ordinairement en abondance vers l'encéphale, y est poussé avec violence chez ceux dont le cœur est muni de fortes parois ; le teint s'anime, la figure se gonfle et se colore, les yeux deviennent rouges, saillants et injectés ; c'est le moment de l'inspiration ; et c'est véritablement alors que l'écrivain peut dire, *ec ce deus*.

M. Richerand a connu un littérateur qui, dans la chaleur de la composition, présentait les symptômes d'une sorte de fièvre cérébrale ; la face était rouge et animée, les yeux étincelants, les carotides battaient avec force, les veines jugulaires étaient gonflées ; tout indiquait que le sang se portait au cerveau avec une abondance proportionnée à son degré d'excitement. Ce n'était même que dans cette espèce d'érection de l'organe cérébral, que ses idées coulaient sans effort, et que son imagination féconde traçait à son gré des tableaux animés et pittoresques (1). Le même auteur parle encore d'un jeune homme doué d'un tempérament sanguin, et sujet aux fièvres inflammatoires, qui toujours se terminaient par des hémorrhagies nasales abondantes. Durant les paroxysmes de cette maladie, il y avait chez lui une augmentation remarquable dans les forces de son intelligence et dans l'activité de son imagination. J'ai observé ce phénomène sur moi-même dans une indisposition qui s'accompagnait d'une congestion cérébrale manifeste : tout alors me semblait facile, et dans cet état d'excitation cérébrale, j'écrivis une longue lettre que j'ai relue depuis avec étonnement. Des effets presque semblables ont lieu quand on prend le soir une forte dose de café pour prolonger le travail bien avant dans la nuit. M. le docteur d'Olivéra, médecin espagnol établi à Paris, a connu un écolier doué d'une

____

(1) Éléments de physiologie, tom. 2, pag. 121.

mémoire ingrate, qui, ayant essayé inutilement d'apprendre ses leçons debout ou dans une position horizontale, n'y parvint qu'en se plaçant la tête en bas dans une situation renversée. Le célèbre musicien Grétry, après avoir monté son imagination et échauffé sa tête en relisant vingt fois les paroles qu'il venait de peindre par des sons, présentait des symptômes d'une congestion sanguine du cerveau pendant trois semaines ou un mois, qui lui suffisaient alors pour composer l'un de ses opéras.

Suivant la remarque des physiologistes, dans la position horizontale où le sang semble avoir moins de résistance à vaincre pour arriver au cerveau, le travail est plus facile; et chacun sait qu'au réveil qui a lieu dans cette situation, les idées se présentent en foule à l'imagination préoccupée. Il y a des personnes qui quittent brusquement leur lit pour prendre note d'idées fugaces dont la mémoire ne serait qu'une dépositaire infidèle. J'ajouterai qu'il a existé des poëtes et des littérateurs qui travaillaient presque toujours couchés dans une position horizontale, plus favorable, d'après leur observation, au travail intellectuel.

D'un rapport inverse entre le cœur et le cerveau, résultent communément des phénomènes opposés; ce qui vient de nouveau à l'appui de l'influence que l'impulsion communiquée au sang exerce sur les fonctions encéphaliques. En effet, les individus d'une haute stature qui ont un long cou, et chez lesquels par conséquent le cerveau se trouve éloigné du cœur, ne paraissent pas ordinairement doués d'une raison supérieure, ni ornés d'un esprit brillant; ils sont en général lents, phlegmatiques, et pour la plupart d'une activité et d'une capacité morale très bornées.

Si de l'homme nous descendons aux animaux, nous voyons que parmi les mammifères, la giraffe, les cerfs, les gazelles, et parmi les oiseaux, l'oie, le héron, la grue, chez lesquels un cou très alongé supporte une tête peu volumineuse, ont un instinct très borné. La Fontaine s'est bien gardé de leur faire jouer un grand rôle et de leur faire tenir un langage spirituel dans ses fables, qui décèlent un esprit d'observation aussi profond que philosophique. On sait d'ailleurs que ces animaux nous offrent l'emblême de la stupidité. L'anatomie démontre que le volume de leur cœur est peu considérable et l'action de ce viscère très faible. Au contraire, l'éléphant, dont la tête volumineuse est rapprochée du centre circulatoire, se fait remarquer par un admirable instinct; le chat, si souple, si hypocrite; le singe, l'ours, à la fois si bouffons et si intelligents; le renard, qui, à la cour du lion, joue le rôle d'un adroit politique et d'un rusé courtisan, présentent à peu près les mêmes rapports entre le cœur et le cerveau. La même observation peut être faite pour le chien, si courageux, si constant, l'emblême d'une amitié fidèle, qui résiste à l'ingratitude même; et pour le castor, industrieux architecte. Cette importante particularité n'avait point échappé à Legallois, qui a écrit des considérations si ingénieuses sur le cœur et ses fonctions. Ce sont, dit ce physiologiste, trop tôt enlevé aux sciences, les animaux les plus courageux (il aurait pu ajouter les plus intelligents), dont le cœur est le plus fort : aussi, il est plus fort dans les chiens et dans les chats que dans les lapins et dans les cochons d'Inde ; il a peu de force dans les animaux à sang froid, et sur-tout dans les poissons. Bichat avait aussi entrevu ce point de physiologie ; et il dit expressément que les animaux à col alongé, chez lesquels par cela même le cœur plus éloigné du cerveau peut moins vivement agiter cet organe, ont l'intelligence plus bornée, les fonctions cérébrales plus rétrécies par conséquent ; qu'au contraire, un col très court et le rapprochement du cœur et du cerveau coïncident communément avec l'énergie de celui-ci : les hommes, ajoute-t-il, dont la tête est très loin des épaules, comparés à ceux où elle en est près, offrent quelquefois le même phénomène.

Tout concourt donc à prouver que cette liaison entre l'action du cœur et celle du cerveau, établie comme un fait incontestable d'observation, est continuellement entretenue par l'abord du sang artériel, qui est l'excitant naturel de tous les organes.

Il me semble trouver la preuve de cette vérité dans l'énorme quantité de sang destiné à l'encéphale, dans la force d'impulsion qui est communiquée à ce fluide, et dans le mouvement qu'il imprime à son tour à la masse cérébrale. Ici d'ailleurs la nature semble avoir tout disposé pour qu'une grande quantité de sang aborde sans cesse dans un organe voué à une activité permanente, hors le temps du sommeil.

Le ventricule et l'oreillette à sang rouge influent manifestement sur le cerveau, dit Bichat, par le fluide qu'y conduisent les carotides et les vertébrales. Or, le fluide peut, en y abordant, l'exciter de deux manières : par le mouvement dont il est agité, et par la nature des principes qui le constituent et le distinguent du sang noir. Il est facile de prouver que le mouvement du sang, en se communiquant au cerveau, entretient son action et sa vie. Si l'on met à découvert sur un animal vivant une partie de cet organe, de manière à voir ses mouvements, et si on lie ensuite les carotides, quelquefois le mouvement cérébral s'affaiblit; alors l'animal est étourdi : d'autres fois ce mouvement continue comme à l'ordinaire, l'artère vertébrale suppléant à celles qui ont été liées ; et alors rien n'est dérangé dans les fonctions principales. Toujours il y a un rapport entre l'énergie vitale et l'abaissement ainsi que l'élévation alternatifs du cerveau. Si l'on enlève une portion du crâne sur un animal, et si l'on intercepte le cours du sang dans tous les vaisseaux qui vont à la tête, on voit aussitôt le mouvement encéphalique cesser et la vie s'anéantir. On obtient les mêmes résultats par une autre expérience également très concluante : injectez de l'eau par la carotide d'un chien, le contact de ce fluide n'est point funeste quand l'injection est faite avec ménagement; mais poussez-la avec force, l'action cérébrale se trouble aussitôt, et souvent elle ne se rétablit qu'avec peine; il survient d'autres fois de l'agitation dans tous les muscles de la face, agitation qui disparaît si l'impulsion est ralentie ; si elle est très forte, la mort peut en être le résultat (1). On doit conclure de là, que l'impulsion et le mouvement communiqués par le cœur au cerveau, sont liés au maintien de l'action cérébrale, qui augmente, diminue ou s'éteint, suivant que cette impulsion est elle-même forte, faible ou totalement anéantie.

Les battements isochrones aux mouvements du cœur, qu'on aperçoit à travers les fontanelles ou dans les cas de plaies de tête avec perte de substance, ne laissent aucun doute sur l'impulsion que ce viscère dans sa systole communique au cerveau. Cette théorie des mouvements encéphaliques a été démontrée il y a déjà bien long-temps par des expériences de M. Richerand (2).

Quelle est la mesure de l'impulsion que le sang poussé par le cœur communique au cerveau? peut-on l'évaluer d'après celle qui met en mouvement, à chaque contraction du cœur, un poids de cinquante livres suspendu aux membres inférieurs? ou bien admettre, avec M. *Poiseulle* (3), que la force totale qui meut le sang dans une artère est exactement en raison directe de l'aire que présente le cercle de cette artère ; ou en raison directe du carré de son diamètre, quel que soit le lieu qu'elle occupe? Sans ré-

---

(1) Bichat, Recherches physiologiques sur la vie et la mort.

(2) Élémens de physiologie. — Mémoires de la société médicale d'émulation, 3e année.

(3) Thèses de Paris.

pondre à ces questions accessoires à notre objet, et peut-être insolubles, je ferai remarquer que quelques physiologistes ont cherché à diminuer la force d'impulsion du sang sur l'encéphale, en avançant que le coude formé par le canal carotidien ralentissait le cours du liquide; mais évidemment pour que les choses se passassent ainsi, il faudrait supposer le système artériel vide à l'instant où le ventricule gauche pousse le sang au cerveau, ce qui n'a jamais lieu; par conséquent la courbure de l'artère carotide, comme celle des autres vaisseaux, ne peut avoir aucune influence sur la vitesse progressive du sang poussé par le cœur (1). Le degré d'impulsion que la circulation communique à l'encéphale est donc uniquement en raison de la quantité du sang qui s'y trouve porté : cette quantité, suivant les calculs, à la vérité un peu incertains, de Keil et de Haller, s'élève à près de la moitié du fluide sanguin contenu dans l'économie animale.

Les phénomènes naturels, comme les médicaments héroïques, produisent des désordres lorsqu'ils sont portés au-delà de leur mesure normale, ainsi, l'abord du sang au cerveau, qui, dans l'état physiologique, est l'excitant naturel de cet organe, devient lorsqu'il

---

(1) S'il était besoin de donner de ce raisonnement une démonstration triviale, mais cependant toute physique, je dirais qu'en courbant en plusieurs sens un tube plein d'eau, et qu'en lui adaptant un piston, on verra que l'impulsion donnée par le piston a le même résultat que si l'appareil était droit; c'est-à-dire, que le jet est continu.

est trop impétueux, la cause de divers accidents; en sorte que l'intégrité des fonctions du cerveau est liée non-seulement au mouvement que lui communique le sang, mais encore à la somme de ce mouvement qui doit avoir une moyenne physiologique ; trop faible et trop impétueux il est également nuisible : les expériences dont nous avons parlé et les opinions que nous avons émises le prouvent suffisamment.

Il suffit d'observer pendant quelque temps avec attention des individus atteints de ce qu'on appelle anévrysme actif, ou mieux, hypertrophie du cœur, dans un état plus ou moins avancé, pour voir que l'excès d'action sur cet organe apporte beaucoup de dérangement dans les fonctions du cerveau, et devient souvent la cause de maladies graves ou mortelles. Ces malades se plaignent souvent de céphalalgies, d'étourdissements, de vertiges ; quelquefois même ils perdent totalement connaissance par suite d'une congestion cérébrale plus ou moins forte, ou d'un *raptus* sanguin momentané qui constitue ce qu'on appelle vulgairement *le coup de sang*. C'est, dans bien des cas, à la même cause qu'il faut rapporter la sensation des vapeurs chaudes vers la tête, dont se plaignent les anévrysmatiques, les tintements d'oreille, les convulsions des muscles de la face, les illusions de la vue, la cécité même, qui précèdent quelquefois l'apoplexie, enfin l'hémorrhagie cérébrale elle-même.

Si on examine les individus qui éprouvent les accidents en question, comme je l'ai fait pendant

plusieurs années, on voit que les battements du
cœur sont forts, précipités et souvent désordonnés ; que les malades éprouvent depuis long-temps
des palpitations qui augmentent au plus léger exercice ; que les pulsations des artères carotides radiales et temporales frappent le doigt avec force ;
que la face est, par intervalles, d'un rouge plus ou
moins violet, la respiration haute, précipitée, etc.,
ces derniers symptômes annoncent que le ventricule
gauche du cœur a acquis une augmentation d'action,
qu'il pousse avec trop d'énergie le sang au cerveau,
et qu'il peut déchirer par une trop forte impulsion,
la substance molle et délicate de ce viscère, donner lieu à une rupture vasculaire, et consécutivement à une hémorrhagie cérébrale.

Il nous reste maintenant à tracer un historique
sommaire sur cette correspondance entre l'hypertrophie du cœur et les lésions du cerveau, à faire connaître quelques-uns des faits consignés dans les
auteurs, et à exposer succinctement ceux que nous
avons recueillis.

La co-existence de l'hypertrophie du cœur avec
les maladies du cerveau, est un phénomène
physiologico-pathologique très fréquent qui, pourtant, n'a été étudié que bien tard par ceux qui se sont
livrés à l'examen des cadavres. Plusieurs auteurs
dignes de foi, Corvisart, par exemple, disait que
Morgagni avait rapporté des observations relatives à
ce point de pathologie. Mais ce que cet illustre médecin raconte à ce sujet est bien vague ; et la lecture la

plus attentive n'a pu y faire découvrir un fait concluant (1).

C'est, à ce qu'il paraît, en ouvrant le cadavre de Malpighi, mort d'apoplexie, que Baglivi remarqua le premier, un épaississement considérable dans les parois du ventricule gauche du cœur; mais il se contenta de noter cette lésion organique, sans en tirer aucune conclusion par rapport à l'apoplexie (2). Gibellini, dans un ouvrage intitulé: *De quibusdam cordis affectionibus*, rapporte l'histoire détaillée d'une apoplexie dépendant de la même cause. En voici les principaux traits. Un homme, qui dès sa jeunesse avait éprouvé des palpitations, et qui, à la suite de vifs chagrins, avait offert divers symptômes d'un anévrysme du cœur, fut frappé d'apoplexie à la suite d'un repas copieux : aussitôt il devint hémiplégique; son cœur battait avec force, etc. Une saignée calma ces symptômes et le malade se rétablit; mais les signes de l'anévrysme subsistaient toujours. Huit mois après, nouvelle attaque d'apoplexie guérie par les mêmes moyens ; mais au bout de quelque temps, le malade devient de nouveau hémiphlégique à la suite d'une augmentation des symptômes de la maladie du cœur. Enfin les symptômes s'étant accrus de plus en plus, ils provoquèrent une dernière attaque d'apoplexie qui enleva le malade. A l'ouverture du corps

---

(1) *Epistola* XI, n° 16.

(2) *Historia morbi et sectionis cadaveris Marcelli Malpighi, archiatri pontifici opera omnia*, tom. 2, pag. 380.

on trouva dans la partie supérieure de l'hémisphère gauche du cerveau une poche qui renfermait une demi-once de *lymphe décomposée*; le ventricule du même côté était considérablement distendu, et renfermait une concrétion polypiforme (c'était sans doute du sang); le poumon du côté droit était hépatisé, le cœur dont le volume était doublé, adhérait au péricarde dans toutes ses parties.

Lieutaud, après avoir rapporté l'observation de la maladie de Malpighi, rédigée par Baglivi, consigne dans son ouvrage le fait suivant. Un homme de 32 ans, buveur intrépide (*potator strenuus*), presque toujours assoupi, était sujet, depuis quinze ans, à de violentes palpitations, survenues à la suite d'une contusion à la poitrine : ces palpitations étaient perceptibles à l'œil et à l'oreille. Il mourut subitement sans qu'on s'y attendît. A l'ouverture du corps on trouva la cavité du ventricule droit du cœur plus considérable que dans l'état naturel, et les ventricules du cerveau remplis d'un sang noir et grumelé: *Lustrato cerebro, occurrunt ventriculi sanguine nigro et congrumeto turgidi* (1).

Il est essentiel de remarquer que ces deux derniers auteurs et d'autres sans doute, en signalant quelques cas de maladies du cœur accompagnées d'apoplexie, n'ont établi aucun rapport entre ces deux

____

(1) Histoire Anat. méd., observ., 267. L'auteur ne parle pas du ventricule gauche du cœur.

affections. Corvisart lui-même assure que sa pratique ne lui a présenté aucun fait de cette nature. D'après ce que j'ai observé, il me paraît impossible que parmi les malades soumis à l'observation de ce grand médecin, renommé par sa perspicacité, plusieurs n'aient pas présenté cette coïncidence; il y a tout lieu de croire que c'est faute d'avoir examiné le cerveau qu'il ne l'a pas remarquée. Le soupçon est converti en certitude, quand on voit, dans plusieurs de ses observations, survenir des paralysies, évidemment l'effet de quelque épanchement cérébral. La *treizième* est sur-tout remarquable. Dans la *seizième*, on voit mourir subitement pendant la nuit un anévrysmatique dont le cerveau ne fut point examiné. Comme dans la plupart des cas que j'ai observés, l'apoplexie survenait pendant la nuit; l'on ne voyait le lendemain qu'une paralysie.

M. Richerand, qui a parlé, soit dans les *Mémoires de la Société médicale d'émulation*, soit dans ses *Éléments de Physiologie*, de l'influence du cœur sur le cerveau dans l'état de santé, paraît être un des premiers qui ait reconnu cette influence dans les cas d'hypertrophie du ventricule gauche du cœur, et qui l'a justement appréciée, en indiquant un de ses effets les plus remarquables. « L'ouverture des cadavres d'individus morts d'apoplexie, dit-il, m'a prouvé que l'excès de force du ventricule gauche est une disposition plus prochaine à l'apoplexie, qu'un cou court qui, joint à une tête volumineuse, établit, suivant le plus grand nombre des médecins, la conformation apoplec-

tique (1). Des faits nombreux nous ont prouvé la justesse de cette remarque, jetée en avant comme une
sorte de pierre d'attente.

Le 27 nivose an 13, Legallois lut à la société de
l'École de Médecine de Paris l'observation très cu-
rieuse d'une apoplexie dépendant de la force trop
considérable du ventricule aortique. La femme qui
en était l'objet, ne pouvait faire aucun mouvement
prompt sans être bientôt essoufflée : des sueurs abondantes accompagnaient l'essoufflement; le sommeil
était court; la malade ne pouvait se coucher que sur
le côté droit; les vêtements trop serrés lui étaient singulièrement incommodes; elle avait un grand appétit; et quoique son visage fût habituellement pâle,
elle était sujette à des hémorrhagies nasales très fréquentes. Une apoplexie foudroyante vint terminer
ses jours vers la vingt-cinquième année. La substance
du cerveau était déchirée et infiltrée de sang, dont
les ventricules cérébraux contenaient aussi quelques
onces. Le ventricule gauche du cœur avait un tel
volume et ses parois une si grande épaisseur, que
l'auteur de l'observation regarde avec raison cette
hypersarcose comme une cause présumable du coup
de sang qui avait si brusquement terminé les jours
de la malade.

M. Richerand communiqua plus tard à l'École de
Médecine un fait des plus importants pour le sujet que
nous traitons, et qui a pour objet l'un des médecins les

____

(1) Nosographie chirurgicale, tom. 3, pag. 15.

plus illustres et les plus philosophes de ce siècle (Cabanis). En avril 1807, Cabanis eut une attaque d'apoplexie; les secours de l'art réussirent à dissiper les premiers accidents. Deux attaques nouvelles eurent lieu dans le courant de l'automne au printemps de cette année (1808); de nouveaux symptômes firent craindre une rechute : Enfin le 6 mai, un dernier coup d'apoplexie foudroyante termina en peu d'heures des jours si précieux aux sciences et à la philosophie. L'ouverture du corps fit voir que le ventricule gauche était d'un volume et d'une force triples au moins du volume et de la force ordinaire : les parois de cette cavité musculaire avaient plus d'un pouce d'épaisseur, en sorte que, au premier coup d'œil, il y avait disproportion évidente entre l'organe central d'impulsion circulatoire et le reste de la machine. Les ventricules du cerveau contenaient environ huit onces de sang coagulé. L'irruption avait été si violente, que la cloison appelée *septum lucidum* était rompue, et que les éminences saillantes à l'intérieur de la cavité, comme les couches optiques et les corps striés, étaient altérés dans leur substance.

Les faits que nous avons cités, seraient déjà suffisants pour établir qu'il existe dans certains cas, une liaison entre l'hypersarcose du ventricule gauche et diverses affections du cerveau et notamment l'apoplexie; tout au plus on pouvait se fonder sur un petit nombre de faits, pour conclure que cette liaison était rare. C'est ce que fit M. Rochoux dans son ouvrage sur l'apoplexie

publié en 1814, sans réfléchir, je crois, qu'un phénomène peut paraître rare, par la raison seule qu'il
n'a pas été suffisamment étudié et constaté : tel
fut le point de physiologie pathologique que je me
proposai d'éclaircir en 1819 en publiant, le mémoire dont je viens d'exposer la partie théorique avec quelques modifications. Cette partie fut
alors appuyée d'un bon nombre de faits précis et positifs qui formaient le complément nouveau et la base
de ce mémoire : ces faits, je les reproduirai dans la seconde partie de ce travail avec quelques autres tirés
de ma propre observation ou de quelques dissertations
qui ont paru sur cet objet.

Nonobstant les faits authentiques qu'on avait publiés touchant l'influence du cœur sur le cerveau, et la
connexion de l'hypertrophie de cet organe avec l'apoplexie, il doit paraître étonnant que l'auteur cité plus
haut ait persisté dans son opinion plusieurs années
après la publication de ces faits (1) ; et cependant,
sans parler de mon opinion et des observations que
j'avais rapportées à l'appui ; si je prends au hasard
quelques dissertations sur les maladies du cœur,
celle de M. Guillemin par exemple (2), dans laquelle
l'auteur n'a eu nullement en vue de traiter ce point
de physiologie pathologique, j'y vois que sur six
cas qu'il rapporte, quatre présentent d'une manière manifeste cette coïncidence entre l'hypertro-

____

(1) Voir le Dict. de médecine, art. Apoplexie.
(2) Paris, 13 juin 1818. (Thèse.)

phie du ventricule gauche et l'apoplexie. L'auteur
d'une autre thèse intitulée : *De l'influence du cœur
sur le cerveau considérée par rapport à l'apoplexie* (1)
qui a traité son sujet sur un point de vue général
très étendu, rapporte treize observations de diverses
maladies du cerveau, dans lesquelles il suppose que
l'action du cœur a pris plus ou moins de part; eh
bien, six de ces observations offrent une coïncidence
remarquable entre l'hypersarcose du ventricule gauche et des épanchements sanguins et des congestions
cérébrales; toutes sont accompagnées de l'ouverture
cadavérique. Je dois faire remarquer à cette occasion
que M. Rochoux, qui a parlé de cette dissertation dans
la seconde édition du *Dictionnaire de Médecine*,
cherche à affaiblir l'importance des faits en faisant remarquer qu'un seul présente un épanchement sanguin
accumulé dans un foyer, quoiqu'il y en ait au moins
deux. A cela on peut répondre que ni M. Ravier ni moi
n'avons jamais prétendu borner l'influence du ventricule gauche sur l'encéphale en état de maladie, à
la formation de l'épanchement sanguin; au contraire,
dans mon mémoire je l'étends formellement aux congestions sanguines et aux ramollissements du cerveau. Quant aux faibles proportions d'hypertrophie
du ventricule gauche que M. Rochoux dit avoir trouvé
dans ses recherches faites sur 42 malades, je crois devoir
observer que ce nombre est bien faible pour établir
une donnée statistique. En second lieu, je rappellerai

_____

(1) M. Ravier, Paris, 1821.

ici une objection que M. Andral a déjà faite à M. Rochoux, dans son ouvrage sur l'anatomie pathologique (1), savoir : qu'à l'époque où ce dernier écrivait,
l'hypertrophie du cœur était une maladie généralement inconnue des médecins; que par conséquent
cette lésion peut avoir souvent échappé dans les recherches cadavériques. Si M. Andral tenait alors ce
langage, sans doute il n'en changerait pas aujourd'hui,
et il n'accorderait pas à notre adversaire que l'hypertrophie présente une rare coïncidence avec l'apoplexie, puisqu'il vient d'en insérer sept ou huit cas
dans le cinquième volume de la troisième édition de
sa *Clinique médicale* (2). Je ne dois point négliger
enfin de faire observer à M. Rochoux, qu'il se trouve
sur ce point de doctrine en opposition avec les anato-
mo-pathologistes les plus distingués : MM. Lallemand,
Broussais (3), Andral et Bouillaud, etc., et que sa
singulière persévérance, malgré les faits et les auto-
rités qu'on lui oppose, ne prouve point l'exagération
au moins gratuité dont il m'accuse (4).

Sa statistique au chiffre de 42, n'a pas sans doute
assez de puissance pour infirmer les faits positifs que
j'ai rapportés , et ceux que j'ai cités, non pas en me

(1) Précis d'Anatomie pathologique, Livre ii., pag. 757.
(2) Clinique médicale, tom. 5 (Maladies du cerveau).
(3) L'expérience nous atteste journellement que l'hypertrophie du
cœur contribue à la persévérance de la gastrite, et que ces deux affections réunies préparent les hémorrhagies cérébrales, les apoplexies, etc.
Broussais, *histoire de la dernière maladie du général Foy*.
(4) Comment pourrai-je être taxé d'exagération, puisque je n'ai fait
que constater les faits sans établir aucune proportion déterminée.

bornant à l'apoplexie, comme il l'insinue, mais bien
en étendant l'influence de l'hypertrophie du ventricule gauche aux diverses maladies du cerveau dont
j'ai parlé plus haut. D'ailleurs j'en appelle à la bonne
foi de l'auteur : que prouvent le plus souvent les sup-
putations statistiques ? si ce n'est qu'il se présente
pendant un temps donné un certain ordre de faits sous
l'influence de causes inconnues ; plus tard ce sera une
autre série de faits analogues, mais avec des modifications différentes, etc. Enfin je suis dans mon droit
en signalant la manière écourtée et peu exacte dont
l'auteur a analysé mon mémoire, qu'il avait cru pouvoir oublier dans la première édition du *Dictionnaire de Médecine* (1).

Le lecteur me pardonnera si, en terminant cette
discussion déjà trop longue, j'ajoute encore un mot :
Comment M. Rochoux est-il resté lui seul contre tous
retranché dans son scepticisme, lorsqu'il s'agit d'une
théorie si simple, disons mieux, d'un fait de physiologie pathologique patent, fondé sur des considérations
physiologiques et des expériences positives d'hommes tels que MM. Legallois et Richerand, et sur des
faits nombreux qu'il n'attaque qu'en restreignant
leurs effets, en leur opposant d'autres faits obser-

---

(1) Il y a de plus, dans la discussion de M. Rochoux, des objections que je ne comprends pas ; telle est celle-ci : il n'y aurait rien à
objecter à M. Bricheteau, si l'on pouvait conclure des six observations
qu'il rapporte, que toutes celles qu'il a recueillies leur ressemblent.....
Je n'ai jamais rien conclu de semblable : à quoi bon une pareille conclusion ?

vés dans un temps donné? Comme si des faits néga-
tifs recueillis par lui et dans une faible proportion,
pouvaient annuler des faits positifs observés sous
d'autres influences dans la même période de
temps!!!...

MM. Bertin et Bouillaud, dans leur ouvrage sur les
maladies du cœur publié en 1824, admettent sans
aucune hésitation et dans les termes les plus formels
que nous nous empressons de reproduire ici, l'influence de l'hypertrophie des ventricules sur les organes et spécialement sur le cerveau et les poumons.
« Rien n'est mieux démontré, disent-ils, en physio-
« logie, que l'influence du cœur gauche sur la cir-
« culation de l'encéphale, par conséquent, on pour-
« rait avouer, *a priori*, qu'un des résultats immédiats
« de l'hypertrophie du ventricule gauche, sera une
« prédisposition à l'apoplexie, à l'encéphalite, à tou-
« tes les irritations cérébrales; enfin, ce que le rai-
« sonnement fait prévoir, l'observation ne le con-
« firme que d'une manière trop positive. En effet,
« la plupart des malades chez qui nous avons cons-
« taté l'existence de l'hypertrophie du ventricule
« gauche, ont présenté des symptômes de congestion
« cérébrale, et plusieurs même y ont succom-
« bé (1). »

M. Ménière publia en 1828 un mémoire intitulé:
*Observations sur l'hémorrhagie cérébrale considérée
pendant la grossesse, pendant et après l'accouche-*

---

(1) Traité des maladies du cœur et des gros vaisseaux, pag. 351.

ment (1). Il cite à la fin de son mémoire les remarques curieuses de l'un de ses amis qui avait observé un grand nombre de femmes mortes à diverses époques de la grossesse, ou peu après l'accouchement, chez lesquelles le ventricule gauche était évidemment hypertrophié; c'est-à-dire, qu'il présentait une épaisseur beaucoup supérieure à celle du double du ventricule droit (rapport établi par Laënnec). Il était naturel de penser que ce phénomène morbide était le résultat d'un excès de nutrition, d'une pléthore locale produite par la rétention des règles; d'où la nécessité de saigner souvent les femmes dans cet état. Il était naturel encore d'admettre que cet état d'hypertrophie jouait sans doute un rôle dans la production des hémorrhagies cérébrales auxquelles les femmes succombent pendant la grossesse et l'accouchement. M. Rochoux, toujours prêt à guerroyer contre les actions organiques matérielles dans l'économie animale, n'admet nullement cette induction pourtant assez simple; et pour la repousser, il se fonde sur ce que les femmes succombent plus souvent à l'apoplexie après la cessation des règles que pendant leur période de fécondité. Si c'est là une objection, je ne la comprends pas...., car les femmes sont sujettes à l'hémorrhagie cérébrale pendant la grossesse et l'accouchement; c'est là un fait constaté par M. Ménière, qu'on ne pourrait révoquer en doute sans lui faire injure : maintenant, si chez ces femmes ou d'autres qui se trouvent

---

(2) Archives générales de médecine, avril 1828, tom. XVI.

dans les mêmes cas, on remarque des hypertrophies du ventricule gauche, nous disons que cet état du cœur a pu contribuer au développement de l'apoplexie.

M. F. T. Larroque, chirurgien aide-major du 47me régiment de ligne, a adressé vers la fin de 1833 à l'académie Royale de médecine un mémoire sur le sujet qui nous occupe et qui a pour titre : *Observations d'apoplexie rapportées à l'hypertrophie du ventricule gauche du cœur.* Ce travail, qui contient des remarques judicieuses sur la nature et le siège de la cause qui détermine la congestion cérébrale, se recommande par l'exposition des symptômes caractéristiques, l'hypertrophie du cœur dès son origine et dans son développement : il renferme sept observations, deux d'apoplexie et cinq de congestion cérébrale.

Cette influence du cœur sur le cerveau, ou si l'on veut, cette connexion des maladies du cœur et de celles du cerveau n'a point échappé aux médecins qui s'occupent d'une manière spéciale des maladies mentales, maladies qui, presque toutes sans doute, reconnaissent pour causes des lésions physiques de l'organe encéphalique. Ainsi, mon excellent ami M. Falret, l'un des médecins de la division des aliénés de l'hospice de la Salpêtrière, m'a communiqué une note dont il résulte que sur quatre-vingt-douze ouvertures de corps qu'il a eu occasion de faire dans un service de manies chroniques, vingt lui ont offert des lésions diverses du cœur, coïncidant avec des altérations chroniques du cerveau ou des membranes cérébrales, altérations dans lesquelles les congestions sanguines et les hémorrhagies cérébrales jouent un grand rôle. M. Falret ajoute, à la fin de sa note, que cette proportion entre les maladies du cœur et celles du cerveau, est encore plus grande dans le bel établissement d'aliénés qu'il dirige, conjointement avec M. le docteur Voisin, à Vanvres près de Paris.

Depuis la publication de mes premières recherches sur ce point d'anatomie et de physiologie pathologique, je n'ai cessé d'observer l'influence de cet état du cœur (l'hypertrophie) sur les congestions cérébrales et l'épanchement sanguin qui se forme si souvent dans le cerveau, à une époque avancée de la vie. Je puis indiquer comme contenant quelques documents nouveaux qui me sont propres, la partie médicale des rapports annuels de la Société philanthropique depuis 1823 jusqu'à 1830, et des faits publiés dans le 31ᵉ volume du *Journal complémentaire des sciences médicales*.

FAITS RELATIFS À L'INFLUENCE DE L'HYPERTROPHIE DU VENTRI-
CULE DU CŒUR, SUR LE DÉVELOPPEMENT DES AFFECTIONS
DU CERVEAU.

Nous pensons qu'il existe trois sortes de lésions cérébrales dont l'action vicieusement augmentée du cœur peut déterminer le développement : ce sont les congestions sanguines, les épanchements de sang, les ramollissements et les désorganisations de la substance cérébrale, avec ou sans épanchement sanguin.

CONGESTIONS SANGUINES DU CERVEAU.

Première observation.

SYMPTÔMES D'HYPERTROPHIE DU COEUR. — ATTAQUE D'APO-
PLEXIE. — MORT. — CONGESTION SANGUINE DANS LES VAIS-
SEAUX ET SINUS CÉRÉBRAUX. — HYPERTROPHIE DU VENTRI-
CULE GAUCHE.

Louis Germain, âgé de 57 ans, avait été rachitique
dans son enfance ; sa poitrine était mal conformée ;
il avait le col court, la tête volumineuse et la figure
très colorée. Depuis plusieurs années, il éprouvait
des palpitations, pour lesquelles il entra à l'infirmerie de l'hospice de Bicêtre, en juillet 1814. Son
pouls était alors fréquent, dur, irrégulier ; les battements du cœur très étendus, sensibles à la vue et
au toucher : on mit en usage les saignées générales,
les sangsues sur la région du cœur, etc. Le malade
était calme, lorsque, à la suite d'un repas copieux pris
le soir, il éprouva tout-à-coup une grande difficulté
de respirer, avec perte de connaissance. Sa bouche
se remplit d'écume, sa figure devint violette, et il
expira bientôt après.

Ouverture cadavérique.

Les sinus de la dure-mère sont gorgés d'un sang noir et fluide ; la substance du cerveau est très consistante, et les vaisseaux de ce viscère très engorgés ; mais il n'y a point de sang épanché, ni dans le tissu cérébral, ni dans les cavités encéphaliques. Le ventricule gauche du cœur avait un volume considérable ; l'épaisseur de ses parois était plus que doublée et sa capacité plutôt rétrécie qu'augmentée.

Deuxième observation.

ATTAQUE D'APOPLEXIE. — MORT. — ENGORGEMENT SANGUIN DU CERVEAU ET DES VAISSEAUX CÉRÉBRAUX. — HYPERTROPHIE DU VENTRICULE GAUCHE.

Marteau, garde à l'Hôtel-Dieu, âgé de 50 ans, d'un caractère irascible, était depuis long-temps tourmenté par des chagrins domestiques. Sa figure et principalement ses lèvres étaient habituellement d'un rouge-violet.

Le 16 avril 1819, on le trouva étendu, sans connaissance sur le carreau de sa chambre, la face violette, les yeux immobiles, les pupilles dilatées, la respiration stertoreuse, le pouls petit, lent, la peau froide, insensible ; les membres dans une résolution complète, etc. Le malade fut transporté dans une salle de l'Hôpital où il expira six heures après, malgré les secours actifs et éclairés qui lui furent administrés.

Ouverture cadavérique.

Les vaisseaux du cerveau étaient gorgés de sang, la substance cérébrale fortement injectée : les recherches les plus exactes ne peuvent faire découvrir aucune trace d'epanchement sanguin ; les poumons étaient un peu gorgés de sang. Le cœur d'un volume considérable offrait un épaississement marqué dans les parois du ventricule gauche. La cloison auriculo-ventriculaire était aussi très épaisse.

Troisième observation.

SYMPTÔMES D'APOPLEXIE. — MORT. — ENGORGEMENT DES VAISSEAUX ET DE LA SUBSTANCE CÉRÉBRALE. — HYPERTROPHIE DU VENTRICULE GAUCHE.

Un homme âgé de 45 ans, éprouva le 8 février 1818 tous les symptômes d'une attaque d'apoplexie. Il entra à l'Hôtel-Dieu dans la même journée. Tout était alors dissipé, à l'exception d'un embarras de la langue et d'une légère hémiplégie. Le pouls était fréquent, dur ; le cœur battait avec beaucoup de force.

Le lendemain, la parole était plus embarrassée ; la face pâle, gonflée, la bouche écumeuse, la respiration bruyante ; le cœur battait avec force. (Saignée du pied, sinapisme, boisson émétisée.)

Le 10, tous les symptômes s'aggravent : hémiplégie complète, respiration stertoreuse, battements du cœur très forts, désordonnés, pouls petit ; mort.

Ouverture cadavérique.

Substance cérébrale ferme et saine ; vaisseaux fort injectés, laissant apparaître des gouttelettes de sang lorsqu'on coupe l'organe par tranches ; protubérance cérébrale un peu ramollie ; cœur volumineux ; ventricule gauche à parois beaucoup plus épaisses que dans l'état naturel, tandis que celles du côté droit sont amincies en quelques points. Les cavités et les orifices auriculo-ventriculaires sont dans l'état normal (1).

---

(1) Dissertation sur quelques maladies du cœur, par Guilhomet. Paris, Thèse de 1818.

Quatrième observation.

SYMPTÔMES APOPLECTIQUES SURVENUS DANS LE COURS D'UNE
MALADIE DU COEUR. — MORT. — CONGESTION SANGUINE DANS
LE CERVEAU ET L'ARACHNOÏDE.—HYPERTROPHIE DU COEUR.

Le 22 mai 1820, on apporta à la clinique interne
de la faculté, un homme qui était dans un assoupissement profond. Il fut impossible d'obtenir de lui
les moindres renseignements sur sa maladie: seulement on put savoir des personnes qui l'accompagnaient, qu'il était malade depuis trois ou quatre
jours, et qu'il avait presque toujours été assoupi.
Le symptôme le plus saillant qu'offrait ce malade
était le coma devenu de plus en plus intense. La face
était rouge, les lèvres bleuâtres, livides, telles qu'on
les observe souvent dans les affections organiques
du cœur. Les battements de cet organe n'étaient pas
très tumultueux ; la respiration était haute, gênée.
Le malade mourut vers onze heures du soir.

Ouverture cadavérique.

Le cadavre était de stature moyenne ; il n'y avait
point d'infiltration comme on en voit dans les pé-

riodes avancées des maladies du cœur, mais seulement des taches livides et des veines dilatées sur le
front. La dure-mère était très adhérente au crâne ;
l'arachnoïde gorgée de sang ainsi que les sinus et
les veines dont l'ouverture fournit une grande quantité de sang noir. La substance cérébrale était ferme ;
les circonvolutions étaient rouges, sur-tout à la partie inférieure droite. En coupant la masse cérébrale,
on aperçevait dans la substance blanche une
grande quantité de petits points rouges qui laissaient
échapper des gouttelettes de sang. Les ventricules
latéraux contenaient chacune deux onces de sérosité
sanguinolente. Le péricarde en contenait aussi une
petite quantité ; le cœur ne paraissait pas plus volumineux que dans l'état ordinaire ; les parois des
cavités droites étaient amincies et flasques, celles
des cavités gauches étaient très épaisses et extrêmement dures. Le ventricule du même côté parut un
peu plus ample que dans l'état naturel ; il contenait quelques concrétions fibrineuses. Les autres
viscères étaient dans l'état normal. (Ravier, *De l'influence du cœur sur le cerveau*, etc. Thèse,
Paris, 1821).

Cinquième observation.

VERTIGES. — ÉTOURDISSEMENTS A LA SUITE DE PALPITATIONS. — ATTAQUE D'APOPLEXIE.

Les congestions sanguines dans l'encéphale, avant d'être une cause de mort, produisent souvent, pendant un grand nombre d'années, des étourdissements, des vertiges, des anomalies de l'ouïe, de la vue, des paralysies partielles, etc.

Martin Renaud, bottier, âgé de 39 ans, perdit son père frappé d'un coup de sang à l'âge de 68 ans. Après dix ou douze ans de service militaire, Renaud vint s'établir à Paris. Ayant subi des malheurs, il éprouva de vifs chagrins. Il y a trois ans, il ressentit de fortes palpitations qui diminuèrent peu à peu sous l'influence de quelques remèdes. A la suite de ces palpitations, au mois de juillet 1818, il commença à avoir des vertiges, des étourdissements, accompagnés de bourdonnements d'oreille, qui le mettaient dans un état qu'il comparait à celui de l'ivresse. Cet état dura sept mois environ, pendant lesquels Renaud se ménagea beaucoup. Mais le premier février 1819, il fut frappé d'une attaque d'apoplexie. Il fut de suite transféré à l'Hotel-Dieu où il fut saigné au bras ; la saignée lui fit recouvrer sa connaissance, mais il ne tarda pas à s'apercevoir qu'il avait perdu l'usage du bras gauche. Ce malade retourna le lendemain à son domicile où il continua à se faire traiter de la paralysie du bras. Quarante sangsues furent successivement appliquées à l'anus et concoururent avec quelques autres moyens, à diminuer beaucoup la paralysie, etc. Mais depuis cette époque Renaud a toujours des éblouissements, des vertiges, des tintements d'oreilles ; il voit tous les objets plus gros qu'ils ne sont, mais troubles, etc......... Les fonctions intellectuelles ont éprouvé une atteinte ; la mémoire est diminuée ; il éprouve une sorte de lenteur de paresse d'engourdissement dans l'exécution de toutes les fonctions de l'entendement.......... Les nuits sont quelquefois très agitées ; lorsque le malade s'est endormi il lui arrive une sorte de *trans-port* : son cœur bat avec force, son pouls s'élève, sa face devient rouge, sa tête brûlante, il y ressent des battements, des élancements ; alors il se lève, poursuit des fantômes dans sa chambre, dans une sorte de somnambulisme, etc. *Idem.*

Sixième observation.

PALPITATIONS. — ÉTOURDISSEMENT. — VERTIGES. — AUTRES SYMPTÔMES DE CONGESTION CÉRÉBRALE.

Un bonnetier, âgé de cinquante ans, sujet, depuis sa jeunesse, aux congestions céphaliques et aux palpitations de cœur, était incommodé, depuis deux ans, d'un redoublement d'intensité et de force de ces palpitations produites par un état d'hypertrophie du ventricule gauche du cœur et accompagnés d'étourdissements : le sang était poussé vers le cerveau avec une telle violence, que le malade en était ébloui et ne pouvait marcher dans les rues sans appui, lorsque son cœur battait plus fort qu'à l'ordinaire. Au mois de mars 1823, époque de l'entrée du malade au quatrième dispensaire, les battements de cœur avaient une telle action sur l'encéphale, que lorsque le malade travaillait, le métier placé devant lui, semblait s'éloigner ou tourner en rond, descendre, monter, ou se mouvoir d'une manière cadencée. Lorsque cet homme était couché, il lui semblait être balancé dans les airs; venait-il à marcher sans appui, il se croyait à chaque instant près de tomber ; pendant la nuit il était obsédé de rêves qui le plongeaient dans des embarras inextricables, d'autres fois le reportaient aux beaux jours de sa jeunesse, au milieu des champs qui l'avaient vu naître, etc.

La plupart de ces accidents qui étaient, sans aucun doute, le résultat de l'affluence morbide du sang vers le cerveau, se dissipaient momentanément sous l'influence de la saignée du bras, mais particulièrement au moyen des ventouses scarifiées sur la région du cœur.

Septième observation,

SYMPTÔMES D'HYPERTROPHIE DU COEUR.—ÉTOURDISSEMENTS.—
VERTIGES. — MENACES D'APOPLEXIE.

M. A..., âgé de cinquante-neuf ans, d'un tempérament sanguin, d'une forte constitution, d'un caractère irascible et emporté, chez lequel le système
sanguin est actif et très développé, principalement
à la face, n'a jamais éprouvé d'autre maladie que des
attaques très éloignées de goutte aux pieds, dont il a
eu jusqu'à présent très peu à souffrir.

M. A... a été obligé, à cause de son état de santé,
de cesser toute espèce de travail depuis quinze mois ;
c'est à cette époque que remonte le dérangement de
sa santé.

La transpiration qui, chez M. A..., était très abondante aux pieds, lorsqu'il prenait le moindre exercice, a beaucoup diminué ; bientôt après, se sont
manifestés des vertiges ou tournoiements de tête, qui
se reproduisaient souvent en s'accompagnant d'une
violente céphalalgie, dont le siége était au vertex ;
en même temps les artères cérébrales battaient avec
force, et le malade en éprouvait la sensation pénible
et distincte au sommet de la tête. Il se plaignait, en
outre, de chaleur à la tête, d'éblouissements, de tinte-

ments d'oreille ; et l'injection des vaisseaux capillaires de la face, décelait une congestion céphalique et une imminence d'apoplexie.

M. A... éprouvait, depuis long-temps, des palpitations ; et, lorsqu'on explorait le cœur, des battements beaucoup plus intenses et plus superficiels que dans l'état normal, venaient frapper avec force la main de l'observateur ; le pouls était dur, plein, sans fréquence. M. A... éprouvait une constriction dans la région précordiale, une constipation opiniâtre. Il s'abandonnait fréquemment à des accès de colère ou à la tristesse la plus noire.

De tous les moyens qu'on employa, la saignée fut celui dont on retira quelque avantage. Les sinapismes, les vésicatoires, le séton même, ne firent que l'exciter, ainsi que plusieurs eaux minérales. Des saignées répétées, alternées avec des applications de sangsues à l'anus, ont procuré beaucoup de soulagement ; mais M. A... n'en éprouve pas moins de temps en temps ses tournoiements de tête, ses pulsations douloureuses qui me paraissent être le résultat de l'impulsion du sang poussé avec violence par le ventricule gauche hypertrophié.

Consultés par le malade, M. Alibert et moi, nous regardâmes, d'un commun accord, l'hypertrophie du ventricule gauche, comme la cause principale des accidents éprouvés par M. A..., et nous lui conseillâmes de continuer l'usage des saignées préservatives, de l'exercice, une diminution considérable dans la quantité de ses aliments. Le malade est en-

core vivant, et son fils présente déjà quelques symptômes d'une lésion simultanée du cœur et du cerveau. (1)

Huitième observation.

SYMPTOMES D'HYPERTROPHIE DU COEUR DÈS L'ENFANCE. — CON-
GESTIONS CÉRÉBRALES. — MENACES D'APOPLEXIE. HYPERTROPHIE
DU VENTRICULE GAUCHE.

Le général Foy, si célèbre dans nos fastes parlemen-
taires, avait reçu de la nature une constitution robuste;
il était doué d'une extrême sensibilité et d'un caractère irascible, qu'il savait maîtriser au besoin. Depuis
son enfance il était affecté de palpitations de cœur,
qui n'avaient fait qu'accroître, lorsque le général se
livrait aux travaux du cabinet pour se préparer aux
grandes luttes de la tribune. Dès l'année 1817, n'étant
encore âgé que de quarante ans, il fut plusieurs fois
menacé d'apoplexie : état morbide toujours imminent
qui disparut à la longue sous l'influence de saignées
nombreuses, prescrites par le docteur Gall. L'illustre
général se confia ensuite aux soins de M. Broussais,
qui l'avait connu et traité en Italie, et qui n'ignorait
pas que son client était très sanguin et atteint d'une
hypertrophie du cœur, dont la présence était
encore attestée par des palpitations et des étourdisse-

---

(1) Extrait de ma correspondance avec un médecin d'une ville de
province.

ments; il combina prudemment des adoucissants
avec la digitale et un régime doux et lacté ; ce traitement eut un succès momentané.

En 1823, le général Foy éprouva des symptômes
de néphrite et d'entérite, pour lesquels des sangsues
furent appliquées avec succès, à défaut de la saignée pour laquelle le malade avait beaucoup de répugnance. L'hypertrophie du cœur sembla alors
faire de nouveaux progrès, et la force avec laquelle
les pulsations du cœur se faisaient sentir au-dessous
de la clavicule, firent présumer au médecin que la
crosse de l'aorte pouvait avoir participé à l'état de
phlegmasie des organes abdominaux.

Le général conserva encore pendant dix-huit mois
sa santé ordinaire, c'est-à-dire avec une disposition
à la toux, aux palpitations, aux congestions cérébrales : la langue était un peu rouge, et l'estomac
sensible au point de ne pouvoir manger aucun mets
un peu stimulant, sans être incommodé de palpitations, de gastralgie, etc. ; mais, à la suite de la
session de 1825 le malade eut un étourdissement qui
faillit le faire tomber dans la rue, mais qui ne reparut
plus comme on pouvait le craindre. Pendant l'automne
le célèbre orateur de l'opposition fit, dans les Pyré-
nées, un voyage qui, malgré le régime prescrit par M.
Broussais, fut un sujet d'émotions et de vives excita-
tions. Au retour de ce voyage, la maladie du cœur s'aggrava considérablement, et les symptômes cérébraux,
si redoutables jusqu'alors, s'affaiblirent en proportion, et ne jouèrent plus qu'un rôle très secondaire

dans la maladie du général, qui succomba le 28 novembre 1825 dans la période extrême de l'anévrysme actif avec hypertrophie du cœur et d'une gastro-duodénite.

A l'ouverture du corps on trouva quatre ou cinq onces de sérosité sanguinolente épanchée dans la poitrine ; le péricarde en contenait aussi environ deux onces. Quant au cœur, il présentait un volume extraordinaire; mesuré en travers, il avait une largeur de cinq pouces trois lignes, et une circonférence de treize pouces. De haut en bas, de la pointe à la base de l'oreillette droite, une longueur de sept pouces, et une circonférence de dix-sept. Les parois du ventricule gauche étaient épaisses de huit lignes, et celles du ventricule droit de deux lignes seulement. L'aorte était le siége d'une grande quantité de petites ulcérations, les unes superficielles et les autres profondes, à bords laciniés, creusés à pic dans l'épaisseur des parois du vaisseau.

Le canal intestinal, et spécialement l'estomac et le duodénum présentaient les traces d'inflammation et un amincissement de la membrane muqueuse.

La tête ne fut point ouverte. (1)

Il nous semble impossible de voir mieux dessinée l'influence de l'hypertrophie du ventricule gauche sur le cerveau, que dans le cours de la longue maladie du général Foy, maladie qui avait commencé dès l'enfance, et qui le menaça, pendant longues

____

(1) Extrait de l'histoire de la dernière maladie du général Foy par M. Broussais.

années, d'apoplexie, jusqu'à ce qu'enfin la force contractile du cœur ayant perdu son ressort et son énergie, le sang cessa d'être poussé au cerveau avec violence et de produire les congestions cérébrales auxquelles le malade avait été si souvent en proie.

ÉPANCHEMENT DU SANG DANS LA SUBSTANCE CÉRÉBRALE.

Neuvième observation.

DOULEURS AFFREUSES. — SUFFOCATIONS. — INFILTRATION DES MEMBRES INFÉRIEURS. — ATTAQUE D'APOPLEXIE.—MORT.— ÉPANCHEMENT DE SANG DANS L'HÉMISPHÈRE DROIT. HYPERTROPHIE DU VENTRICULE GAUCHE.

Une femme, âgée d'environ cinquante ans, après avoir été infructueusement traitée dans plusieurs maisons de santé de Paris, fut admise à l'Hôtel-Dieu en mai 1816; sa figure pâle annonçait la douleur; depuis plusieurs mois elle n'avait plus de sommeil. Obligée de se tenir jour et nuit sur son séant, elle éprouvait des angoisses affreuses et une douleur épigastrique qui menaçait de la suffoquer. On ne sentait point les battements du cœur; le pouls était régulier, faible et rare; la respiration haute et précipitée. Cette malheureuse n'avait pas un instant de

repos ; elle poussait à chaque instant des cris que lui
arrachait une douleur intolérable ; les membres inférieurs étaient enflés et infiltrés. Malgré l'absence
de plusieurs symptômes caractéristiques d'une maladie du cœur, on en soupçonnait l'existence. Deux
vésicatoires furent appliqués aux cuisses pour faire
diversion à l'affreuse douleur qui tourmentait la
malade ; on donna en même temps une potion
antispasmodique avec la teinture de digitale, etc.
Quelques jours après son entrée, on vit, avec surprise, à la visite du matin, qu'il existait une hémiplégie du côté gauche, et que cet accident avait fait
succéder un calme profond aux plus vives souffrances. Je ne doutai point que cette femme eût eu, dans
la nuit, une attaque d'apoplexie. Elle devint bientôt indifférente sur son état, et s'affaiblit de plus en
plus ; le bras gauche enfla, et, chose remarquable, on
sentit alors distinctement les battements du cœur,
qui étaient forts, précipités et dans un grand désordre ; la face s'infiltra, la respiration devint de plus
en plus difficile, et la malade succomba environ dix
jours après l'apparition de l'hémiplégie.

Ouverture cadavérique.

Le cœur était très volumineux et occupant presque toute la cavité gauche du thorax. Les parois du
ventricule aortique avaient acquis une grande épaisseur ; les colonnes charnues avaient une énorme di-

mension, la cloison auriculo-ventriculaire était également hypertrophiée. Cet accroissement s'était fait en partie aux dépens du ventricule droit, dont la cavité se trouvait réduite presque à rien.

Le cerveau offrait à la partie supérieure de l'hémisphère droit, une petite caverne qui contenait une bouillie grisâtre mêlée de sang : la substance cérébrale qui avoisinait cet épanchement était ramollie et désorganisée.

Dixième observation.

ATTAQUE SUBITE D'APOPLEXIE. — MORT. — HYPERTROPHIE DU VENTRICULE GAUCHE. — DEUX FOYERS APOPLECTIQUES DANS L'HÉMISPHÈRE DROIT.

Un paveur, âgé de 50 ans, tomba sans connaissance et fut apporté à l'Hôtel-Dieu deux heures après son accident. Le 11 avril 1816, il était dans un état comateux, la face était pâle, la pupille dilatée, le pouls plein et lent ; il y avait hémiplégie complète du côté gauche.

(Saignée du bras ; pédiluves sinapisés.)

Le lendemain, saignée du pied, émétique à forte dose. Le malade recouvre en partie ses facultés intellectuelles ; mais il survint un état fébrile avec sécheresse de la langue, de la peau, etc. : la mort arriva le 17.

12

Ouverture cadavérique.

L'hémisphère droit du cerveau contenait un foyer considérable rempli de sang qui occupait le lobe moyen, et qui n'avait aucune communication avec le ventricule latéral; le corps strié du même côté présentait aussi un petit foyer jaunâtre qui aurait pu contenir une aveline; il était tapissé par une expansion membraneuse; la substance cérébrale qui formait les parois du foyer était jaune et ramollie. On ne pouvait méconnaître ici les traces d'un ancien épanchement.

Les parois du ventricule gauche du cœur avaient acquis une grande épaisseur aux dépens de sa cavité: on ne trouva d'ailleurs aucun obstacle aux orifices cardiaques et point de traces d'ossification.

Onzième observation.

ANÉVRYSME DU COEUR. — ATTAQUE D'APOPLEXIE. — MORT. — ÉPANCHEMENT DE SANG DANS LE CORPS STRIÉ DU CÔTÉ GAUCHE. — HYPERTROPHIE DU VENTRICULE.

Une femme âgée de 59 ans, entra à l'infirmerie de la Salpêtrière, le 26 février 1808, pour y être traitée d'un anévrysme du cœur dont elle était affectée depuis plusieurs années , mais dont les progrès étaient très lents: une saignée, des pédiluves et des antispasmodiques diminuèrent sensiblement la difficulté de respirer ainsi que les palpitations. La malade se disposait à sortir , lorsque le 15 mars , en faisant des efforts pour aller à la garde-robe, elle tomba sans connaissance dans un état comateux avec hémiplégie du côté droit. La respiration était stertoreuse, les pupilles immobiles , la face rouge, le pouls fréquent et dur.

(Saignée du pied, lavement purgatif.)

Le lendemain, saugsues au cou, sinapismes ; augmentation des symptômes. Morte à 10 heures du soir , 24 heures après l'attaque.

Ouverture du corps.

On trouva un épanchement de sang qui avait commencé vers le corps strié du côté gauche, et s'était ensuite répandu dans les quatre ventricules. Le cœur était très volumineux; le ventricule gauche, dont la cavité était considérablement rétrécie, avait près d'un pouce et demi d'épaisseur ; les orifices cardiaques étaient libres ; il y avait quelques points d'ossification sur la courbure de l'aorte (1).

______

(1) Guillemin , *Dissertations sur l'apoplexie* , 1818.

Douzième observation.

DEUXIÈME ATTAQUE SUBITE D'APOPLEXIE. — MORT. — DEUX
FOYERS APOPLECTIQUES DANS L'HÉMISPHÈRE GAUCHE DU CER-
VEAU. — HYPERTROPHIE DU VENTRICULE GAUCHE. — AMIN-
CISSEMENT DES PAROIS DU VENTRICULE DROIT.

Une femme âgée d'environ 50 ans, d'une petite
stature, fut apportée à l'Hôtel-Dieu, sans connaissance et plongée dans un coma profond. Le pouls
était rare et dur; il y avait insensibilité et hémiplégie du côté droit. On apprit que cette femme avait
eu, il y avait près de six semaines une attaque semblable dont elle s'était rétablie. Elle mourut le lendemain de son entrée à l'Hôpital.

Ouverture cadavérique.

Il existait deux épanchements de sang dans l'hémisphère gauche du cerveau : l'un d'eux paraissait
plus ancien que l'autre, et était en même temps
moins considérable. Une membrane commençait à
s'organiser autour d'un caillot solide, tandis que
dans l'autre, le sang était encore liquide. Le cœur
offrait un volume considérable, relativement à la

petite stature du sujet ; il semblait entièrement
destiné à former le ventricule gauche dont les parois avaient plus d'un pouce d'épaisseur, tandis
que la cavité pouvait à peine admettre l'extrémité
du pouce ; les parois du ventricule droit étaient fort
amincies.

Treizième observation.

TROISIÈME ATTAQUE D'APOPLEXIE PENDANT LE COURS D'UNE MALADIE DE COEUR. — GUÉRISON.

Un homme de 38 ans, atteint depuis 4 ans d'une
maladie du cœur, éprouva une première attaque
d'apoplexie pour laquelle il fut transporté à l'Hôpital
de la Charité où il fut traité dans la suite d'une hémiplégie, par la noix vomique. Cinq mois après sa
sortie de cet Hôpital, il eut une nouvelle attaque
d'apoplexie dont il se rétablit assez bien à l'aide de
moyens appropriés ; il sortit encore de l'Hôpital où
il avait été admis. Sept mois après il entra à l'Hôtel-
Dieu pour un anévrysme du cœur dont il offrait les
symptômes les plus caractéristiques. Entre autres phénomènes, le pouls était extrêmement irrégulier et
d'une lenteur telle qu'il battait trente-six ou quarante fois par minute. Je perdis alors de vue ce malade, qui aura probablement succombé à une quatrième attaque. J'ai connu il y a déjà long-temps une

femme attaquée d'un anévrysme du cœur avec hypertrophie du ventricule gauche, qui avait eu six attaques successives d'apoplexie auxquelles elle avait survécu.

Quatorzième observation.

ÉPANCHEMENT DE SANG A LA BASE DU CRANE A LA SUITE D'UNE RUPTURE DE L'ARTÈRE CAROTIDE. — MORT. — HYPERTROPHIE DU COEUR.

Delautat, âgé de 56 ans, avait été sujet aux hémorrhagies dans sa jeunesse et à des maux de tête dans l'âge adulte; très adonné aux femmes et au vin, il s'enivrait depuis l'âge de 40 ans deux ou trois fois par semaine, et conservait, l'ivresse terminée, des tournoiements de tête qui le forcèrent souvent à suspendre son travail.

Le 28 août 1811, il se mit à boire avec ses camarades, s'enivra et passa la nuit dans la rue; le 30, revenu à lui, il s'établit de nouveau dans un cabaret où sa femme fut le chercher et le trouva étendu par terre; elle le crut ivre, et le fit transporter dans sa demeure, où il resta jusqu'au lendemain sans être secouru.

Le 31 août, voici l'état qu'il m'offrit à l'Hôtel-Dieu. Face rouge, légèrement tuméfiée; chaleur plus vive à la face que dans les autres régions du corps; pouls fort, dur, plein, fréquent; respiration très lente;

inspiration, expiration, précipitées, et coma profond, dont aucune excitation ne peut tirer le malade;
bouche entr'ouverte sans déviation ni des lèvres,
ni de la langue ; etc.

(Sinapismes aux pieds, sangsues au cou, eau de
veau émétisée).

La mort survint à quatre heures moins un quart
de l'après midi.

Ouverture du corps, 23 heures après la mort.

Face violette, ecchymosée, engorgement des veines
du cou, injection des canaux veineux. La première
était rouge, très injectée ; il y avait du sang noir et
coagulé à la base du cerveau : après avoir incisé la
protubérance cérébrale à sa jonction avec les éminences olivaires et pyramidales, je détachai, avec le
manche du scalpel, le sang qui formait une couche
assez épaisse, et j'aperçus une déchirure à la carotide interne, au point où, parvenue entre le lobe antérieur et moyen, elle se divise en branche antérieure
et en branche postérieure.

Cette déchirure était inégale, la tunique externe
la débordait et l'interne s'était rétractée. Le tissu de
l'artère était plus mince que dans l'état normal et le
calibre plus considérable. Le sang qui s'était échappé
par la déchirure avait inondé la base du cerveau,
pénétré dans les ventricules et même dans le canal

vertébral, à quelques pouces de profondeur. Le cerveau était injecté mais sain ; les poumons étaient gorgés de sang ; le ventricule gauche était très épaissi (1). (Serres, *Nouvelle division des apoplexies. Annuaire médico-chirurgicale des hôpitaux et hospices civils de Paris.*)

Quinzième observation.

PESANTEUR DE TÊTE. — VIF CHAGRIN. — SYMPTÔMES APOPLECTIQUES. — MORT. — ANÉVRYSME ET RUPTURE DE L'ARTÈRE BASILAIRE. — HYPERTHOPHIE DU CŒUR.

Espert, âgé de 59 ans, fondeur en cuivre, d'une constitution très robuste, cou court et très musculeux, était sujet depuis long-temps à une pesanteur de tête, à une lourdeur (c'était son expression) qu'il ne pouvait exprimer. Cet état était augmenté quand il faisait de grands efforts, une marche précipitée, ou qu'il avait bu plus qu'à l'ordinaire, ce qui lui arrivait souvent.

Le 4 février, il contracta une pneumonie aiguë, pour laquelle il fut reçu à l'hôpital de la Pitié le 6 du

____

(1) Si l'auteur est si bref sur l'hypertrophie du cœur, c'est qu'alors cette lésion était très peu connue.

même mois. Cette maladie se termina heureusement à la suite de deux saignées et de trois applications de sangsues sur le lieu de la douleur.

Il était en pleine convalescence et près de sortir de l'hôpital, lorsqu'il apprit (le 26) la mort d'un enfant qu'il chérissait beaucoup. Cette nouvelle lui causa un évanouissement qui dura quelques heures ; le soir il survient de la fièvre ; le lendemain à la visite, je le trouvai dans l'état suivant :

Face animée, gonflement des jugulaires, respiration haute, un peu douloureuse à droite, ancien lieu de la douleur pneumonique ; pouls dur, plein, fort et fréquent ; étourdissement continuel lorsque le malade était debout ou sur son séant. Ce dernier symptôme ne fixa que légèrement mon attention, parce qu'il avait duré pendant la période d'acuité de la première maladie ; (saignée copieuse.) Le soir somnolence.

Le 28, état apoplectique permanent ; respiration rare ; pouls fréquent, fort, très dur ; artère vibrante, coma, mouvements automatiques, rougeur et tuméfaction de la face. Espert mourut presque subitement à une heure de l'après midi, sans aucun changement dans son état.

Ouverture cadavérique 27 heures après la mort.

Il y avait une énorme quantité de sang épanché à la base de l'encéphale ; le cerveau ayant été séparé de la moelle alongée et renversée, on aperçut l'artère basilaire anévrysmatique au-dessus de la protubébérance cérébrale (mésocéphale) et vers le confluent des deux branches qu'elle fournit. La dilatation anévrysmale avait en tout sens un pouce de diamètre, et la poche insufflée pouvait égaler le volume d'un œuf de poule ; sa forme était arrondie, un peu aplatie sur sa face supérieure, dans l'endroit qui correspondait à la base du cerveau ; elle était entièrement vide, et offrait à son côté externe une ouverture circulaire à bords inégaux, dont le diamètre pouvait avoir une ligne et demie ; ses parois étaient amincies mais uniformément. La tunique moyenne offrait cet état de *cartilagination* qu'on observe si souvent dans le polygone artériel de la base du cerveau.

Le sang qui s'était écoulé par cette ouverture fut estimé à une livre ; il avait suivi les lames des méninges, s'était introduit avec elles dans les ventricules et les avait distendus. Le cerveau et le cervelet étaient sains.

Le ventricule gauche était épaissi (1).

S'il est difficile d'admettre que l'hypersarcose du cœur ait déterminé seule l'anévrysme de l'artère basilaire, au moins est-il vraisemblable qu'elle en a provoqué la rupture.

---

(1) Si l'auteur parle si fréquemment de l'hypertrophie du cœur, et s'il néglige de la constater pendant la vie, c'est qu'on faisait alors peu d'attention à ce genre de lésion.

Seizième observation.

COMA PROFOND. — HÉMIPLÉGIE DU CÔTÉ DROIT. — MORT. — ÉPANCHEMENT DANS L'HÉMISPHÈRE DU CERVEAU. — HYPERTROPHIE DU VENTRICULE GAUCHE.

Le 2 mai 1819, on reçut à l'Hôtel-Dieu une femme qui mourut le jour même de son entrée. Elle était dans un profond assoupissement, ne proférait aucune parole, et paraissait insensible de tout le côté droit; le pouls était petit, fréquent, et la respiration laborieuse.

Ouverture cadavérique.

On ne trouva rien de remarquable à la surface des méninges, à la base ni dans les ventricules du cerveau; le cervelet parut aussi dans l'état normal. On allait abandonner la tête pour passer à la poitrine, lorsqu'un des assistants saisissant un scalpel l'enfonça dans la partie moyenne de l'hémisphère gauche du cerveau et pénétra dans un foyer creusé dans la substance cérébrale et contenant environ une cuillerée d'un sang noir et à demi-fluide.

Cette découverte rendit parfaitement raison des symptômes que l'on avait observés sur la malade.

Le péricarde ne contenait presque pas de sérosité; le cœur une fois plus volumineux qu'à l'ordinaire, était ferme et dur; les parois du ventricule gauche offraient plus d'un pouce d'épaisseur; les poumons et les organes abdominaux ne présentaient aucune lésion. (Ravier, *De l'influence du cœur sur le cerveau.*)

Dix-septième observation.

ATTAQUE SUBITE D'APOPLEXIE. — HÉMIPLÉGIE DU CÔTÉ DROIT. — EMPLOI DE LA NOIX VOMIQUE. — MORT. — ÉPANCHEMENT SANGUIN ET CAVERNE DANS L'HÉMISPHÈRE GAUCHE DU CERVEAU.

Jacob, garçon cuisinier, âgé de 45 ans, d'un tempérament sanguin, pléthorique, fut frappé, sans cause connue, le premier janvier 1819, d'une attaque d'apoplexie, à la suite de laquelle il devint hémiplégique. Il entra à l'Hôtel-Dieu le 6 janvier. Tout le côté droit était absolument insensible, et la perte de la contractilité musculaire complète. La langue était aussi frappée de paralysie; de sorte que le malade éprouvait la plus grande difficulté à se faire entendre. A son arrivée, on le saigna du bras,

on lui appliqua des sinapismes aux jambes, et on le
mit à l'usage d'une tisane composée de mélisse,
d'arnica et de quelques gouttes d'acétate d'ammo-
niaque, sans le moindre succès. On répéta la saignée
deux fois par intervalle, parce qu'on trouvait le
pouls trop fort et trop développé. Trois mois se
passèrent ainsi sans changements notables dans la
situation du malade, lorsqu'on se mit à lui administrer l'extrait alcoolique de noix vomique. On lui
donna d'abord un grain de cette substance, et l'on
éleva successivement la dose jusqu'à dix ; cette dose
ayant produit de violents tressaillements, on cessa
le remède, mais on le reprit bientôt après, parce
qu'on s'aperçut que le malade exécutait quelques
légers mouvements de la jambe paralysée. Mais le
24 mai, la dose du médicament n'étant encore portée
qu'à six grains, les tressaillements reparurent avec
autant de force que la première fois, et furent suivis
d'un assoupissement qui ne tarda pas à se changer
en un coma profond. Le malade expira vers les dix
heures du soir.

Ouverture cadavérique 48 heures après la mort.

Les méninges étaient infiltrées de sérosité, la
dure-mère du côté gauche ayant été incisée crucia-
lement, on vit s'écouler un liquide jaunâtre, opaque,
d'consistance presque sirupeuse, et bien manifeste-

ment purulent. L'endroit d'où le pus semblait plus particulièrement s'écouler était la partie moyenne et un peu inférieure de l'hémisphère gauche, où l'on trouva, après avoir soulevé la pie-mère et l'arachnoïde, un foyer dont le fond communiquait par une petite ouverture dans la partie la plus reculée du ventricule gauche appelée *cavité digitale* ou *encyroïde*. Les parois de ce foyer étaient tapissées par une sorte de membrane très mince, et le liquide qu'il contenait fut évalué à deux onces environ, y compris celui qui s'était écoulé dans le ventricule gauche. Le ventricule droit contenait à peu près une cuillerée de liquide jaunâtre, mais plus transparent que le précédent. Le cœur, très chargé de graisse, avait le double de son volume ordinaire ; la cavité du ventricule gauche était tellement rétrécie, qu'elle ne pouvait recevoir le bout du petit doigt. Les parois du même ventricule étaient extrêmement épaissies. Le ventricule droit était un peu dilaté. Les poumons étaient parfaitement sains. L'abdomen ne présentait rien de particulier. (*Idem.*)

RAMOLISSEMENT ET DÉSORGANISATION DU CERVEAU AVEC OU SANS ÉPANCHEMENT SANGUIN.

Dix-huitième observation.

OPPRESSION DEPUIS PLUSIEURS ANNÉES.—BATTEMENT DE COEUR TUMULTUEUX.—PERTE DE CONNAISSANCE.—HÉMIPLÉGIE DU CÔTÉ GAUCHE.—MORT.—DÉSORGANISATION DU CORPS STRIÉ AVEC ÉPANCHEMENT SANGUIN.

Une femme de 36 ans, sujette depuis quelques années à éprouver de l'oppression et à être souvent enrhumée, jouissait néanmoins d'une assez bonne santé. Le 3 juillet 1810, elle fut trouvée sans connaissance, étendue sur le carreau et paralysée du côté gauche. On la transporta à la maison de santé du faubourg Saint-Martin. Le visage était livide, la respiration à peu près naturelle, quoique la malade *fumât la pipe*. Le pouls était dur, irrégulier, tremblottant : le cœur offrait des battements tumultueux très apparents.

Le 4, persistance de l'hémiplégie. (*Vésicatoire entre les épaules, julep, décoction de valériane orangée*).

Le 5 et le 6, aucun changement ; affaiblissement gradué. (Sinapismes).

Le 8, morte à six heures du soir.

Ouverture cadavérique.

Beaucoup de sang dans les vaisseaux de la dure-mère : infiltration assez considérable de sérosité entre l'arachnoïde et la pie-mère de la face supérieure du cerveau. Toute la masse encéphalique très molle ; le corps strié droit contenait dans son milieu deux caillots de sang du volume d'une noisette, logés séparément dans des poches caverneuses, régulièrenent arrondies, dont les parois étaient ramollies et comme suppurées dans l'épaisseur de plusieurs lignes. Le corps strié en totalité était beaucoup plus mou que celui du côté opposé ; ses vaisseaux étaient très injectés. Le cœur était très volumineux eu égard à la taille du sujet ; l'oreillette droite très dilatée, contenait une concrétion polypiforme et beaucoup de sang noir coagulé. Le ventricule du côté droit était très dilaté ; ses parois amincies et d'une ligne au plus d'épaisseur présentaient une sorte de dégénérescence graisseuse ; le ventricule gauche était dilaté et ses parois épaissies. (*Rochoux; Recherches sur l'apoplexie*, page 9.)

Dix-neuvième observation.

SYMPTÔMES APOPLECTIQUES. — HÉMIPLÉGIE DU CÔTÉ DROIT. — MORT. — ÉPANCHEMENT DANS L'HÉMISPHÈRE GAUCHE. — SUBSTANCE CÉRÉBRALE RAMOLLIE, DÉSORGANISÉE.

Une femme âgée de 65 ans, fut apportée à l'Hôtel-Dieu vers la fin de décembre 1816. On l'avait trouvée chez elle étendue sur le carreau et sans connaissance; elle offrait tous les symptômes d'une apoplexie, savoir : coma, insensibilité, distorsion de la bouche, respiration stertoreuse, paralysie du côté droit. On nous dit que dix-huit ans auparavant, elle avait éprouvé une semblable attaque, qui avait été pareillement suivie d'hémiplégie. La malade fut saignée au bras, mais sans succès; la mort survint dans la nuit suivante.

Ouverture cadavérique.

Le cerveau ayant été mis à découvert et disséqué, on découvrit un épanchement de sang considérable dans le lobe moyen de l'hémisphère gauche. Un peu plus en dehors, il y avait une portion de la substance cérébrale ramollie, désorganisée, et d'une

couleur jaunâtre, entourée d'une couche assez épaisse
infiltrée de sang. Le cœur n'était pas très volumineux,
mais la capacité du ventricule gauche avait presque
disparu, à raison de l'épaississement de ses parois,
dont la texture était d'ailleurs dense et compacte.
Le ventricule droit offrait une disposition contraire.

Vingtième observation.

ANÉVRYSME DU CŒUR. — ATTAQUE D'APOPLEXIE. — HÉMIPLÉGIE
DU CÔTÉ DROIT. — MORT. — ÉPANCHEMENT SANGUIN DANS
L'HÉMISPHÈRE GAUCHE. — DÉSORGANISATION DE LA SUBSTANCE
CÉRÉBRALE AVOISINANT LE FOYER. — HYPERTROPHIE DU
CŒUR.

Une femme âgée de 59 ans, entra à l'Hôtel-Dieu,
le 5 juillet 1816, avec tous les symptômes d'un anévrysme actif du cœur : face livide, lèvres violettes,
respiration haute et précipitée; pouls dur, irrégulier,
sensations de vapeurs chaudes à la tête, anxiété,
insomnies, battements du cœur forts et désordonnés,
etc. On administra la digitale, qui fut successivement
portée à une dose assez élevée avec un succès apparent. La malade éprouvait du calme et beaucoup de
soulagement ; mais à quelques jours de là elle fut
frappée d'apoplexie pendant la nuit ; et le lendemain à la visite, nous la trouvâmes paralysée du

côté droit avec distorsion de la bouche, embarras de la parole; et les symptômes de la maladie du cœur, éprouvèrent encore à cette époque une diminution sensible. On combattit dans la suite cette hémiplégie par la noix vomique, avec quelques espérances de succès; mais le mouvement ne se rétablit qu'incomplétement , pour cesser ensuite. Les symptômes de la maladie du cœur reparurent avec plus d'intensité, et la malade affaiblie par deux maladies à la fois , dépérit peu à peu et succomba à la fin de novembre.

Ouverture cadavérique.

On trouva dans l'hémisphère gauche un épanchement qui occupait la couche optique et avait pénétré de là dans le ventricule latéral. La cavité qui contenait le sang épanché était recouverte à l'intérieur , d'une couche de matière purulente jaunâtre , qui avait pénétré avec le sang dans le ventricule, par l'ouverture dont il a été question. La substance cérébrale qui avoisinait le foyer de l'épanchement, était profondément altérée dans une certaine étendue. Le cœur était très volumineux; les parois du ventricule gauche étaient très épaissis; les colonnes charnues avaient acquis un développement considérable, tandis que celles du ventricule droit étaient peu apparentes.

13.

Vingt-unième observation.

SUPPRESSION MENSTRUELLE.—PALPITATIONS.—HÉMIPLÉGIE.—
MORT. — DÉSORGANISATION DE L'HÉMISPHÈRE DROIT. —
HYPERTROPHIE DU VENTRICULE GAUCHE.

Une couturière âgée de 24 ans, faiblement constituée, éprouva, à l'âge de 20 ans, une suppression
menstruelle qui produisit des palpitations, quelques
défaillances et une toux habituelle. Ces symptômes
se calmèrent, et la menstruation se rétablit. Deux ans
après, nouvelle suppression, chagrins violents,
travail forcé, augmentation des palpitations, syncope, hémiplégie, etc. Transférée à la clinique de
la Charité, le 11 avril 1802, elle s'offrit dans un état
de dépérissement très avancé. Face pâle, haleine
fétide, respiration haute et fréquente, légère douleur
au côté droit. Battements très étendus, tumultueux,
sensibles à la vue, dans la région du cœur; hémiplégie complète avec infiltration; pouls petit,
fréquent et faible du côté paralysé, mais plus développé et même assez fort du côté droit. La malade
vécut cinq jours dans l'Hôpital, cruellement tourmentée par des étouffements qui se renouvelaient
à chaque instant. Elle restait constamment couchée
sur le côté paralysé. La mort arriva le 16 avril après
une agonie longue et douloureuse.

Ouverture cadavérique.

On trouva l'hémisphère droit du cerveau dans un état de décomposition manifeste : sa couleur était gris cendré, et sa consistance celle d'une bouillie épaisse. Le poumon gauche était refoulé vers le sommet de la poitrine et réduit à la moitié de son volume ordinaire. Le cœur occupait la plus grande partie de la cavité gauche de la poitrine ; le péricarde contenait un peu de sérosité. Le cœur avait acquis un volume extraordinaire, relativement à la petite stature du sujet. Les cavités droites de cet organe et l'oreillette gauche un peu distendue, n'offraient les traces d'aucune autre lésion. L'orifice ventriculaire gauche était ample ; on voyait à la valvule mitrale des végétations analogues à celles produites par une maladie syphilitique ; la partie moyenne du bord libre de cette valvule, était surmontée d'un tubercule, de la grosseur d'une aveline, implanté dans la valvule. La cavité du ventricule gauche avait acquis une ampleur considérable ; les parois charnues étaient bien plus épaisses que dans l'état naturel (1).

On ne peut douter, que, dans ce cas, l'hémi-

______

(1) Corvisart, *Essai sur les maladies du cœur*, pag. 74.

plégie n'ait été le résultat d'une attaque d'apoplexie survenue à l'entrée de la malade à l'Hôpital : il faut rapporter à l'épanchement sanguin, la cause primitive de la lésion organique observée dans le cerveau.

Vingt-deuxième observation.

TROISIÈME ATTAQUE D'APOPLEXIE PRÉCÉDÉE DE PALPITATIONS. — HÉMIPLÉGIE DU CÔTÉ DROIT. — MORT. — ÉPANCHEMENT SANGUIN DANS L'HÉMISPHÈRE GAUCHE DU CERVEAU AVEC DÉSORGANISATION DE LA SUBSTANCE CÉRÉBRALE. — HYPERTROPHIE DU VENTRICULE GAUCHE.

En 1827 je fus appelé pour voir madame ***, qui était au quatrième jour d'une attaque d'apoplexie. Je la trouvai dans l'état suivant : paralysie des extrémités supérieure et inférieure du côté droit, avec raideur dans les articulations ; la sensibilité générale était obtuse, sur-tout aux extrémités supérieures ; vue très faible à gauche, cécité complète à droite. Elle ne pouvait parler et ne paraissait reconnaître personne. Il y avait distorsion de la bouche du côté gauche ; les pupilles étaient dilatées, immobiles, les yeux fixes, hagards ; la langue était déviée à droite, la bouche pleine de mucosité sanguinolente ; la déglutition se faisait difficilement. La ma-

lade était dans une stupeur profonde ; la respiration
était lente et ronflante ; le pouls lent, large et fort ;
les battements du cœur tellement développés, qu'on
les apercevait à l'œil nu ; ils étaient tumultueux ;
l'abdomen était tendu, mais sans douleur ; les urines
et les matières fécales s'échappaient involontaire-
ment.

Une saignée faite au bras, fournit peu de sang à
raison de la difficulté avec laquelle ce liquide coulait ; des dérivatifs, tels que l'émétique, un vésicatoire et un lavement purgatif, ne produisirent aucun
effet avantageux. Il survint du délire, des grince-
ments de dents : la stupeur se changea en coma, et la
malade succomba dans la soirée.

Les informations que je pris sur cette dame,
m'apprirent qu'elle était âgée de quarante-deux ans ;
que, depuis plusieurs années, elle éprouvait de violentes palpitations de cœur ; que ses règles étaient
supprimées depuis trois ans, à l'occasion de la perte
de sa fortune ; que, dans cet intervalle, elle avait eu
deux attaques d'apoplexie qui l'avaient, à chaque
fois, laissée hémiplégique du côté droit.

Ouverture cadavérique.

La tête était volumineuse et la structure du corps
athlétique. L'incision des téguments laissa échap-

per une grande quantité de sang noir et diffluent.
Les méninges étaient très injectées ; il y avait une
petite quantité de sang infiltré entre l'arachnoïde et
la pie-mère, particulièrement du côté gauche. Les
circonvolutions cérébrales étaient fort aplaties, la
substance cérébrale assez fortement rosée. On trouva
environ quatre onces de sang noir et concret épanché au centre de l'hémisphère gauche. La caverne
qui logeait ce caillot aurait pu facilement recevoir
un œuf de poule ; ses parois étaient déchirées et
rougies par le contact du sang ; le ramollissement et
la désorganisation de la substance cérébrale s'éten-
daient à trois ou quatre lignes de profondeur. Cette
partie, ainsi désorganisée, offrait une foule de petits
grumeaux de sang. Au devant de l'ergot de *Morand*,
on voyait une déchirure par laquelle le sang de la
caverne s'était fait jour dans le ventricule gauche :
le droit ne contenait rien ; ses parois, dans un état
de siccité presque complète, semblaient affaissées
l'une contre l'autre.

Le cœur avait au moins le double de son volume
ordinaire. Les parois du ventricule gauche avaient près
de deux pouces d'épaisseur ; les colonnes charnues
avaient acquis un volume considérable, ainsi que la
cloison des ventricules. Le ventricule droit était dilaté et ses parois un peu plus épaisses que dans l'état
normal ; les oreillettes n'offraient rien de particulier. Les ouvertures cardiaques et les valvules ne
présentaient non plus rien de particulier, à l'exception de quelques points d'ossification sur les bords

flottants des valvules sygmoïdes de l'aorte. Les poumons étaient le siége d'une congestion très prononcée.

La membrane muqueuse de l'estomac présentait une rougeur à peu près uniforme. (*Extrait du Mémoire de M. F.-T. Larroque, déposé aux Archives de l'Académie royale de Médecine. Cité plus haut.*)

Conclusion et remarques générales.

Si, nous laissant aller au penchant naturel au médecin physiologiste, qui lui fait rechercher la cause probable des phénomènes morbides qu'il observe, nous voulons découvrir celle des lésions encéphaliques observées à la suite de l'hypertrophie du cœur, nous la trouverons très probablement, tout entière, dans l'action du ventricule gauche, augmenté en épaisseur, en force et en volume; ce ventricule pousse alors avec tant de violence le sang au cerveau, que ses vaisseaux en sont rompus et sa substance délicate déchirée; d'où la congestion cérébrale, l'épanchement sanguin, et par suite la dégénération organique dont nous avons rapporté des exemples. Sans prétendre, nous le répétons, calculer les forces du cœur, ni établir l'échelle et les limites de sa force contractile, nous voyons ici une action dynamique et mécanique, une puissance mise en jeu par les lois de la vie. Cette puissance a pour agent la colonne de liquide qui, ne rencontrant pas une résistance égale à l'impulsion que le cœur lui a communiquée, tend à sortir des canaux qui la contiennent. En nous servant ici d'une comparaison matérielle pour expliquer comment nous concevons ce phénomène physiologique et pathologique, nous ne prétendons nullement assimiler rigoureusement aux lois de la physique le mécanisme des fonctions organiques, bien que toutes les expériences citées plus haut viennent d'ailleurs à l'appui de la comparaison que nous faisons ici. Nous ajouterons, comme une preuve plus décisive encore, tirée de l'analogie, que si on pousse avec beaucoup de force une injection chaude dans la carotide d'un cadavre, on produit des épanchements artificiels dans les parties du cerveau qui reçoivent le plus de vaisseaux (1). M. Serres, dans l'ouvrage que nous avons déjà cité, dit aussi qu'en poussant des injections fines dans les carotides, on pénètre les cavernes apoplectiques, et qu'on y simule en quelque sorte l'épanchement (pag. 276).

On a pensé qu'on pouvait expliquer quelquefois cette coïncidence des maladies du cœur avec celles du cerveau, par l'embarras de la circulation, causé par les ossifications des valvules du cœur, ou des troncs artériels. D'autres fois, on a supposé l'existence

____

(1) Voyez mon Mémoire sur l'apoplexie, Journal complémentaire des sciences méd., tom, 1.

d'un état anévrysmatique des vaisseaux cérébraux, qui les prédispose à être rompus au moindre effort du sang. Je n'ai observé aucune ossification dans les cas que j'ai recueillis, et je n'en connais aucun exemple rapporté par les auteurs. En admettant l'existence de ces ossifications, je ne comprends pas très-bien comment elles offriraient, au retour du sang veineux, un obstacle capable de produire un épanchement par reflux ou regorgement. Il y a loin, sans doute, de l'effet d'une pareille cause à celui qui doit résulter d'une violente contraction d'un muscle aussi fort que le cœur, dont l'épaisseur et la force contractiles se trouvent accidentellement doublées. Quant aux dilatations anévrysmales, on conçoit très-bien qu'elles soient une prédisposition singulière aux épanchements ; nous avons d'ailleurs rapporté un cas de ce genre emprunté à M. Serres.

Si l'on veut s'aider ici de l'observation des phénomènes les plus simples de la circulation, qu'on veuille bien s'observer soi-même, et l'on verra que, par suite d'une émotion vive, le cœur battant avec force, on sent distinctement la pulsation du sang sur le cerveau, laquelle nous semble produire l'effet d'une percussion douloureuse sur un organe sensible. Eh bien ! qu'on suppose la force contractile du cœur doublée, au lieu d'une impulsion douloureuse, on aura un effort beaucoup plus violent, et par suite peut-être une dilatation et une rupture des petits vaisseaux du cerveau : c'est précisément le coup apoplectique. Nous avons vu plusieurs fois, dans le corps strié et aux environs, de ces petits vaisseaux manifestement distendus et rompus, et notamment avec M. Leperrey, ancien interne de l'Hôtel-Dieu, qu'une mort prématurée a enlevé à notre art; nous avons vu, disons-nous, sur un cerveau, une infinité de petits vaisseaux dilatés et rompus, disséminés dans la paroi inférieure du ventricule; l'état pathologique de ces vaisseaux avait été la source d'une hémorrhagie cérébrale foudroyante qui avait enlevé le malade. Nous avons rapporté (observation 14.ᵐᵉ un cas de rupture d'un autre genre extrait du Mémoire de M. Serres.

A ne considérer que la superficie des choses, les faits que nous avons rapportés établissent, au premier abord, plutôt une coïncidence qu'une subordination rigoureuse et une sorte de hiérarchie entre deux sortes de maladies (l'hypertrophie du cœur et les apoplexies); et on serait, jusqu'à un certain point, en droit de demander la démonstration de ce point de doctrine qui, comme le fait remarquer M. Larroque dans le Mémoire cité plus haut, a été un sujet de dissidence pour les médecins. Il y a deux manières de dissiper les doutes qui se sont élevés à cet égard : la première consiste à indiquer avec précision la nature, le siége et les conditions de la force d'impulsion de l'organe central de la circulation; la seconde ressort naturellement de l'analyse des faits observés. Dans le premier cas, en effet, si l'hypertrophie existe partout ailleurs que dans le ventricule gauche qui pousse le sang directement dans l'aorte, puis dans les carotides ; ou bien s'il y a un obstacle quelconque à la sortie du sang artériel expulsé par le ventricule hypertrophié, on comprend de suite que la congestion cérébrale n'aurait pas lieu, ou du moins qu'elle serait faible et incomplète. Dans le second cas, il est impossible de nier l'influence du cœur sur le cerveau, quand l'exposition des symptômes a fait connaître que les signes d'hypertrophie ont dès long-temps précédé ceux de la congestion cérébrale, comme on peut le voir dans la relation que nous avons faite de la maladie du général Foy, par exemple. A cet égard, nous croyons devoir faire remarquer que, chez la plupart des hommes bien constitués, les maladies s'excluent plutôt qu'elles ne coïncident ensemble, à moins qu'il n'y ait subordination d'effets morbides, comme dans le sujet qui nous occupe ; ou bien que la maladie se propage par continuité du tissu. On conçoit bien, par exemple, qu'un sujet qui a une pleurésie, puisse être affecté presque simultanément d'une pneumonie ; mais il y a beaucoup à présumer qu'il n'aura point une attaque d'apoplexie, pendant que le poumon est un centre de fluxion. Si donc cette simultanéité se fait remarquer dans le cours de l'anévrysme actif du cœur, c'est en vertu d'un mécanisme particulier, ou plutôt d'une étiologie dans laquelle la maladie devient elle-même cause d'autres désordres morbides.

Parmi les faits que nous avons rapportés, il y en a d'incomplets et de peu concluants quant à la succession de symptômes; mais chez tous (les vivants exceptés), la coïncidence entre l'hypertrophie du ventricule et l'affection cérébrale existe, et chez la très grande majorité des malades, des tintements d'oreilles, des étourdissements, des coups de sang, des hémiplégies, ne laissaient aucun doute sur les congestions cérébrales; aucun de ceux qui ont succombé n'a présenté d'obstacles à l'impulsion du sang vers le cerveau. D'un autre côté, le rétrécissement presque constant de la cavité du ventricule, est une condition qui favorise singulièrement la marche progressive et la vitesse du fluide sanguin vers l'encéphale. Nous avons presque toujours négligé d'indiquer les conditions extérieures de la constitution dite apoplectique, attendu que cette particularité complexe d'organisation est le plus souvent secondaire, et qu'une foule d'individus périssent d'apoplexie, sans présenter aucun des traits de cette constitution; peut-être cependant faut-il en excepter l'extrême brièveté du col, qui indique un rapprochement proportionnel du cœur et du cerveau, et par conséquent un espace infiniment moindre à parcourir d'où résulte une puissance de distension plus grande de la part du sang lancé par l'organe central de la circulation.

Pour répondre à des objections plus ou moins fondées qui ont été faites, nous devons dire que tout en regardant la congestion et l'exhalation sanguine des méninges, avec ou sans épanchement en nappe (séreux ou sanguin), qui se trouvent mentionnées dans plusieurs observations rapportées par les auteurs, comme un effet de l'hypertrophie du cœur, nous devons pourtant convenir qu'elles pourraient dépendre d'une autre cause, soit locale, soit éloignée; et que cette cause pourrait, dans certaines circonstances, compliquer l'état pathologique du cœur, sans être en aucune manière sous sa dépendance. Il n'y a, à la rigueur, rien d'absolu en médecine, et on a la triste expérience que presque tout peut être contesté par des esprits tenaces et querelleurs : il doit y avoir à cet égard dans l'art d'observer et d'analyser les faits une rectitude et une bonne foi qui mettent un frein à la manie de disputer. Nous pensons, au reste, que toutes les fois que plusieurs causes se trouvent en jeu dans un cas complexe de physiologie pathologique, c'est à la plus matérielle, à la plus évidente qu'il faut donner la préférence.

Quoique nous ayons distingué les observations rapportées plus haut en trois séries, dans l'une desquelles se trouve comprise l'apoplexie proprement dite, il ne faut pas en induire que nous ne prétendions assigner rigoureusement cette dénomination, qu'aux seuls épanchements de l'encéphale réunis en foyer ; loin de là, nous sommes au contraire convaincu, comme l'a très bien établi M. Serres dans le mémoire cité plus haut, que cet état pathologique peut reconnaître pour cause l'engorgement des méninges et des capillaires sanguins du cerveau ; alors la substance cérébrale est très dense et très consistante ;

quand on la coupe par tranches, on aperçoit çà et
là une multitude de petits vaisseaux distendus par
le sang, dont ils laissent d'ailleurs souvent échapper des gouttelettes. Cet état est presque toujours
accompagné d'un épanchement plus ou moins considérable de sérosité rougeâtre, soit dans les ventricules, soit dans la base du crâne.

Nous dirons en passant, que si toutes les idées
émises dans le savant et profond mémoire de
M. Serres, ne sont pas admissibles sans contestation;
que si l'espèce de système qu'il adopte relativement
à l'apoplexie a l'inconvénient de confondre diverses
maladies du cerveau et de ses membranes, regardées
aujourd'hui comme distinctes, on ne peut refuser à
ce savant à la fois anatomiste, médecin et zoologiste,
des vues profondes, des remarques pleines de sens et
de finesse, dans lesquelles il a su encadrer habilement beaucoup de cas exceptionnels, et des expériences qui lui sont propres. Dans plusieurs de ces
faits et de ces expériences, on voit que l'épanchement
ne produit souvent aucuns signes apoplectiques
proprement dits; dans d'autres, au contraire, on observe ces mêmes signes fort bien caractérisés, quoi
qu'il n'existe aucun épanchement réuni en foyer, etc.
résultats qui ont porté l'auteur à conclure que l'é-
panchement était la conséquence et non la cause de
l'apoplexie, etc.

Avoir bien établi un point de doctrine en médecine, c'est presque avoir démontré son utilité; et il
nous serait très facile de faire l'application de celui

qui nous occupe. Qu'un homme se présente à votre observation avec une constitution pléthorique, des battements de cœur forts et étendus qui soulèvent le sthétoscope ou l'oreille, un pouls dur, etc. vous en conclurez que cet homme est atteint d'hypertrophie du cœur; vous pourrez penser aussi qu'il court peu de risques en raison de cet état du cœur, attendu qu'on vit fort long-temps avec une hypertrophie. Mais si vous faites une application plus étendue de vos connaissances à cet égard et en vous appuyant sur les faits, vous devrez craindre que votre malade ne soit frappé d'un coup de sang ou d'une apoplexie, bien avant le terme de la maladie du cœur. Cette donnée vous mettra à même de prévenir les congestions cérébrales inopinées qui menacent à tout moment la vie, ainsi qu'on le voit dans plusieurs des observations que nous avons rapportées : celle du général Foy est sur-tout de nature à frapper beaucoup les esprits. Qui pourrait répondre que cet illustre orateur n'eût pas poussé plus loin sa carrière, si, au lieu de le purger sottement d'apès des indications fausses et hypothétiques, on eût pris en considération l'état d'hypertrophie du cœur, comme l'avait déjà fait M. Broussais en Italie long-temps auparavant, et qu'on eût largement saigné le malade. Il y a long-temps certes que M. A. dont nous avons rapporté l'observation (1), aurait succombé à quelque coup de sang, si,

---

(1) Page 170.

d'après les conseils qui lui furent donnés, on n'avait combattu par le même moyen l'action vicieusement augmentée de l'organe central de la circulation sur le cerveau. Cette utilité pratique déduite de l'état d'hypertrophie du cœur dans ses rapports avec l'encéphale nous paraît aussi mise dans tout son jour, dans le fait suivant rapporté par M. Larroque dans le Mémoire cité plus haut.

Un marchand de vin, âgé de 5o ans, ancien militaire, d'un tempérament sanguin, d'une forte constitution, jouissant en apparence d'une excellente santé, éprouve depuis plusieurs années de violentes palpitations de cœur; il y a deux ans, à la suite d'un vif chagrin, aux palpitations vinrent se joindre de la céphalalgie, des suffocations, des syncopes, des bourdonnements d'oreille, des bluettes devant les yeux, etc. Par la moindre contrariété tous ces symptômes augmentent; il s'ensuit une véritable apoplexie qui cède promptement à de fortes saignées du bras. Cet accident se renouvelle souvent, et jusqu'ici, il a toujours cédé au moyen dont nous venons de parler. Ce malade éprouve une douleur constante à la région du cœur; cet organe, exploré avec le stéthoscope, offre les résultats suivants : les battements se font entendre avec une force extraordinaire dans presque tout le côté gauche de la poitrine, et quand on applique l'instrument sur la région du cœur il est repoussé avec force contre l'oreille; ces battements sont réguliers, ainsi que les pulsations des artères radiales. Il est bien évident, ajoute l'au-

teur, que ce marchand de vin , est atteint d'une hypertrophie du cœur, dont dépendent tous les accidents apoplectiques qu'il éprouve; la saignée
pratiquée à temps a suffi pour empêcher le développement d'accidents mortels, il n'y a eu jusqu'ici que
congestion cérébrale ; et il est présumable, s'il y a
eu épanchement, qu'il a été fort léger. Il est aussi
à peu près certain que cet homme finira par succomber à une apoplexie avec épanchement déterminé
par l'excès de force avec laquelle le cœur pousse le
sang au cerveau (page 27, observation 7.)

Des considérations et des faits qui précèdent on
peut déduire les propositions suivantes.

I.

L'énergie avec laquelle le cœur, plus ou moins
rpproché de la tête, pousse le sang au cerveau, en
état de santé comme en état de maladie, exerce
une influence sur le caractère, l'étendue des fonctions cérébrales et même des facultés instinctives et
intellectuelles.

II.

L'hypertrophie du ventricule gauche du cœur
peut produire des congestions cérébrales, des coups

14.

de sang, des attaques d'apoplexie par la seule impulsion anormale qu'elle communique au sang; et cet
accident est loin d'être rare.

III.

L'impulsion trop forte du sang sur l'organe encéphalique peut causer la déchirure de la pulpe cérébrale, la dilatation et la rupture des vaisseaux dans
les points du cerveau qui en reçoivent le plus :
rupture prompte et facile quand ces vaisseaux sont
atteints d'anevrysme.

IV.

La condition essentielle, et pour ainsi dire *sine
quâ non*, de la congestion ou de l'épanchement cérébral, suite de l'hypertrophie du cœur, est l'absence
de tout obstacle au cours du sang, entre le ventricule
gauche et la masse encéphalique; tel seraient, par
exemple, l'ossification des valvules sygmoïdes de
l'aorte, le rétrécissement de l'origine de cette artère, l'ossification des artérioles, etc.

V.

Une autre condition qui favorise et accélère l'impulsion et la congestion du sang vers la tête et doit en hâter

les conséquences, est le rétrécissement du ventricule hypertrophié. La dilatation produit un effet contraire en augmentant le volume du cœur et en affaiblissant sa force contractile.

VI.

La connaissance de l'influence de l'hypertrophie du cœur sur le développement des congestions cérébrales et des apoplexies, est d'une utilité directe dans la pratique de l'art, en ce qu'elle indique sûrement les moyens de prévenir, de combattre ces maladies, et souvent d'empêcher leur retour.

Section deuxième.

DE L'INFLUENCE DES LÉSIONS DU POUMON SUR LES DILATATIONS DU COEUR ; DE CELLE QU'EXERCE L'HYPERTROPHIE DU VENTRICULE DROIT DE CE VISCÈRE SUR LA CIRCULATION PULMONAIRE ET LES HÉMORRAGIES DES POUMONS.

Il suffit de jeter un coup d'œil sur la structure anatomique de la poitrine, et d'avoir présent à l'esprit le rapport des viscères que renferme cette cavité, pour concevoir quel désordre doit naître d'un accroissement de volume du cœur, de ses mouvements tumultueux, de l'énergie d'action doublée ou triplée de ses parois ; désordre qui doit sur-tout éclater lorsqu'un état de phlegmasie ou des adhérences accidentelles entravent ses mouvements, ou qu'un épanchement dans la cavité du péricarde ou du thorax rétrécit encore l'espace étroit dans lequel ce viscère est obligé de se mouvoir incessamment. Aussi remarque-t-on souvent que les simples hypertrophies du cœur produisent une grande difficulté de respirer, des hémorrhagies pulmonaires, etc., lors même que les poumons sont sains ; tandis que, d'un autre côté, les affections tuberculeuses du poumon produisent des palpitations et un grand désordre dans les mouvements du cœur, avant même que les premiers symptômes de la phthisie se soient manifestés ; les battements de cet organe sont quelquefois si prononcés et si fortement répercutés à l'oreille par un poumon enflammé et compact, qu'au premier abord, on croirait que le malade, atteint de pneumonie ou de tubercules pulmonaires, a une affection du cœur. Cette erreur a été commise un grand nombre de fois.

Ce que nous venons de dire est donc de nature à démontrer que, dans la poitrine au moins, l'action réciproque que les organes voisins exercent les uns sur les autres par voie de circulation, de compression ou simplement de locomotion, est digne de quelque attention ; et peut donner lieu dans l'état anormal à des accidents forts graves ; il en est à peu près de même de la cavité abdominale, quoique l'extension de ses parois augmente de beaucoup son amplitude : ainsi, lorsque le foie et la rate ont acquis un développement morbide considérable, ils gênent singulièremeut les fonctions de l'estomac, soit en envahissant l'espace qui lui est consacré dans son plus grand développement, soit en comprimant les vaisseaux qui viennent s'y rendre.

Quand la matrice et les ovaires ont acquis un grand volume et une pesanteur toute autre que celle de l'état normal, ces organes occasionent un déplacement des autres viscères abdominaux, compriment la vessie, le rectum et les gros vaisseaux iliaques, de manière à produire des perturbations dans la digestion, de la constipation, des incontinences d'urine, enfin des tuméfactions dans les membres inférieurs.

L'action de pareilles causes, toutes triviales qu'elles puissent paraître, explique une foule de phénomènes pathologiques d'une manière plus satisfaisante que le concours ingénieux d'actions vitales de métastases ou de sympathies vagues et obscures. C'est principalement dans la théorie des maladies du cœur qu'on a fait intervenir ce dernier genre d'explications subtiles. Ainsi, on répète sans cesse que tel individu ayant eu des chagrins, des affections morales vives et profondes, sentit battre son cœur plus fort qu'à l'ordinaire; que par suite de l'influence du moral sur le physique, et sous l'empire d'affections tristes, la circulation vint à se troubler, à se ralentir; que les cavités cardiaques se dilatèrent et devinrent anévrysmatiques, etc. On se borne ainsi à un commémoratif vague, uniquement fondé sur une sympathie d'organes éloignés, sans avoir égard à l'influence matérielle des organes voisins qui se trouvent dans un commerce d'action directe et réciproque. Cependant n'est-il pas probable, par exemple, que l'obstacle, plus ou moins considérable qu'une altération quelconque du poumon oppose à la marche du sang poussé par le ventricule droit dans l'artère pulmonaire, soit une cause plus fréquente et plus

facile à comprendre de dilatation de ce ventricule,
qu'une affection mentale procédant nécessairement
du cerveau, qu'une rétrocession goutteuse, psori-
que, etc. ? Le jour que je fis ce raisonnement si
simple, je parcourus à la hâte l'ouvrage de Corvisart,
et je fus étonné en voyant que la plupart des malades atteints d'anévrysme avaient eu auparavant des
catarrhes pulmonaires et autres affections du tissu
de l'organe respiratoire. Il est présumable que, dans
la plupart de ces cas, l'obstacle qu'une lésion physique quelconque du poumon a pu mettre à la circulation pulmonaire, est parvenu peu à peu à dilater
les cavités droites, et cela par un mécanisme très
facile à concevoir et qui a la plus grande analogie
avec l'action des valvules ossifiées ou de toute autre
cause qui s'oppose à ce que les ventricules du cœur
soient entièrement vidés, à mesure qu'une nouvelle
quantité de sang y afflue. Plusieurs auteurs ont signalé
cette cause de dilatation du cœur sans y attacher la
même importance que nous, et sans la ranger parmi
celles de l'anévrysme. Elle n'avait point échappé à
Senac (1). Morgagni cite également quelques cas
où cette dilatation lui a paru opérée de la même
manière (2) à la suite de pleurésies et de pneumonies; puis il ajoute, que les voies du sang étant res-
serrées à travers les poumons enflammés, ce liquide
en distendant ou en irritant à l'excès le cœur et ses

____

(1) Traité du cœur, livre 4, chap. 8, n° 3.
(2) Épître 21, n° 34.

propres vaisseaux, fait violence aux parois du premier et à la substance intime des derniers ; et quoique la distension doive, dit-il, être plus grande dans les cavités droites, par la raison qu'il existe alors dans les poumons un obstacle qui s'oppose à leur évacuation ; cependant il faut nécessairement que les veines soient distendues aussi dans la substance intime des cavités gauches, parce que le sang, dont les cavités droites sont excessivement remplies, s'oppose à celui qui doit revenir également du côté gauche par la veine coronaire. Après quelques autres remarques sur le plus ou le moins de force de résistance des parois du cœur, l'illustre pathologiste se résume en disant, qu'il n'est point du tout étonnant de trouver quelquefois, après des inflammations du poumon, graves ou répétées, une dilatation du cœur tout entier ou de quelques-unes de ses parties, mais sur-tout à droite.

M. *Bégin*, dans un article du journal complémentaire des sciences médicales, intitulé : *Réflexions physiologiques et pathologiques sur l'asthme* (1), a développé quelques considérations qui rentrent dans le sujet que nous traitons ici, et que nous citons volontiers. « Le poumon, pour remplir convenable-
« ment ses fonctions, doit fournir au sang un passage
« libre et facile. Que le développement de cet or-
« gane soit habituellement gêné par une cause

---

(1) Tom. 5, pag. 6.

« quelconque, le sang accumulé dans les cavités
« droites du cœur, les surchargera, et leurs parois
« charnues redoublant d'efforts pour chasser le li-
« quide deviendront le siége d'altérations organiques
« *qui seront dues* à l'état pathologique du poumon.
« C'est par ce mécanisme que l'exercice continuel
« de la voix, en retentissant ou en précipitant outre
« mesure les mouvements du thorax, que les travaux
« pénibles en obligeant les sujets à déployer sans
« cesse une grande force musculaire ; que l'hépati-
« sation partielle du poumon, en rendant une por-
« tion de son parenchyme imperméable, qu'une
« pleurésie chronique en donnant lieu à une collec-
« tion séreuse qui comprime l'organe ; c'est par ce
« mécanisme, dis-je, que toutes les actions et toutes
« les maladies, en apportant un obstacle au cours
« du sang à travers le poumon, déterminent de fré-
« quentes lésions organiques du cœur. Or, que l'on
« suppose les organes de la respiration demeurant
« pendant cinq, quinze ou trente ans, tous les
« hivers, dans l'état de gêne horrible qui caractérise
« les accès d'asthme, il sera facile de comprendre
« comment cette affection (ayant son siége dans
« le poumon) peut donner naissance aux mêmes
« lésions. »

Si un obstacle quelconque au trajet du sang dans
les poumons peut faire refluer ce liquide dans le ventricule droit du cœur et y être une cause active de dilatation, comme nous venons de l'établir d'une manière
évidente, il n'est pas moins certain que l'excès d'action de ce ventricule hypertrophiée doit, par un méca-

nisme inverse, pousser le fluide sanguin hors des voies
ordinaires de la circulation, et donner lieu à des suffocations, à des congestions pulmonaires, à des hémoptysies, etc. Ce point d'anatomie et de physiologie
pathologiques n'est pas seulement propre à éclairer
la théorie du crachement de sang, on doit le regarder
comme une des bases de la thérapeutique des maladies et du cœur et du poumon. M. Barbier a même
fondé sur l'état d'hypertrophie de l'organe central
de la circulation, une indication ingénieuse de matière médicale. Avant d'aller plus loin, faisons remarquer en passant que ce point de médecine organique
a la plus étroite connexion avec celui qui fait l'objet de la section précédente, lequel a pour objet l'influence de l'hypertrophie du ventricule gauche
sur les congestions cérébrales et les épanchements de
sang dans le cerveau : ce n'est pas qu'il y ait bien
quelque différence de structure anatomique et de
position entre les artères aorte et pulmonaire, différence qui doit faire varier un peu les phénomènes
pathologiques. Ainsi, par exemple, la courbure que
forme la crosse aortique diminue l'impulsion du
sang, et se trouve être la cause d'un choc qui
explique très bien les fréquentes dilatations anévrysmatiques du tube artériel en cet endroit ; en conséquence de cette disposition anatomique, la colonne
du sang doit arriver moins rapidement au cerveau,
qui d'ailleurs est bien plus éloigné du centre d'impulsion que le poumon. L'artère pulmonaire courte

____

(1) Traité élémentaire de matière médicale. Tome 2, page 201.

et peu flexueuse n'offre rien de comparable, quant à sa direction ; et sa force normale se trouve en rapport avec l'espace qu'elle doit faire parcourir au sang contenu dans sa cavité, et avec les obstacles qu'elle doit surmonter.

L'influence de l'hypertrophie du ventricule droit sur le poumon, dit M. Tixier ancien interne de l'hôpital (1), est selon nous, beaucoup plus grande que celle du ventricule gauche sur la circulation cérébrale. En effet, le sang, pour arriver jusqu'au cerveau, a un chemin long et tortueux à parcourir : la multiplicité des vaisseaux qui conduisent le sang à ce viscère, les grandes courbures, les divisions successives de ces vaisseaux, l'altération des valvules sygmoïdes dans quelques maladies, arrêtent l'impulsion du sang; les artères arrivées à la base du crâne s'anastomosent... Les branches qui naissent de ce point central produisent des rameaux, ces derniers des ramuscules dont l'entrelacement constitue la membrane pie-mère avant de pénétrer dans l'encéphale. Si nous recherchons, ajoute plus loin l'auteur, quelle est la force du ventricule aortique dans l'état sain, et que nous admettions avec M. Poiseulle (2) que la force totale statique qui meut le sang dans une artère, est exactement en raison directe de l'aire que présente le cercle de cette artère, ou en raison directe du carré

---

(1) Considérations sur l'hémoptysie symptamotoque de l'hypertrophie du ventricule droit. — Thèse, 1834 (Paris).

(2) Thèse inaugurale.

de son diamètre, il s'ensuit nécessairement que les artérioles qui pénètrent dans la pulpe cérébrale étant infiniment petites l'action du cœur doit être minime, etc. Il faut noter toutefois, que Bichat [a fait observer avec raison que les parois des vaisseaux arrivés dans l'intérieur du crâne perdent de leur épaisseur, de leur résistance, ce qui doit accroître les effets de la force impulsive du ventricule gauche.

La force contractile du ventricule droit, quelle qu'en soit la véritable mesure, nous semble donc très puissante relativement à l'espace très court qu'elle doit faire parcourir au sang qu'elle est chargée d'expulser ; par conséquent, il nous paraît certain que lorsque cette force est augmentée par un état d'hypertrophie, elle peut facilement déterminer des ruptures dans les dernières divisions vasculaires, et produire ainsi des hémorrhagies. Nous avons fait sur le cadavre, il y a déjà long-temps, plusieurs expériences qui nous ont démontré combien il fallait peu de force à la colonne d'un liquide pour déterminer les ruptures dont nous parlons : de simples injections faites dans l'artère pulmonaire avec une seringue ordinaire à injection, ont produit dans le parenchyme des poumons un épanchement de la matière injectée, quoiqu'il n'y ait pas de communication entre les capillaires sanguins et les cellules pulmonaires. Un élève de l'hôpital Necker (M. Leroi) a répété cette expérience et a obtenu le même résultat. M. Tixier, cité plus haut, qui admet, sans hésiter, que l'hémoptysie produite par l'hypertrophie du

ventricule droit, doit s'opérer de la même manière
(par rupture ou fissure des extrémités vasculaires),
a fait pareillement des expériences dans la vue de
rendre plus démonstratif ce point de théorie. Nous
avons voulu, dit-il, savoir si nous pourrions mécaniquement imiter l'action du ventricule droit sur le
sang qui parcourt l'artère pulmonaire. Nous avons
fait quelques expériences sur des poumons humains:
nous les avons choisi sains, sans altérations apparentes du moins; voici quel en a été le résultat :
nous avons cherché à faire passer de l'artère pulmonaire, dans les veines pulmonaires, la matière de
l'injection qui était du vernis à l'alkool coloré en
rouge par le vermillon : cela nous a été très facile et
sans une très grande pression. Nous avons cherché
à reconnaître, à l'aide d'une loupe, si le liquide avait
pénétré dans les dernières ramifications bronchiques:
nous n'en avons aperçu aucune trace. Nous avons
fait l'expérience, les veines pulmonaires étant
liées, et nous sommes parvenu, en pressant plus fortement, à pousser l'injection non-seulement dans les
veines, mais dans les tuyaux bronchiques. Comment
expliquer cette communication, sans admettre une
déchirure de la cloison très mince qui sépare les
vaisseaux des cellules aériennes. L'auteur a répété
ces expériences sur des poumons d'enfants, de plusieurs jours et de plusieurs mois d'existence, etc. Il
a cherché ensuite à produire, dans le poumon, des
apoplexies artificielles avec la matière de l'injection
ordinaire, colorée en rouge. Après avoir lié les bron-

ches, les veines pulmonaires, et les bronches le
plus près possible du poumon, il a poussé avec force
l'injection, et n'a disséqué les poumons que dix heures
après ; il a trouvé alors , dans l'intérieur de ces viscères ,des noyaux rouges, circonscrits, durs, formés
par la matière injectée qui avait évidemment dé-
chiré le parenchyme pulmonaire ; ces résultats ont
une identité frappante avec ceux que nous avons
obtenus.

D'après les considérations anatomiques et physiologiques dans lesquelles nous venons d'entrer, on
devine facilement quelle doit être l'influence exercée
par le ventricule droit du cœur sur le poumon et
l'acte de la respiration, lorsqu'il a acquis un volume
très considérable, ou qu'il est atteint d'une hypertrophie qui a doublé, triplé ses forces et son énergie
contractile.

Les personnes atteintes de cette hypertrophie avec
ou sans dilatation , ont communément des palpitations produites souvent, dès le principe, par un obstacle dans le poumon ; les battements de leur cœur
sont plus forts, plus sensibles à droite qu'à gauche;
le pouls est fréquent sans trop d'irrégularité. La face
et les lèvres sont violettes ou violacées, par intervalles
du moins ; les veines jugulaires sont habituellement
gorgées de sang et le siége d'un reflux pulsatif qu'on a
aussi appelé pouls veineux; le mouvement de l'oreillette hypertrophiée ou dilatée semble remonter , et
dans beaucoup de cas, on distingue ses mouvements de
diastole et de systole au-dessus de la clavicule, dans

l'intervalle qui sépare les deux muscles scalènes. La respiration est courte, difficile, et quand il se trouve en même temps, dans les poumons, un obstacle à la circulation et à l'hématose, le sang passe dans les veines pulmonaires difficilement et en moindre quantité, non suffisamment oxigéné, et n'excite que médiocrement le cerveau, d'où, dans les cas graves, de l'assoupissement, de la torpeur, des symptômes plus ou moins intenses d'asphyxie auxquels succombent souvent les malades atteints d'anévrysme du ventricule droit. Il faut ajouter à cela, vers la fin de la vie, des signes d'œdème, d'infiltration, plus communs, plus prononcés que dans les hypertrophies et les anévrysmes des cavités gauches.

J'avais déjà été bien des fois frappé de ce que les personnes qui crachaient du sang éprouvaient souvent en même temps des palpitations de cœur. Suivant mon habitude, sans m'aider d'aucune lecture, je cherchais à établir une coïncidence et une subordination entre ces deux phénomènes, lorsque je fus appelé à donner des soins à un mégissier de la rue Mouffetard, qui était atteint depuis longues années d'une hémoptysie considérable. Cet homme, d'une constitution vigoureuse, n'avait aucun symptôme de phthisie pulmonaire, mais il était incommodé par des palpitations qui ne manquaient jamais de redoubler de violence au moment du crachement de sang; elles étaient beaucoup plus fortes à droite qu'à gauche; et il devint évident, pour plusieurs médecins, parmi lesquels se trouvait mon ami M. Rayer, méde-

cin de la Charité (alors mon collègue au 4° dispensaire), que le malade avait un anévrysme actif avec
hypertrophie du ventricule droit; et c'était à cette
hypertrophie que nous rapportions, d'un commun
accord, les hémoptysies fréquentes du malade, qui
ne présentait point d'ailleurs les symptômes propres
aux lésions organiques du ventricule gauche, comme
des vertiges, la dureté et l'irrégularité du pouls, le
refroidissement des extrémités, la répartition inégale
du sang, etc. Quelques autres cas semblables qui se
présentèrent à moi et chez lesquels je ne fus pas à
même de vérifier le diagnostic par l'ouverture du
corps, me jetèrent dans une incertitude qui me détermina à faire quelques recherches à ce sujet. Ce
fut à Morgagni que je m'adressai d'abord, comme à
une mine féconde que presque jamais on n'interroge
en vain. Je trouvai, dans la dix-septième lettre de
cet auteur, deux faits qui commencèrent la démonstration rigoureuse des inductions que j'avais déjà
tirées. Dans le premier il s'agit d'un mendiant, âgé
de soixante-cinq ans, atteint, depuis longues années,
d'une maladie du cœur, d'ailleurs assez imparfaite-
ment décrite, qui l'avait conduit à l'hôpital, où il
cracha, à plusieurs reprises, du sang mêlé de mucosités, expectoration que l'auteur compare à de la géla-
tine; ce malade mourut vers le quarantième jour de
son entrée. A l'ouverture du corps, qui fut faite en
présence d'*Albertini*, on trouva une livre et demie
de sérosité dans le péricarde; le cœur était d'une
telle grosseur, qu'il égalait celui d'un bœuf. La ca-

vité du ventricule droit avait sa capacité ordinaire,
mais ses parois étaient très épaisses. La cavité du ventricule gauche, au contraire, était si grande, qu'elle
pouvait contenir un autre cœur de grosseur naturelle (1). Dans la seconde observation, il est question
d'un matelassier de cinquante ans, qui avait habituellement la respiration difficile ; cet homme était
pris quelquefois d'une oppression à la région précordiale et d'une gêne de la respiration, auxquelles succédait de temps en temps une vive douleur aux
lombes : les artères du col battaient avec force. A
cela se joignit un crachement de sang quelques jours
avant la mort.

A l'ouverture du corps, on trouva de la sérosité
sanguinolente épanchée dans la poitrine ; la partie
inférieure du poumon gauche et un lobe du poumon
droit étaient noirâtres, par suite d'un épanchement
de sang qui s'était fait dans leur substance. Le cœur
était augmenté de volume ; l'origine de l'aorte était
anévrysmatique et tapissée d'écailles osseuses dans
sa partie dilatée. Morgagni, dans ses réflexions, rapporte la dilatation de l'aorte à la force trop considérable avec laquelle le cœur augmenté de volume
poussait le sang dans cette artère. Puis, il ajoute
plus bas : de même que ces lésions doivent être rapportées à la force trop considérable du ventricule
gauche du cœur, de même on doit rapporter à une-

____

(1) Lettre 17ᵉ, n. 21.

trop grande force du ventricule droit, la cause pour laquelle le sang, après avoir enfin rompu ses vaisseaux, se répandit avec d'autant plus de facilité dans la substance des poumons, c'est-à-dire dans ses vésicules (d'où il sortit par des crachats), que les viscères ne pouvaient pas être très sains ni très fermes, à cause de la poussière de la laine qui y tombait continuellement avec l'air, etc. (1).

Une opinion à peu près semblable sur l'influence diverse des ventricules, sur les circulations pulmonaire et cérébrale, se trouve émise dans l'ouvrage de Bertin (2) à l'occasion de l'hypertrophie du ventricule droit : nous avons communiqué à Corvisart, dit l'auteur, une observation dont nous n'avons pas gardé copie ; nous nous souvenons que, dans cette observation, l'hypertrophie du ventricule droit s'était terminée par un coup de sang dans le poumon, par une sorte d'apoplexie pulmonaire, le ventricule droit hypertrophié, ajoute-t-il, avait exercé sur l'artère pulmonaire et sur le poumon une influence semblable à celle que l'hypertrophie du ventricule gauche exerce sur le cerveau dans la production de certaines maladies de cet organe.

En l'absence du fait indiqué par Bertin, nous en rapporterons ici un plus ancien, inséré dans la *Bibliothèque médicale* (3). Ce fait offre, en

(1) *Idem.* n. 24.
(2) *Traité des maladies du cœur*, pag. 318.
(3) Tom. 19, pag. 232, année 1808.

outre, un cas de l'excellent effet que produit l'eau
de laurier - cerise dans le traitement des palpitations de cœur. Un soldat, nommé Seggi, conscrit
de 1807, d'un tempérament bilioso-sanguin, avait,
depuis plusieurs années, des battements de cœur
d'une force extraordinaire, qui l'empêchaient de
se livrer à des travaux fatigants. La nécessité où
il se trouva de quitter sa famille pour se rendre à
l'armée, augmenta beaucoup les symptômes et
aggrava la maladie. Le 26 mars 1807, le malade
fut transporté à l'hôpital militaire de *Gênes*. Les
palpitations du cœur étaient si fortes, qu'on pouvait
facilement les apercevoir au travers de ses vêtements. L'hémoptysie ne tarda pas à se manifester,
et bientôt les extrémités inférieures se tuméfièrent.
Le pouls était dur et fréquent ; le malade se plaignait
d'une douleur gravative à la partie droite du thorax,
douleur que le toucher augmentait et rendait insupportable ; le sommeil était agité, et la respiration
difficile et fatigante. Un chirurgien de l'hôpital lui
pratiqua deux saignées ; mais, comme les palpitations restaient toujours fortes et fréquentes, le professeur Mojon proposa d'expérimenter, en cette occasion, la vertu *anti-stimulante* de l'eau distillée de
feuilles de laurier - cerise. Il commença l'administration de cette eau à la dose de vingt gouttes par
jour, dans trois livres environ de décoction d'orge :
il augmenta ensuite chaque jour la dose, et la porta
jusqu'à cinquante gouttes ; le malade fit usage de ce
moyen pendant l'espace d'un mois. Son pouls com-

mença à devenir moins fréquent et moins résistant, l'hémoptysie cessa entièrement; les palpitations diminuèrent tellement, que le malade avoua n'en être plus molesté; enfin, ses forces s'accrurent de manière que, le 20 juillet, il fut congédié de l'hôpital militaire, étant en état de pouvoir résister aux fatigues militaires.

Quoique cette observation soit incomplète, néanmoins les palpitations, l'hémoptysie, la douleur du côté droit, ne semblent laisser aucun doute sur la lésion du ventricule droit du cœur; et quelle autre lésion que l'hypertrophie eût été susceptible de se dissiper sous l'influence de la saignée et de l'eau de laurier-cerise?

À cette observation, je joindrai les suivantes, recueillies dans mon service de l'hôpital Necker, et qui, ce me semble, ne laissent aucun doute sur le rôle que joue l'hypertrophie du ventricule droit dans l'anévrysme du cœur, et sur son action presque directe sur le système capillaire des poumons.

Première observation.

HYPERTROPHIE DU VENTRICULE DROIT DU CŒUR AVEC DILATATION. — HÉMOPTYSIE, — APOPLEXIE PULMONAIRE. — MORT.

Un palefrenier, âgé de quarante-huit ans, d'une forte constitution et d'un tempérament sanguin, ayant le col très court, quoique d'une haute stature, fut pris, il y a environ six ans, à la suite d'une pneumonie du côté gauche, de palpitations de cœur très fortes et fréquemment renouvelées. Peu à peu la marche devint pénible par l'oppression que le malade éprouvait, sur-tout en montant. Les membres supérieurs et la figure ne tardèrent pas à devenir œdémateux. Les urines diminuèrent sensiblement, et de temps à autre le malade crachait du sang en assez grande abondance. Après avoir gardé le lit pendant plusieurs mois, il entre à l'hôpital le 16 janvier 1834.

Il se plaignait alors d'une forte douleur dans le côté gauche. Déjà la face était bleuâtre, infiltrée, ainsi que les membres supérieurs. Les veines jugulaires présentaient des pulsations analogues à celles des artères; la respiration était gênée, la toux fréquente, l'expuition assez abondante, les battements du cœur très forts et très étendus, particulièrement à droite; le pouls était fréquent, dur et irrégulier. Dans presque tous les points de la poitrine on entendait un bruit respiratoire mêlé de râle muqueux ; le malade, ne pouvant se coucher sur le côté, était obligé de conserver le décubitus dorsal, etc.

Jusqu'au 27, on fit à ce malade trois saignées du bras et deux applications de sangsues, sans presque aucun succès. Le 27, dans la soirée, un violent accès de suffocation se manifeste : le malade perd la parole; le pouls et les battements du cœur deviennent tumultueux, la figure est violette et la bouche couverte d'écume, comme chez les asphyxiés ; on pratique deux nouvelles saignées, on applique des sangsues avec des ventouses dans la région du cœur : ces nouveaux moyens ne peuvent prévenir l'état comateux, qui enlève le malade le 2 février.

Ouverture du corps vingt-quatre heures après la mort.

Le cerveau et ses membranes n'offraient rien de remarquable. Les ventricules ne contenaient qu'une petite quantité de sérosité.

Le péricarde renferme également environ deux onces de sérosité citrine. Les cavités gauches du cœur sont dans l'état normal ; celles du côté droit ont acquis un grand développement et une capacité énorme : l'épaisseur de leurs parois se trouve doublée. Ces cavités ne renferment cependant qu'une petite quantité de sang noir, liquide, et leurs ouvertures ne sont le siége d'aucune altération organique.

Le poumon droit est sain, quoique légèrement engorgé à sa partie postérieure. Le gauche adhère à la surface interne du thorax dans presque toute son étendue ; la plèvre de ce côté est presque partout transformée en fausses membranes anciennes. Tout le lobe inférieur de ce poumon est d'un rouge-noir ; son tissu est compacte ; coupé par tranches, il présente la même couleur ; en le raclant avec le scalpel, on enlève un sang demi-coagulé. Le parenchyme pulmonaire est d'ailleurs le siége d'une véritable induration et n'est pas crépitant. La veine cave ascendante et l'artère pulmonaire sont gorgés de sang noir et coagulé.

Les organes de la digestion et le péritoine sont dans l'état normal.

Deuxième observation.

HYPERTROPHIE DU VENTRICULE DROIT DU COEUR. — HÉMOPTYSIE. — CESSATION DES SYMPTÔMES APRÈS UNE SAIGNÉE ET QUINZE JOURS DE SÉJOUR A L'HÔPITAL.

Une cartonnière, âgée de trente-huit ans, d'une forte constitution et d'un tempérament bilioso-sanguin, mère de plusieurs enfants, avait, depuis quelque temps, des palpitations et de la gêne dans la respiration : ces symptômes, qu'elle supportait d'ailleurs assez bien, augmentèrent sensiblement les premiers jours du mois de mai. La malade avait de violentes palpitations, une grande difficulté de respirer, une céphalalgie intense, des quintes de toux, un sentiment inconnu de chaleur au-dessous du sternum ; l'expectoration assez abondante, était en grande partie composée d'un sang noir et écumeux.

La malade continua ainsi à cracher du sang en abondance pendant plusieurs jours, sans qu'elle eût d'ailleurs aucun symptôme de phlegmasie pulmonaire; elle ressentait seulement une légère irritation à la gorge, se plaignait de céphalalgie, de malaise général et de difficulté de respirer; elle se décida à entrer à l'hôpital le 6 mai 1833.

Le 7, à la visite du matin, la face était rouge, la peau chaude, les crachats abondants, sanglants, écumeux, mêlés de mucosités bronchiques. L'auscultation n'indique aucune lésion dans les poumons, mais elle fait découvrir, dans la région précordiale, des battements de cœur forts et précipités qui font diagnostiquer une hypertrophie du ventricule droit, sans obstacle aux orifices auriculo-ventriculaires et sans aucun bruit anormal.

On fait à la malade une saignée de quatre palettes; on lui prescrit le sirop d'asperges à la dose de deux onces dans une potion ordinaire. (Diète absolue.)

Au bout de quelques jours, la douleur de tête, le malaise général et l'hémoptysie étaient beaucoup diminués, la respiration s'exécutait plus facilement, les battements du cœur avaient moins de force répulsive. On continue les mêmes moyens, auxquels on ajoute des pédiluves fortement sinapisés (2 bouillons).

A quelques jours de là, le sang disparut entièrement des crachats, les autres symptômes cessèrent pareillement, et on permit à la malade quelques aliments solides. L'amélioration continuant progressivement, la malade put sortir de l'hôpital guérie, après y avoir séjourné environ quinze jours.

Troisième observation.

HYPERTROPHIE DU VENTRICULE ET DE L'OREILLETTE DROITE, AVEC DILATATION ET ÉLARGISSEMENT DE L'ORIFICE AURI-CULO-VENTRICULAIRE DU MÊME CÔTÉ. — MORT. — HYPER-TROPHIE DE L'OREILLETTE ET DU VENTRICULE DROIT.

Un homme de peine, âgé de 51 ans, d'un tempérament lymphatique, et d'une assez forte constitution, avait joui d'une bonne santé jusqu'à l'âge de 35 ans, époque à laquelle il reçut un coup sur la poitrine. A la suite de cet accident, pour lequel il fut soigné à l'Hôtel-Dieu de Paris, il eut d'abondantes hémoptysies, des palpitations de cœur, de la difficulté de respirer, de la toux, etc. Les jambes finirent par s'infiltrer, et compliquèrent l'état primitif d'une manière fâcheuse.

Le 26 février 1833, le malade entra à l'hôpital.

Le 27, il s'offrit à nous dans l'état suivant : face et lèvres violettes, yeux saillants, sclérotique bleuâtre; respiration difficile qui exigeait que la tête fût très élevée; toux fréquente; expectoration muqueuse, abondante, mêlée de sang; pouls régulier, mais dur et fréquent; forte douleur dans la région précordiale vers le côté droit; respiration vésiculaire avec râle muqueux à grosses bulles; battements du cœur très étendus, sur-tout à droite inférieurement; jugulaires externes gonflées, pulsatives.

On diagnostique une dilatation avec hypertrophie du ventricule droit du cœur. On prescrit une saignée du bras, des pédiluves sinapisés, une infusion de tilleul, un looch gommeux avec teinture éthérée de digitale (xv gouttes). Diète absolue.

Les jours suivants, la face est plus livide, la difficulté de respirer plus prononcée et la douleur précordiale plus intense. On prescrit 15 sangsues sur la région du cœur, et l'on continue, du reste, les mêmes moyens. Diète absolue.

Le malade éprouve quelques accès d'oppression qui nécessitent des applications de sinapismes et une petite saignée du bras, qui le soulagent momentanément; il fut également soulagé par une mixture composée d'une *once de sirop de nerprun et d'autant d'huile de ricin.* Mais après des rémissions passagères, les accidents redoublèrent avec une nouvelle intensité. Le malade succomba le 2 mars.

Ouverture cadavérique 24 heures après la mort.

Les cavités des plèvres ne contiennent point de sérosité ; les deux poumons sont crépitants et légèrement emphysémateux.

Le péricarde renferme environ trois onces de sérosité citrine, quoique la surface séreuse n'offre aucune lésion. Le cœur est très volumineux ; l'oreillette droite considérablement dilatée avec épaississement de ses parois ; elle renferme une grande quantité de sang ; l'ouverture auriculo-ventriculaire est excessivement large et occupe presque toute l'étendue de la cloison, dont il ne reste d'ailleurs presque plus de traces ; les valvules tricuspides sont très amincies, et ne peuvent plus oblitérer l'ouverture de communication entre l'oreillette et le ventricule du côté droit ; ce ventricule est aussi dilaté et très hypertrophié : il contient beaucoup de sang noir en caillots. Le ventricule gauche et l'oreillette du même côté sont dans l'état normal.

L'estomac et les intestins n'offrent rien de remarquable ; le foie est un peu volumineux ; les autres viscères abdominaux sont sains.

La tête n'a pas été ouverte, aucun symptôme n'ayant indiqué de lésion dans les organes contenus dans cette cavité.

Quatrième observation.

HYPERTROPHIE DU VENTRICULE DROIT DU COEUR. — HÉMOP-
TYSIE. — CESSATION DE SYMPTÔMES APRÈS PLUSIEURS SAI-
GNÉES, DES APPLICATIONS DE SANGSUES AVEC VENTOUSES,
ET DIX-SEPT JOURS DE SÉJOUR A L'HÔPITAL.

Une blanchisseuse âgée de 40 ans, d'un tempérament sanguin, d'une forte constitution qui avait été
sujète aux hémorrhagies nasales pendant sa jeunesse,
jouissait, depuis assez long-temps, d'une bonne
santé, lorsque dans les premiers jours d'avril, à la
suite d'un travail pénible et forcé, elle éprouva un
malaise général, de la céphalalgie, des suffocations, etc. Quelque temps après, dans la nuit du 18
au 19 avril, cette malade rendit une grande quantité
de sang par la bouche : cette hémorrhagie s'étant re-
nouvelée, cette femme vint réclamer des secours
au bureau central d'admission des hôpitaux ; on lui
pratiqua une saignée du bras qui la soulagea beaucoup et fit cesser l'hémoptysie, car, suivant toutes
les probabilités, c'en était une. Mais deux jours après,
elle reparut, ce qui engagea la malade à entrer à
l'hôpital où elle fut admise le 25 avril.

Elle expectorait alors un sang écumeux, rutilant,
mêlé d'un peu de mucosité bronchique, le pouls

était peu fréquent mais dur, et la respiration peu gênée; il y avait une toux incommode provoquée sans cesse par l'irritation du larynx. (Boisson pectorale, pédiluve sinapisé.)

Le 27, l'expectoration sanguine était encore très abondante; la percussion et l'auscultation ne fournissaient aucun indice de la lésion des poumons; les battements du cœur, au contraire, étaient fort étendus, intermittents, irréguliers, et se faisaient sentir plus fortement à droite qu'à gauche.

Sous la partie inférieure du sternum, les veines jugulaires distendues sont le siège de pulsations analogues à celles des artères. Le pouls est à peu près dans l'état normal et ne présente aucune *irrégularité*; la face est rouge et les yeux injectés.

On pratique une saignée de 3 palettes; on donne pour boisson une tisane pectorale émulsionnée, un looch gommeux avec le sirop de grande consoude; (diète absolue).

Le 27 l'amélioration est sensible et l'hémoptysie beaucoup diminuée; mais dans la nuit du 28 au 29, abondante expectoration d'un sang noir, redoublement des quintes de toux précédées d'une vive irritation de la gorge, etc. (Saignée de 3 palettes; mêmes boissons.)

Cette espèce de récrudescence se dissipe les jours suivants; la malade demande à manger. On la met à l'usage du sirop de pointes d'asperge et des pédiluves sinapisés; toutefois une douleur assez vive dans la région précordiale détermine à y appliquer quinze sangsues et trois ventouses par-dessus.

L'hémoptysie va toujours en diminuant; l'auscultation est toujours négative par rapport à la respiration, toutefois comme la perte de sang a été très considérable, on tente de la faire cesser tout-a-fait à l'aide d'une décoction de racine de ratanhia donnée en boisson concurremment avec le sirop d'asperges, à la dose de deux onces.

Le 4 mai, nouvel accès d'hémoptysie, précédé d'une suffocation alarmante : on pratique une nouvelle saignée de quatre palettes; on applique deux sinapismes aux jambes.

Cet accès a été le dernier; et à dater de ce moment les accidents ont successivement disparu; et la guérison semblait complète le 12 avril, jour de la sortie de la malade de l'hôpital.

À ces quatre observations nous en joindrons deux autres consignées par M. Tixier dans sa dissertation inaugurale.

Cinquième observation.

HYPERTROPHIE SIMPLE DU VENTRICULE DROIT, AVEC UN
LEGER FRÉMISSEMENT CATAIRE. — GUÉRISON.

Milleroux (Marie-Jeanne), âgée de 26 ans, mar-
chande des quatre saisons, d'une bonne constitution,
d'un tempérament lymphatique, entra à l'Hôtel-
Dieu, salle Saint-Jean, n° 42, le 19 avril 1830,
se plaignant d'une oppression très grande, de palpi-
tation et d'un crachement de sang abondant. Cette
malade, mère de deux enfants, avait été presque toujours mal réglée, quoiqu'elle eût ses mentrues depuis
l'âge de 15 ans. Les battements de cœur dont elle se
plaignait dataient de plusieurs années ; et depuis
trois ans, l'oppression, l'essoufflement, quand la
malade travaillait plus qu'à l'ordinaire, augmentaient
considérablement. De temps à autre, elle crachait
une certaine quantité de sang noirâtre, écumeux,
très coagulable. Ces accidents se calmaient par le repos
et quelques boissons acidules prescrites par un her-
boriste ; enfin, ils reparurent avec plus d'intensité au
commencement d'avril, ce qui força notre malade
d'interrompre son travail et d'entrer à l'hôpital
dans le service de M. Husson.

16

Le lendemain, elle présenta les symptômes suivants : la respiration s'entendait fort bien dans toutes les parties de la poitrine. L'oreille appliquée sur la région du cœur entendait des battements très forts et un frémissement cataire manifeste. Ces battements se faisaient entendre au-dessous du sternum et du côté droit de la poitrine, n'offrant d'ailleurs aucun bruit particulier ; rien de semblable n'existait du côté gauche. La main placée sur la région précordiale, percevait de fortes contractions à droite, ainsi que le frémissement dont nous avons parlé. Le pouls était fort régulier, la face légèrement bouffie, les lèvres et les sclérotiques bleuâtres.

Peu d'instants après son arrivée, la malade éprouva une forte quinte de toux qui fut suivie d'une expectoration sanguine abondante (un demi-bassin). Cette expectoration diminua l'oppression et l'essoufflement qu'elle éprouvait depuis plusieurs jours ; elle dormit une partie de la nuit. (Saignée de 4 palettes ; eau de gomme avec le sirop de grande consoude ; pédiluve sinapisé, etc.; 2 bouillons.)

Le lendemain le mieux n'est pas très sensible ; le pouls est toujours régulier ; l'oppression, les battements très forts. (Deuxième saignée ; même boisson ; même régime.) Le 22, la malade ne se trouva pas soulagée ; le pouls faiblit, le frémissement cataire est disparu ; cessation de l'hémoptisie ; la respiration est plus facile ; la malade demande à manger. Les jours suivants le mieux obtenu par la saignée se soutient, les battements du cœur sont moins forts ; la malade se lève et reste debout sans éprouver la moindre fatigue ni plus de gêne dans la respiration. Elle sort de l'hôpital le 8 mai. On lui recommande de se faire pratiquer de temps en temps une saignée du bras.

Sixième observation.

HYPERTROPHIE AVEC DILATATION DU VENTRICULE DROIT DU COEUR ET DE L'OREILLETTE DU MÊME CÔTÉ. — GUÉRISON.

Briant, âgé de 32 ans, terrassier, d'un tempérament lymphatique, d'une faible santé, quoique d'une bonne constitution et d'un embonpoint assez considérable, entra à l'Hôtel-Dieu, le 30 avril 1830, et fut placé dans la salle Saint-Charles. Il avait été obligé de quitter ses travaux depuis trois semaines, à cause d'une douleur qu'il éprouvait à la région précordiale, et de palpitations fréquentes et violentes qui augmentaient chaque jour : plusieurs fois, au milieu du jour, il avait été pris d'un crachement de sang abondant qui le soulageait presque toujours. Ses jambes s'infiltrèrent peu à peu ; l'appétit et le sommeil se perdirent ; il ne pouvait plus garder la position horizontale dans le lit. Soumis à

16.

l'observation de M. Husson, voici les symptômes que ce malade présentait.

La face était légèrement bouffie, les yeux saillants, fixes et humides ; les sclérotiques et les lèvres bleuâtres ; la main droite était œdématiée, les membres inférieurs très infiltrés jusqu'à l'articulation tibio-fémorale ; le ventre, modérément tendu, ne contenait point de liquide épanché ; la respiration était gênée, haletante, sur-tout dans l'expiration ; la toux était peu fréquente ; elle augmentait la douleur précordiale. L'expectoration était nulle ; les veines jugulaires dilatées ; elles présentaient des pulsations continues ; le pouls était fort, mais régulier et peu fréquent ; la peau dans l'état naturel, plutôt froide que chaude. L'auscultation fit entendre une respiration normale dans toute la poitrine. L'oreille appliquée sur la région du cœur, on entendait des battements beaucoup plus forts à droite du sternum (inférieurement) qu'à gauche et au-dessous de la clavicule de ce côté. Du reste, aucun bruit particulier autre que celui des contractions du ventricule et de l'oreillette. (Infusion de tilleul et de feuilles d'oranger ; julep gommeux nitré ; pédiluve sinapisé, trois bouillons.)

Le lendemain 5, le malade présenta son crachoir plein de sang qu'il avait expectoré dans la nuit, après un accès de suffocation qui n'avait pas duré moins d'une heure. Ce crachement de sang l'avait soulagé ; le pouls était plus fort que la veille, mais l'oppression était encore considérable. (Saignée de

quatre palettes, orge, chiendent nitré, potion avec
teinture de digitale, xv gouttes.)

Le malade a été soulagé par la saignée; on continue le même traitement. Le 9 dans la journée, il
se manifeste une vive douleur au milieu du sternum,
qui est suivie d'un crachement de sang abondant;
(15 sangsues sur le cœur, pédiluve sinapisé.) La
douleur disparaît, mais le crachement de sang persiste; le pouls est toujours très fort, les battements
du cœur tumultueux; (nouvelle saignée de quatre
palettes, boisson nitrée, potion avec vingt gouttes
d'eau de laurier cerise. Diète). L'expectoration sanguine cesse et le malade se trouve beaucoup mieux;
les urines coulent abondamment, (même traitement.) Le mieux se soutient, l'infiltration des membres disparaît, le sommeil revient ainsi que l'appétit; on donne des aliments. Dès lors ce malade n'a
plus craché de sang, et est sorti guéri après un
mois de séjour à l'hôpital.

RECHERCHES ET OBSERVATIONS

SUR L'EMPLOI DE LA

COMPRESSION METHODIQUE,

DANS LES HYDROPISIES ET PARTICULIÈREMENT
DANS L'ASCITE.

La compression est un moyen à l'aide duquel on peut produire un grand nombre d'effets divers, en l'exerçant de différentes manières dans telle ou telle partie du corps. Elle peut nous servir à arrêter le cours du sang dans une partie, y empêcher l'abord des autres fluides animaux, et finalement y produire l'atrophie et la mort. C'es ainsi sans doute qu'il faut expliquer l'effet d'une forte pression employée depuis long-temps pour détruire des tumeurs, certaines végétations qui repullulent sans cesse, même des masses cancéreuses, et à plus forte raison, la compression circulaire exercée snr une tumeur à pédicule. Une compression modérée dans un autre but produit souvent des effets analogues. Qui ne sait qu'un bandage circulaire appliqué pendant plus ou moins long-temps, sur un membre, en diminue le volume et peut même en causer l'atrophie d'une manière tout-à-fait mécanique. D'un autre côté, cette même compression, nuisible dans le cas dont nous venons de parler, a été souvent employée pour réprimer un excès de nutrition dans une partie, diminuer l'exubérance du tissu cellulaire sous-cutané dans l'éléphantiasis des Arabes, par exemple; on l'a même invoquée et imprudemment, peut-être, pour arrêter les progrès de certaines phlegmasies cutanées qui s'étaient propagées au tissu cellulaire sous-jacent (1). La compression a été pareillement mise en usage pour s'opposer au développement extraordinaire des parois osseuses, comme le crâne dans certains cas d'hydrocéphale : nous dirons plus tard quelques mots de ce moyen tenté par les Anglais et les Américains. Dans ce dernier cas, la pression agit, en opposant une résistance extérieure à la force intérieure qui distend les os du crâne ; c'est tout simplement une force mécanique opposée à une autre, et qui, toutes choses étant égales d'ailleurs, a d'autant plus de chances de succès qu'on peut l'augmenter à volonté, tandis que celle qui lui est opposée

____

(1) Voyez les *Archives générales de médecine*, tome ii, pag. 192; t. xiii, p. 223 ; t. xvii. — Thèse sur l'*Utilité de la compression dans les inflammations idiopathiques de la peau*, par M. Bretonneau (1815).

reste toujours la même. La plupart des effets de la compression extérieure peuvent être produite à l'intérieur par le développement de certaines tumeurs dans les cavités splanchniques, le déplacement de quelques os, la désorganisation et l'augmentation de volume des viscères, d'où naissent une foule d'accidents morbides d'une grande importance, et qui jouent un rôle souvent mal compris et presque toujours mal apprécié dans la production d'une foule de maladies internes.

L'idée d'employer la compression contre les œdèmes, les infiltrations ou les hypersarcoses des membres, est fort ancienne, puisque Rhasès en faisait usage contre l'éléphantiasis après avoir excité la résolution à l'aide des émétiques et des purgatifs (1). C'est un moyen qu'on emploie en chirurgie et en médecine pratique, et dont voici deux exemples.

____

(1) *Rhazii cum Serapio Averroch. Edit. Gerg. Frank*, 1533.

Première observation.

52 ANS; SUPPRESSION DES MENSTRUES DEPUIS QUATRE MOIS. — INTUMESCENCE ET OEDÈME DU PIED, DE LA JAMBE ET DE LA CUISSE DROITE. — BAINS, SAIGNÉES, FUMIGATIFS, SCARIFICATIONS, COMPRESSION MÉTHODIQUE SUR TOUT LE MEMBRE. — GUÉRISON APRÈS SIX SEMAINES DE TRAITEMENT.

Une femme, âgée de 52 ans, d'un embonpoint considérable, jouissant habituellement d'une bonne santé, mais n'étant pas réglée depuis quatre mois, s'aperçut, il y a environ deux mois, que le pied se tuméfiait ainsi que la jambe du côté droit : bientôt elle ne put marcher que très difficilement; en moins de quinze jours le gonflement gagna la cuisse : on lui fit prendre quelques bains; on lui appliqua un vésicatoire sur le mollet, après y avoir fait quelques lotions avec du vinaigre. Le 12 avril, quelques jours après l'entrée de cette femme à l'hôpital Saint-Antoine, la jambe, la cuisse et le pied malades étaient tuméfiés, la peau rouge, tendue, luisante, les mouvements difficiles; le trajet des vaisseaux n'offrait ni douleur, ni engorgement; la pression avec les doigts ne laissait qu'une empreinte fugace. Les ganglions de l'aîne n'offrent rien de particulier, le ventre est parfois douloureux, l'estomac sain, la poitrine sonore, les pulsations du cœur régulières. Mesuré avec soin, le membre malade est plus volumineux que l'autre; au genou il a huit lignes de plus, et à la jambe ainsi qu'à la cuisse, 18 à 20 lignes.

M. Rayer, médecin de la salle, lui fait pratiquer une saignée, et fait faire des fomentations émollientes sur le membre malade.

Le gonflement et la tuméfaction ne font qu'augmenter les jours suivants; la malade se plaint de douleur suivant le trajet des vaisseaux; il n'y a point de sommeil: on prescrit le repos absolu; on continue les fomentations émollientes.

Le 15, on fait des scarifications dans divers points de la cuisse et du dos du pied; il sort un peu de sang et de la sérosité dans les endroits où l'œdème est le plus prononcé.

Douze jours après (le 27), les scarifications étant cicatrisées, on commence une compression méthodique depuis l'extrémité du pied jusqu'au milieu de la cuisse à l'aide d'une bande roulée.

Pendant une vingtaine de jours, la compression n'a produit aucun accident, et la jambe a manifestement diminué de volume.

Le 21 mai, la malade se plaint de malaise, de céphalalgie, de picotements; il y a dans certains endroits du corps une petite éruption de boutons rouges. On pratique une saignée de trois palettes;

le sang est couenneux, mais le caillot nage au milieu de beaucoup de sérosité; on répète la saignée quinze jours après pour des accidents à peu près semblables; le membre continue à diminuer de volume, mais il est plus dur, la peau plus tendue et plus ferme. On exerce la compression sur la totalité du membre malade.

Il est survenu dans la suite des coliques, un peu de diarrhée, qui n'a pas nui à l'effet du traitement; des bains, des lavements émollients ont modéré ce nouvel accident; le membre a continué à diminuer de volume sous l'influence de la compression. La malade a commencé à se promener dans les premiers jours de juillet, et elle est sortie le 19 du même mois, n'offrant plus qu'une augmentation de quatre lignes dans la circonférence de la partie inférieure de la jambe malade au-dessus de la malléole, et un peu de fermeté dans le tissu cellulaire sous-cutané.

Deuxième observation.

25 ANS, INTUMESCENCE, DOULEURS ET ŒDÈME DU MEMBRE ABDOMINAL GAUCHE TROIS JOURS APRÈS L'ACCOUCHEMENT. —COMPRESSION AVEC UNE BANDE, PUIS AVEC UN CUISSARD.— GUÉRISON AU BOUT DE 55 JOURS.

Une autre femme de 25 ans, s'étant levée impru- demment le quatrième jour après un troisième accouchement, fut prise de douleurs dans la direction des vaisseaux, et d'engourdissement dans le membre abdominal du côté gauche ; ce membre ne tarda pas à se tuméfier ; la malade ne cessa de marcher que lorsque de vives souffrances dans les articulations l'eurent contrainte au repos ; la peau n'était point rouge mais œdémateuse, et conservait l'empreinte des doigts qui la comprimaient ; des vésicatoires, un bandage roulé sur le membre malade avaient déjà un peu diminué l'œdème, lorsqu'elle entra à l'hôpital Saint-Antoine, le 11 août 1830.

Alors le membre inférieur du côté gauche, mesuré exactement, avait de plus que le gauche, un pouce et demi de circonférence au mollet, et deux pouces et demi au milieu de la cuisse. La peau offrait la teinte ordinaire, n'était point douloureuse à la pression, et ne conservait pas l'impression des doigts. Le trajet des vaisseaux n'était aucunement douloureux, non plus que les articulations. Repos absolu, compression avec un bandage roulé depuis le pied jusqu'au haut de la cuisse.

Le 15 septembre, on mesure le membre après avoir continué la compression sans interruption pendant vingt-cinq jours ; on trouve que le volume de chaque partie inférieure de la jambe est le même, qu'il n'y a plus que six lignes de différence entre les deux mollets et les deux genoux ; il existe encore à la partie inférieure de la cuisse, et cinq ou six travers de doigt au-dessus du genou, une assez grande différence entre la circonférence de chaque extrémité ;

il y a de plus un engorgement dur et résistant, qu'on combat à l'aide d'un bandage roulé et de compresses graduées.

Plus tard, on fit faire pour la malade un cuissard de peau, lacé en dehors, afin d'exercer une compression plus égale et plus uniforme, qui a achevé la guérison ; elle a paru complète le 5 octobre.

L'usage de la compression dans les hydropisies des cavités splanchniques sans issue ne date pas de fort loin ; et on sait que c'est aux Anglais que nous sommes redevables de cette nouvelle ressource de la thérapeutique contre une maladie si rebelle aux efforts de l'art. Toutefois Monro, qui passe pour avoir employé l'un des premiers la compression, n'en usait que comme une précaution contre la lipothymie qu'il croyait devoir résulter du retour subit du sang dans le système vasculaire de l'abdomen, immédiatement après la ponction et l'extraction d'une grande quantité de sérosité. Un médecin de l'Hôtel-Dieu de Paris (M. Récamier) présuma mieux de ce procédé mécanique, en le croyant propre à déterminer une guérison radicale ; et l'ouvrage qu'il vient de publier atteste qu'il en a étendu considérablement l'emploi à des cas plus graves encore que ceux de l'hydropisie abdominale. Sans rechercher ici si, comme on l'a dit, notre confrère a le premier découvert l'action curative de la compression dans l'ascite, on verra plus bas que depuis plus de 15 ans, un autre médecin de l'Hôtel-Dieu (M. Husson) l'emploie avec succès.

Troisième observation.

18 ANS. — ASCITE. — BOISSONS DIURÉTIQUES, SANGSUES, DIGITALE POURPRÉE. — COMPRESSION MÉTHODIQUE SUR L'ABDOMEN. — GUÉRISON EN TRÈS PEU DE JOURS.

En 1824, M. Godelle de Soissons publia dans la *Bibliothèque médicale* (1) une observation dont voici l'extrait : un cordonnier âgé de 18 ans, d'une constitution faible et valétudinaire, entra à l'Hôtel-Dieu de Soissons le 5 juillet, pour divers accidents, tels que des douleurs d'estomac, de ventre, de la diarrhée, etc. ; à son entrée à l'hôpital, il se plaignait en outre d'une chaleur sèche et brûlante ; le pouls était petit, serré, vif, les urines rares et rouges ; on reconnut une fluctuation obscure dans l'abdomen. On prescrivit des sangsues à l'épigastre et vers les hypochondres, des boissons mucilagineuses nitrées, des liniments huileux et des fomentations émollientes sur le ventre, le quart de portion d'aliments. Ces moyens furent continués avec des variations pendant

______

(1) *Nouvelle Bibliothèque médicale*, septembre 1824.

une quinzaine de jours, à l'exception des sangsues qui ne furent appliquées que deux fois ; l'épanchement ne diminua point, le malade sortit de l'hôpital, mais il y rentra quinze jours après. Il présentait alors une toux sèche, fréquente ; le ventre était tendu, tuméfié, douloureux, les urines rares, rouges ; la peau était sèche, le pouls petit, vite ; il y avait de la diarrhée. On eut recours de nouveau aux embrocations huileuses, aux boissons mucilagineuses ; on y joignit l'usage de la digitale à petite dose, mais elle ne tarda pas à être rejetée ; le volume du ventre augmenta bientôt au point de gêner beaucoup la respiration et de rendre la suffocation imminente.

Ce fut alors que M. Godelle résolut d'employer la compression : il fit d'abord appliquer un bandage de corps qui, loin d'augmenter la dyspnée, rendit la respiration plus facile. Ce premier bandage, qui se déplaçait facilement, fut remplacé ensuite par une large ceinture lacée comme un corset de femme, qui embrassait l'abdomen et qu'on pouvait lâcher ou resserrer à volonté. Cinq jours suffirent pour ramener le ventre à son volume ordinaire et faire disparaître le liquide épanché ; à mesure que le flot devenait moins sensible, on racourcissait la ceinture par des plis transversaux, ce qui mettait à même d'exercer toujours une compression énergique. On donnait en même temps à l'intérieur quelques grains de digitale en poudre pour faciliter la résorption de l'épanchement. La publication de ce fait me rappela (1), qu'étant élève interne à l'Hôtel-Dieu dans les salles confiées alors à M. Husson, ce médecin avait quelquefois recours avec succès à la compression dans l'hydropisie ascite ; ayant alors consulté mes notes, j'y trouvai le fait suivant :

Quatrième observation.

21 ANS, HYDROPISIE ASCITE DEPUIS SIX MOIS. — BOISSONS DIURÉTIQUES (SCILLE, DIGITALE). — PURGATIFS DRASTIQUES. — PONCTION. — COMPRESSION MÉTHODIQUE. — GUÉRISON AU BOUT DE QUINZE JOURS.

Mattan (Mariane), âgée de 21 ans, d'un tempérament sanguin, jouissant habituellement d'une bonne santé et bien réglée, quoique peu abondamment, depuis l'âge de 17 ans, n'avait jamais éprouvé de maladie avant celle dont il s'agit. Il y a environ six mois, que cette fille, habitant une rue très humide, vit son ventre se gonfler peu à peu sans éprouver d'ailleurs aucune douleur dans cette partie du corps. Au bout de trois mois, la distension du ventre com-

____

(1) La première idée de ce travail remonte à l'année 1824 ; sa rédaction, commencée à cette époque, a été différée jusqu'à ce jour par des motifs peu importants à connaître.

mença à rendre la respiration difficile ; l'appétit
disparut ainsi que le sommeil, etc. La malade ignorait encore toutefois qu'elle était atteinte d'hydropisie.
Lorsqu'elle entra à l'Hôtel-Dieu, le 23 janvier 1815,
elle avait beaucoup perdu de son embonpoint, sa
figure néanmoins était colorée, l'abdomen était très
distendu, la compression n'y causait aucune douleur,
et la percussion dénotait une fluctuation évidente.
L'examen le plus attentif ne donna pas lieu de présumer qu'il y eût quelque engorgement dans les
viscères abdominaux.

On eut recours d'abord aux boissons dites apéri-
tives, à l'usage de quelques diurétiques actifs, tels
que la scille et la digitale ; puis on administra des
purgatifs drastiques. Les urines devinrent plus
abondantes ; d'autres symptômes de la maladie cédèrent également, mais cette amélioration ne fut que
momentanée. L'épanchement s'accrut dans la suite
d'une manière démesurée ; la respiration devint si
difficile, que la ponction parut nécessaire ; on retira
de l'abdomen, au moyen de cette opération, une
quantité considérable de liquide transparent, incolore ; palpé ensuite avec soin, l'abdomen n'offrit
aucun point engorgé et douloureux. On administra
après la ponction, la résine de jalap associée au nitre
et à dose purgative ; les urines devinrent plus abondantes, mais cela n'empêcha pas l'ascite de se reproduire, et bientôt une fluctuation manifeste indi-
qua une nouvelle quantité de sérosité épanchée dans
la cavité du péritoine.

On résolut alors d'employer la compression méthodique du ventre par le moyen d'un bandage lacé à la manière d'un corset, et qui embrassait la totalité des parois abdominales ; on pouvait serrer ce bandage à volonté, au fur et mesure que le ventre perdrait de son volume. Cette compression fut méthodiquement exercée depuis la base de la poitrine jusqu'au bassin ; par conséquent toutes les parties du ventre éprouvaient une pression égale. Les urines ne tardèrent pas à couler plus abondamment et éprouvèrent en même temps un changement favorable dans leur couleur et leur densité. L'abdomen diminua graduellement de volume, et au bout d'un mois toute espèce de fluctuation avait disparu ; la malade sortit quinze jours après, entièrement guérie, après avoir repris sa fraîcheur et sa coloration habituelle.

Cinquième observation.

60 ANS, DOULEURS ÉPIGASTRIQUES, VOMISSEMENTS. — SANGSUES, VÉSICATOIRE. — HYDROPISIE ASCITE. — COMPRESSION MÉTHODIQUE DE L'ABDOMEN. — GUÉRISON AU BOUT DE HUIT MOIS.

Le souvenir qui m'était resté du fait dont il vient d'être question, et l'observation de M. Godelle, me suggérèrent l'idée d'employer le même moyen chez un malade du quatrième dispensaire, nommé Clapier, et qui demeurait rue Saint-Victor, n° 49. Cet homme était âgé d'environ soixante ans; il avait le teint blafard, la peau flasque et disposée à l'infiltration, et des douleurs dans l'épigastre; il digérait avec peine et vomissait parfois ses aliments. Je crus reconnaître de l'engorgement et de la dureté dans la région de l'estomac; j'y fis appliquer des sangsues, et puis un vésicatoire. Le malade se crut guéri et sortit du dispensaire. Quelque temps après il vint me consulter (1). Je découvris alors dans l'abdomen une fluctuation manifeste qui dénotait l'épanchement d'une assez grande quantité de sérosité dans la cavité du péritoine. Après avoir eu, de nouveau, recours à l'application des sangsues qui me parut indiquée, après avoir usé de boissons diurétiques sans en retirer beaucoup d'avantage, j'eus recours à la compression méthodique et graduée du ventre, exercée par un bandage lacé depuis la base de la poitrine jusqu'aux hanches. L'action en fut habilement graduée et constamment maintenue le jour et la nuit pendant environ huit mois. Bien long-temps avant la fin du traitement, j'examinai le malade qui me parut parfaitement guéri. J'ai soigné Clapier pour une autre maladie, et je me suis assuré qu'il n'existait aucune trace d'épanchement dans la cavité abdominale.

____

(1) Pendant l'été de 1823.

Sixième observation.

37 ANS. — FIÈVRE INTERMITTENTE. — HYDROPISIE ASCITE. —
PURGATIFS, DIURÉTIQUES. — DEUX PONCTIONS — COMPRES-
SION MÉTHODIQUE SECONDÉE PAR LES DIURÉTIQUES ET LES
PURGATIFS. — GUÉRISON AU BOUT DE TROIS MOIS.

Le fait suivant est extrait d'un recueil inédit d'ob
servations adressé à l'Académie de Médecine, par
le Dr. Claret, de Vannes. Une femme, âgée de 37 ans
entra à l'hôpital de Vannes en novembre 1825, pour
quelques accès de fièvre intermittente ; on lui administra le sulfate de quinine à la dose ordinaire,
et les accès de fièvre disparurent. Ayant continué à
séjourner à l'hôpital à cause d'une affection vermineuse
pour laquelle on lui fit prendre quelques anthel-
mintiques, on s'aperçut que son ventre prenait du
volume, que ses jambes enflaient ; l'urine était moins
abondante qu'à l'ordinaire. On eut recours à de
nouveaux purgatifs qui diminuèrent peu la difficulté
de respirer que la malade éprouvait. Toutefois, ces
moyens, et plusieurs autres qu'on oppose d'ordinaire aux hydropisies, n'ayant point eu de succès,
on se détermina à pratiquer la paracentèse : à l'aide
de cette opération on retira douze pintes de sérosité.

Trois semaines après, on fut obligé de faire une
nouvelle ponction au moyen de laquelle on retira

au moins autant de sérosité que la première fois. Pendant deux ou trois jours la sérosité continua de couler
par l'ouverture faite au moyen du trois-quarts. Immédiatement après, on comprima avec soin le ventre
avec un bandage exactement appliqué; on donna
aussi quelques boissons diurétiques et des purgatifs.
Après avoir fait usage de la compression pendant trois
mois, la malade sortit guérie de l'hôpital, et reprit
bientôt ses occupations. De tout ce qu'elle avait
éprouvé, il ne lui restait qu'un peu d'enflure qui se
montrait le soir à la suite des travaux du jour. Quatre
mois après, cette femme rentra à l'hôpital, pour une
gastro-entérite aiguë à laquelle elle succomba dans
l'espace de dix-huit jours.

A l'ouverture du corps, on trouva dans la cavité
de l'arachnoïde et dans le côté droit de la poitrine,
un peu de sérosité épanchée; l'abdomen, au contraire, dans la cavité duquel il y avait eu précédemment un épanchement considérable, n'en offrit aucune trace. La membrane péritonéale, saine dans la
plus grande partie de son étendue, offrait des adhérences avec la surface convexe du foie, laquelle ne
présentait, d'ailleurs, aucune altération de texture.
Les membranes muqueuses de l'estomac et du duodénum étaient d'un rouge foncé, et offraient des
traces évidentes d'inflammation; il n'y avait aucune
autre altération dans la cavité du péritoine.

Septième observation.

ASCITE CONSÉCUTIVE A UNE PÉRITONITE. — PURGATIFS, PRÉ-
PARATIONS SCILLITIQUES ET MERCURIELLES SANS SUCCÈS. —
COMPRESSION AVEC LE BANDAGE DE MONRO. — FLUX ABON-
DANT D'URINE. — GUÉRISON AU BOUT D'ENVIRON UN MOIS.

Les Annales de médecine de Milan (1) nous offrent
encore un exemple de guérison de l'ascite au moyen
de la compression, communiqué par le docteur
Spéranza. Au mois d'avril 1826, une femme entra
à l'Institut, clinique de Parme, avec tous les symptômes d'une ascite qui datait de plusieurs mois, et
paraissait être consécutive à une péritonite. La malade avait de la fièvre, du dérangement dans les voies
digestives ; les urines étaient troubles et rares ; il y
avait de la soif, une émaciation considérable, etc. La
distension du ventre empêchait, du reste, d'examiner l'état des viscères abdominaux : des purgatifs,
des préparations scillitiques et mercurielles n'ayant
produit aucune amélioration notable, M. Spéranza
eut recours à la compression graduée de l'abdomen,
à l'aide du bandage de Monro ; dès lors les urines
commencèrent à couler en abondance ; la malade
n'en rendit pas moins de quinze livres par jour
dans l'espace de trois semaines ; la fluctuation dis-

______

(1) Tome XL, page 133.

parut, et le ventre revint à son volume naturel. On continua encore pendant quelque temps la compression unie à l'usage de quelques amers et d'un régime tonique; la malade sortit de l'hôpital dans un état de santé florissante.

Huitième observation.

50 ANS. — OEDÈME DU BRAS GAUCHE. — ASCITE. — DIURÉTIQUES, PURGATIFS SANS SUCCÈS. — COMPRESSION MÉTHODIQUE DE L'ABDOMEN. — GUÉRISON.

Le 1er août 1826, il nous fut adressé, à M. Husson, médecin de l'Hôtel-Dieu, et à moi, un mémoire à consulter, par un médecin des environs de Dijon, sur la santé de Mme. R.***, âgée d'environ 50 ans. Il résultait clairement de ce mémoire, qui renfermait beaucoup de détails circonstanciés, que la malade était affectée d'ascite; l'auteur avait noté avec soin que les viscères de la poitrine ne présentaient aucune lésion, qu'on n'en devait non plus présumer aucune dans les organes abdominaux, antérieurement à la maladie dont il était question. Les organes digestifs étaient dans l'état normal; il n'y avait point encore de traces d'enflure aux extrémités inférieures; seulement la malade avait, depuis long-temps, au bras gauche, un œdème chronique pour lequel je l'avais traitée à Paris, deux ans auparavant, avec M. le professeur Marjolin (1). Aucune contre-indication ne s'opposant à l'administration des purgatifs et des diurétiques actifs, le médecin ordinaire en conseilla l'usage mais sans succès : ce fut ce qui le détermina à demander des conseils aux médecins de Paris. Nous indiquâmes quelques nouveaux moyens plus ou moins renommés dans le traitement des hydropisies, mais particulièrement la compression méthodique et permanente de l'abdomen avec un bandage lacé, comprimant exactement le ventre depuis le bassin jusqu'à la base de la poitrine, et pouvant graduellement se raccourcir à l'aide de bandelettes trouées. Nous apprîmes dans la suite que ce moyen avait eu un plein succès, et que le médecin rapportait uniquement ce succès à la compression.

Neuvième observation.

16 ANS. — GONFLEMENT DU GENOU. — HYDROPISIE DE L'ARTICULATION FÉMORO-TIBIALE. — REPOS, POSITION HORIZONTALE. — COMPRESSION MÉTHODIQUE DU GENOU. — GUÉRISON AU BOUT DE 28 JOURS.

Un jeune homme de 16 ans ayant été blessé au

---

(1) Ce traitement avait aussi pour base une compression méthodique à l'aide d'un gant lacé, artistement fait, et qui comprimait le membre depuis l'extrémité des doigts jusqu'à l'aisselle. Ce moyen eut d'abord beaucoup de succès, mais ce succès ne se soutint pas lorsque la malade eut quitté Paris ; peut-être l'application en fut-elle négligée ?

genou par une épine, parut guéri au bout de deux
jours; il continua, en conséquence, à vaquer à ses
occupations; mais bientôt le même genou se tuméfia, la marche devint difficile, douloureuse, etc. Le
repos et l'application de quelques sangsues sur la
partie lésée, diminuèrent un peu le gonflement;
ayant de nouveau prématurément repris ses occupations, le malade vit encore son genou se tuméfier,
et se trouva bientôt après dans l'impossibilité de
marcher sans éprouver de vives douleurs, ce qui le
détermina à entrer à l'hôpital Saint-Antoine le 2
août 1829.

Le genou malade avait alors le double de son volume ordinaire ; on remarquait, au-dessus de la rotule, une saillie considérable qui se confondait
insensiblement avec la partie inférieure des muscles
de la cuisse ; il en existait d'autres moins prononcées
sur les parties latérales. Les saillies augmentent
beaucoup lorsque la jambe est fléchie sur la cuisse ;
la peau qui les recouvre est tendue, résistante, comme
empâtée ; la rotule touche les condyles du fémur et
le tibia ; lorsqu'au contraire la jambe est tendue,
cet os s'éloigne des surfaces articulaires, repoussé
par un liquide, qu'au moyen de la compression on
fait refluer de haut en bas ou de bas en haut. Si,
pendant que la jambe était tendue, on venait à per-
cuter ou à comprimer le genou, à l'aide des deux
mains placées l'une au-dessous et l'autre au-dessus
de la rotule, on sentait une fluctuation évidente. Le
malade marchait difficilement; toutes les autres fonc-

tions étaient d'ailleurs dans l'état normal. M. Rayer, chargé du service, prescrivit le repos, la position horizontale, une compression méthodique sur le membre inférieur jusqu'au-dessus du genou. Le premier jour, cette compression fut douloureuse et il fallut relâcher le bandage, mais les jours suivants la pression fut mieux supportée, et la tuméfaction du genou ne tarda pas à diminuer.

Au bout de huit jours, le genou malade avait perdu un tiers de son volume accidentel, et la fluctuation n'y était plus sensible; il restait seulement de l'empâtement; dans l'extension, la rotule appuyait sur les surfaces articulaires. Afin que la compression fût plus efficace et plus uniforme, on imagina d'appliquer des compresses en demi-cercle au-dessous et de chaque côté de la rotule, point où le liquide épanché était refoulé par suite de la rétrocession de la rotule qui fait naturellement saillie en avant.

Le malade sortit de l'hôpital le 20 août, n'éprouvant aucune douleur dans l'articulation et marchant facilement; il ne présentait plus qu'un peu d'œdème au-dessus de la rotule, et le genou était à cela près revenu à son volume normal; on avait cessé la compression quelques jours avant sa sortie, et rien n'indique le retour de l'épanchement.

Dixième observation.

USAGE IMPRUDENT DES BOISSONS FROIDES. — ASCITE. — IN-
SUCCÈS DES MOYENS ORDINAIRES. — COMPRESSION MÉTHO-
DIQUE DE L'ABDOMEN. — URINES ABONDANTES. — PROMPTE
GUÉRISON.

M. Godelle de Soissons, déjà cité au commencement de ce mémoire, a inséré dans la *Revue médi-*
cale de janvier de l'année 1829 un nouvel exemple de succès de la compression dans l'ascite. Il
s'agit, dans cette observation, d'un garçon boulan-
ger qui fut atteint d'ascite, à la suite de l'ingestion
d'une grande quantité de boisson froide, tandis qu'il
était trempé de sueur : des moyens, d'ordinaire très
efficaces, ayant échoué, M. Godelle eut recours à la
compression, après avoir hésité pendant quelques
jours, à raison de la difficulté de respirer qu'éprouvait le malade, et de quelques symptômes d'anévrysme du cœur qu'il présentait ; néanmoins, l'effet
de la compression abdominale fut des plus satisfai-
sants ; sous l'influence de ce moyen, comme cela est
ordinaire, les urines coulèrent abondamment, et le
volume du ventre diminua avec une telle rapidité,
qu'au bout de huit jours de compression, on ne sentait
plus de fluctuation ; l'infiltration cellulaire qui accompagnait l'épanchement ascitique disparut aussi ;
le malade sortit bientôt de l'hôpital. Il y rentra
deux ou trois mois après, pour un catarrhe pulmo-

naire qui ne dura que six jours. M. Godelle s'assura
qu'il n'y avait chez ce malade aucune trace d'épanchement séreux dans la cavité du péritoine, et qu'il
était bien solidement guéri.

L'observation suivante est un nouveau cas d'ascite
traité par la compression exercée immédiatement
après la ponction. Ce fait est remarquable par la
simplicité et les circonstances favorables dans lesquelles se trouvait le sujet, quoique la maladie fût
déjà très ancienne.

Onzième observation.

40 ANS. — HYDROPISIE ASCITE DEPUIS QUATRE ANS. — INSUCCÈS
DES PURGATIFS, DES DIURÉTIQUES. — PARACENTHÈSE. —
COMPRESSION DE L'ABDOMEN. — GUÉRISON AU BOUT DE
QUELQUES MOIS.

Mme D.***, âgée de 40 ans, femme d'un employé
de l'Académie Royale de Médecine, était ascitique
depuis quatre ans; elle avait vu son ventre accroître
successivement de volume, sans d'ailleurs éprouver
d'autre incommodité que celle qui résultait de la
gêne que déterminait la tension de l'abdomen. La
menstruation n'était point dérangée; la plupart des
autres fonctions s'exécutaient librement, et la figure
était celle d'une personne en parfaite santé.

La malade ne songea à employer aucun traitement
tant que son ventre ne fut ni trop lourd, ni trop

volumineux; mais lorsqu'il devint pour elle un
pesant fardeau qui rendait la marche difficile et ne
lui permettait plus de porter un corset sans s'exposer à une suffocation incommode; elle se décida à
réclamer les soins de l'art, les premiers jours de juin
dernier. Je fus donc appelé; mon avis fut qu'il fallait pratiquer la ponction, et recourir ensuite à
quelques moyens énergiques, pour prévenir un
nouvel épanchement dans la cavité du péritoine. En
attendant que je parvinsse à surmonter les difficultés
qu'on m'opposait, j'employai des diurétiques et des
purgatifs énergiques, mais sans aucune amélioration.
La malade s'étant décidée à se laisser pratiquer la
paracenthèse, nous procédâmes à cette opération,
le 19 juillet; nous retirâmes, par l'ouverture faite au
moyen du trois-quarts, vingt pintes de sérosité limpide et incolore; nous explorâmes ensuite les viscères abdominaux qui nous parurent exempts de
tout engorgement; la compression la plus forte n'y
développait aucune douleur. La distension énorme
et l'amincissement des parois abdominales permet-
taient de faire cette exploration d'une manière très
complète, et le refoulement du paquet intestinal,
dans un côté du ventre, facilitait singulièrement
l'examen des parties du côté opposé. Avec de telles
conditions il fut facile de s'assurer qu'il n'existait
aucune complication fâcheuse et aucun obstacle à
l'emploi de la compression.

Elle fut effectivement mise de suite en usage à
l'aide du bandage lacé dont il a été question plus

haut, et continuée pendant plusieurs mois sans le
concours d'aucun autre moyen. Aucun signe d'é-
panchement ne s'est manifesté, et la malade paraît
complétement guérie aujourd'hui, c'est-à-dire, plus
de quatre mois après la paracenthèse et l'usage non
interrompu de la compression graduée de l'abdomen,
que d'ailleurs on continue encore comme moyen
préservatif. La malade a eu quelques accidents qui
semblent n'avoir aucun rapport avec la maladie dont
il s'agit ; tels sont un catarrhe pulmonaire, un érysipèle de la face qui a été suivi d'une éruption crus-
tacée opiniâtre, etc.

Ainsi que je l'ai déjà dit plus haut, on a cherché,
au moyen de la compression, à combattre l'extension toujours croissante des parois du crâne chez les
hydrocéphales, et à guérir l'hydropisie cérébrale ;
on a principalement tenté ce moyen après avoir
pratiqué une ponction, comme on le fait chez
les individus atteints d'ascite. Le Dr. Glover, premier chirurgien de la Caroline du Sud, ayant traité
infructueusement, pendant deux mois et demi, un
enfant de quelques mois, atteint d'hydrocéphale,
résolut de pratiquer la paracenthèse sur le crâne ; la
tête du petit malade avait alors deux pieds de circonférence, les sutures du crâne étaient écartées, la
fluctuation paraissait manifeste ; il y avait du strabisme ; l'état général était du reste très satisfaisant.
La ponction fut pratiquée dans le trajet de la suture
écailleuse, et donna issue à une pinte de sérosité.

L'affaissement des téguments et le jeu des pièces osseuses les unes sur les autres engagèrent l'opérateur à n'en pas retirer davantage; il appliqua ensuite un bandage méthodique pour exercer une compression modérée et mettre les os en contact. Il ne se manifesta aucun accident; la sécrétion urinaire, qui prit une activité plus grande, fut le seul phénomène qui suivit cette opération hasardeuse. Deux jours après, une nouvelle pinte de sérosité fut extraite par la même ouverture sans aucun autre accident. La compression fut continuée. Six jours après la première ponction, M. Glover en pratiqua une seconde pour donner issue à de nouvelle sérosité qui s'était accumulée dans le crâne; il retira cette fois trois livres de liquide. Pendant les dix jours qui suivirent, l'état de l'enfant parut s'améliorer sous l'influence de la compression méthodique du crâne. Il prit de l'embonpoint; les os du crâne se rapprochèrent; l'urine coulait toujours abondamment; et, ce qui est digne de remarque, les yeux avaient repris leur direction normale. Toutefois, une nouvelle accumulation de sérosité exigea une nouvelle ponction qui fut pratiquée le long de la suture coronale. On retira encore une pinte de sérosité, et on pratiqua de nouveau la compression. Plus d'un mois d'une amélioration remarquable suivit cette dernière paracenthèse et l'exact emploi du bandage compressif, mais il fallut de nouveau pratiquer encore deux fois la ponction par laquelle on retira seulement une chopine de liquide. L'enfant succomba enfin huit jours après la dernière opération. A l'ouverture du corps on trouva le cerveau presque entièrement détruit, et trois pintes de sérosité épanchées dans la cavité crânienne (1).

Un médecin anglais, Gilbert Blanc, proposa aussi un peu plus tard la compression du crâne, mais comme moyen préservatif, chez les individus qui, ayant les os du crâne minces, mobiles, extensibles, peuvent être menacés d'hydrocéphale; il rapporte deux observations à l'appui de ce moyen prophylactique : dans la première, il est question d'un enfant de seize mois qui, presque dès sa naissance, avait eu la tête très volumineuse, et la fontanelle supérieure singulièrement large; il avait de plus une courbure de l'épine; depuis plusieurs mois il était engourdi, enclin à la somnolence, et ses cris, sa main, qu'il portait souvent à son front, annonçaient qu'il souffrait de la tête; de plus, ses pupilles étaient dilatées. On appliqua sur la tête un bandage roulé médiocrement serré; on eut soin en même temps d'administrer quelques-purgatifs souvent réitérés dans le cours du traitement. En moins de trois mois tous les symptômes de l'affection cérébrale disparurent. Le second enfant dont parle l'auteur était âgé de trois ans; il avait une tête très volumineuse dont la fontanelle n'était pas encore fermée; une compression méthodique parut lui être très

______

(1) *Nouveau Journal de Médecine, Chirurgie et Pharmacie* ; avril 1819.

avantageuse, et arrêter le développement du crâne (1).
En 1822, un autre médecin anglais, Costerton, employa le procédé de Gilbert Blanc, chez un enfant de trois mois qui avait une saillie considérable d'un côté de la tête, formée par l'élévation et la disjonction du pariétal gauche; la tête ne tarda pas à prendre une forme régulière, et la santé de l'enfant, qui était chancelante, se raffermit d'une manière notable (2). L'auteur ajoute que l'utilité de la compression, dans ce cas, devait d'autant plus être présumée, qu'un frère du petit malade, atteint exactement du même mal, était mort hydrocéphale deux ans auparavant.

Trois ans plus tard, deux autres médecins anglais, tentèrent encore l'emploi de la compression, après avoir pratiqué la paracentèse sur des enfants atteints d'hydrocéphale, mais avec des succès éphémères qui ne purent empêcher une terminaison fatale, succès qu'on peut d'ailleurs comparer à ceux obtenus par Glover dans le fait que nous avons rapporté en premier lieu (3).

Des faits que nous venons de rapporter, nous sommes loin de conclure que la compression employée comme prophylactique et à la suite de la ponction du crâne, soit un moyen efficace contre

----

(1) *Medical and Phisical Journal* by William Hutchinson; septembre 1821.

(2) *Idem.* janvier 1822.

(3) *London Med. Journal*, octobre 1825. — *Journal de Médecine d'Édimbourg*, même année.

l'hydrocéphale; ce que nous voulons seulement constater dès à présent, c'est que cette compression dans
les cas rapportés ci-dessus, loin d'avoir causé des
accidents, a produit du soulagement et ralenti l'é-
panchement du liquide dans la cavité crânienne; de
plus, elle a augmenté la sécrétion urinaire, phénomène digne d'être médité, sur-tout parce qu'on en
observe un tout-à-fait semblable lorsqu'on comprime
le ventre chez les individus atteints d'ascite.

Il y a deux choses à considérer dans les cas d'hydropisie traitée par la compression : la suppression
d'une vicieuse exhalation de sérosité, qui se reproduit indéfiniment, et l'absorption, ou mieux la rétrocession de cette sérosité. Ces deux phénomènes
ont lieu sous l'influence de causes purement mécaniques; et leur accomplissement n'a pour ainsi dire
rien de vital, dans le sens qu'on donne communément
à cette expression. Examinons ce qui se passe ici,
en ayant soin de nous dégager de toute espèce d'idée
préconçue, de tout esprit de système. La pression
exercée par le bandage se communique au liquide;
le liquide à son tour pressé sur la surface exhalante,
empêche mécaniquement l'afflux d'une nouvelle
quantité de sérosité; par conséquent, l'épanchement,
au lieu d'augmenter avec la distension des parois
abdominales, qui se trouve annulée par la compression, est contraint de demeurer stationnaire; de
cette manière, la marche de l'exhalation séreuse se
trouve enrayée, attendu qu'il est impossible qu'un
nouveau liquide entre dans une cavité entièrement

remplie qui ne se laisse plus distendre; d'où une rétropulsion de la sérosité séparée du sang, rétropulsion
qui se communiquant de proche en proche dans des
canaux pleins, doit apporter une modification quelconque dans le mécanisme de la nutrition. Cette
modification doit avoir beaucoup de rapport avec
celle qui résulte d'une compression des vaisseaux
sanguins refoulant le sang dans ceux qui se trouvent
au-dessus du point comprimé. On dit communément, quand un épanchement se dissipe, que les
vaisseaux absorbants ont repompé la sérosité épanchée; mais d'après ce que nous venons de dire,
peut-être serait-il plus naturel d'attribuer cette
disparition à une sorte d'imbibition dont le mécanisme a un rapport tout-à-fait spécial avec les effets
de la compression. Personne ne doute plus aujour-
d'hui, qu'en vertu de cette imbibition, les tissus vivants ne soient susceptibles d'être pénétrés, traversés
dans une assez grande étendue par les fluides
animaux, sans le concours de l'exhalation et de
l'absorption. Les expériences de M. Fodéra, couron-
nées en 1824 par l'Institut, ne laissent aucun doute
à ce sujet. Il y a des cas où les effets de cette imbibition sont difficilement admissibles, comme, par
exemple, lorsque la compression parvient à faire
disparaître une masse albumineuse flottante au
milieu du fluide épanché, ou bien lorsque la compression agit sur une cavité sans issue, entourée
de parties dures, telles sont certaines cavités articulaires.

M. Godelle, qui a publié plusieurs faits sur les avantages de la compression, croit qu'il est possible d'attribuer ses effets dans la cure des hydropisies, à l'absorption veineuse qu'il dit être rendue plus active par
ce ralentissement de la circulation dans l'aorte ven-
trale, par le refoulement du sang veineux abdominal
et son retour précipité dans la veine cave. Cette explication, qui ne nous a pas paru très claire, semble
être contredite par l'action des saignées copieuses
qui rendent, à n'en pas douter, la circulation artérielle et veineuse plus facile et plus rapide, et ac-
tivent d'une manière notable l'absorption des fluides
épanchés.

Nous devons mentionner, en terminant, un autre
effet de la compression qu'on comprend beaucoup
plus facilement, c'est la production des adhérences
entre les viscères contenus dans l'abdomen par l'in-
termédiaire du péritoine qui les enveloppe, adhérences qui, dans certains cas, s'opposent à la récidive des épanchements, comme le prouve d'une
manière irrécusable l'observation extraite des pièces
envoyées à l'Académie royale de Médecine par M.
Claret, dont nous avons donné plus haut une analyse.

Il nous reste à dire quelques mots sur les incon-
vénients et les dangers de la compression; nous
avons observé des malades qui ne pouvaient la supporter parce qu'elle causait de la difficulté de respirer
par un mécanisme qu'il est facile de comprendre.
Nous avons également remarqué que ce moyen développait quelquefois de la douleur dans le ventre des

asciliques chez lesquels sans doute il y avait à la fois ascite et péritonite ; mais nous devons dire que dans la grande majorité des cas, la compression est d'une innocuité parfaite et qu'elle ne détermine aucun accident.

De ce qu'il serait arrivé que les parties enflammées auraient été dangereusement lésées par la compression, il ne faudrait pas conclure qu'il en est toujours ainsi, principalement lorsque la phlegmasie est extérieure. Ainsi, M. Velpeau, dans un mémoire que nous avons cité plus haut, admet, sans hésiter, que la compression, dans l'érysipèle phlegmoneux, repousse et arrête l'accumulation des fluides produits par l'irritation inflammatoire, *jugule* la maladie, sans qu'il se développe d'accidents sérieux dans le plus grand nombre des cas. Quant au danger, il ne doit y en avoir aucun à employer ce moyen, attendu qu'on peut faire cesser son administration dès le moment qu'il commence à nuire, et que ses suites, nullement comparables à celles des médicaments internes, ne doivent inspirer aucune crainte.

MALADIE DE L'OVAIRE DU COTÉ DROIT SIMULANT UNE GROSSESSE EXTRA-UTÉRINE.

DOULEURS EXPULSIVES. — BRUIT DE SOUFFLE. — INCISION DE LA PAROI POSTÉRIEURE DU VAGIN. — MORT. — TUMEURS ENKYSTÉES CARCINOMATEUSES.

Une femme âgée de 47 ans, mariée depuis long-temps, sans enfants, entra à l'hôpital dans le courant du mois de juin 1834. Cette femme dont les règles étaient suspendues depuis environ neuf mois, racontait qu'au moment de la conception présumée de l'enfant qu'elle devait porter, il s'était élevé entre elle et son mari une rixe violente causée par la jalousie, qui éloignait souvent les époux l'un de l'autre ; la distension du ventre indiquait d'ailleurs une femme au terme de sa grossesse ; elle éprouvait des douleurs annonçant un prochain accouchement. On sentait distinctement dans le flanc droit une tumeur inégale qui avait la forme d'une tête d'enfant, de l'autre côté existait une autre saillie qu'on pouvait croire formée par les pieds d'un fœtus. Cette tumeur se déplaçait par un mouvement de totalité.

La malade disait sentir distinctement les mouvements d'un enfant; il y avait dans la tumeur, un bruit de souffle bien manifeste qu'on crut être le souffle placentaire. Dans une première tentative par le toucher, on ne put trouver le col de l'utérus; dans une seconde faite le lendemain par M. Baudeloque, médecin de l'hôpital des enfants, qui s'occupe d'une manière spéciale des accouchements, l'orifice utérin fut rencontré sous le pubis; il n'était point dilaté. Dans un troisième toucher pratiqué simultanément par le rectum et le vagin, le même accoucheur constata l'existence d'une tumeur fluctuante qu'il put déplacer avec le doigt, et qui faisait manifestement corps avec la tumeur abdominale extérieure.

La pression effectuée par la tumeur en totalité déterminait une rétention d'urine; il fallait sonder la malade; elle souffrait beaucoup, mais par intervalle, comme il arrive dans le travail de l'enfantement; elle était sans fièvre sans chaleur à la peau; quand on pressait le ventre, les douleurs se rapprochaient et prenaient un caractère expulsif, et la malade se livrait à de vains efforts. Nonobstant l'emploi des bains, des cataplasmes sur l'abdomen, de la saignée, l'état de la malade fut toujours en s'aggravant; elle n'avait plus un seul instant de repos, et ses souffrances devinrent si atroces, qu'elle demandait à grands cris une opération pour extraire l'enfant dont elle se croyait enceinte, assurant toujours d'ailleurs sentir des mouvements dans le ventre.

L'état de la tumeur fut de nouveau constaté le

8 juillet par les médecins et chirurgiens de l'hôpital,
auxquels avait bien voulu se réunir M. Baudeloque. On pensa généralement qu'il y avait une
grossesse extra-utérine de l'ovaire droit, et qu'on
ne pouvait soulager la malheureuse malade qu'en
pratiquant une incision sur les parois du ksyte qu'on
croyait contenir un fœtus extra-utérin. On agita
long-temps dans la consultation la question de savoir
s'il existait un simple kyste, et ce qu'il conviendrait
de faire dans le cas où aucun moyen ne pourrait soulager la patiente torturée par d'atroces douleurs. On
demeura d'accord, qu'une incision exploratrice par
le vagin était le seul moyen dont on pût se promettre
quelque soulagement, puisque d'ailleurs il n'y avait
point de signes de péritonite. Cette incision fut pratiquée par M. Laugier, chirurgien de l'hôpital, à trois
heures de l'après midi, en présence de MM. Dubois
(d'Amiens) Piédagnel, deux médecins étrangers et
un bon nombre d'élèves. Après avoir de nouveau
bien constaté l'état de la malade et l'existence du
bruit qui simulait à s'y méprendre le souffle placentaire dont la force était d'ailleurs expliquée par le
rapprochement de la tumeur de la paroi abdominale,
on fit une incision à la paroi postérieure du vagin,
sans que la malade témoignât beaucoup de douleur;
il s'en écoula environ une pinte de sérosité claire,
mais sanguinolente; le doigt indicateur introduit
dans la plaie, reconnut un kyste, mais ne rencontra
pas de fœtus. La malade fut replacée dans son lit;
on lui fit des fomentations émollientes sur le ventre

et on prescrivit une diète absolue. Le lendemain de l'opération elle se sentait très soulagée ; le ventre n'était que médiocrement douloureux ; le pouls un peu fréquent sans chaleur à la peau.

Le 8, la malade est à peu près dans le même état que la veille, si ce n'est que la fréquence du pouls est très augmentée et donne 112 pulsations par minute. La rétention d'urine s'est reproduite, et l'on entend un bruit de souffle comme avant l'opération. La malade ne peut se tenir que sur le dos, et aussitôt qu'elle se met sur le côté, elle éprouve de l'anxiété et de vives douleurs ; néanmoins le ventre n'est nullement sensible à la pression. On applique vers le soir quinze sangsues au périnée ; on continue les fomentations émollientes, l'eau de gomme et la diète absolue.

Le 9, la figure s'altère, le pouls augmente de fréquence, la malade a de tristes pressentiments et des tressaillements continuels.

Le 10, des symptômes de péritonite se sont manifestés pendant la nuit : vingt sangsues sont appliquées sur l'abdomen, qui est si douloureux qu'il ne peut souffrir la moindre pression.

Le 11, la figure est décomposée, le pouls d'une petitesse extrême, la respiration précipitée; la mort survint dans la nuit suivante.

Ouverture cadavérique.

La tumeur est très affaissée et descendue dans le bassin. Après avoir incisé les parois abdominales on trouve des traces de péritonite à la partie inférieure, des flocons albumineux, de la sérosité épanchée et des circonvolutions intestinales adhérentes par de fausses membranes. La tumeur était inégale, multilobée ; du côté gauche, elle était pyriforme et assez semblable à une matrice amplifiée ; c'était effectivement cet organe dans la cavité duquel s'était développée une tumeur de la grosseur d'une forte poire, de nature lardacée, mais un peu ramollie. Cette tumeur était recouverte par la matrice qui s'emblait s'être laminée en quelque sorte pour fournir une enveloppe à la production accidentelle développée dans son intérieur. Elle était d'ailleurs en communication avec le vagin et avec le col de la matrice, qui était tellement aminci, qu'il formait une petite ouverture membraneuse de deux lignes seulement. La portion droite de cette tumeur se composait de plusieurs lobes, dont la surface était inégale, raboteuse, ulcérée même, et recouverte çà et là de lambeaux membraniformes. Intérieurement ils étaient formés de plusieurs dégénérations organiques telles que les tissus carcinomateux et encephaloïde, séparés par des cloisons celluleuses, purulentes ou de petits kystes remplis de sérosité brune et ichoreuse ; on ne trouva point de traces de l'ovaire qui avait été probablement envahi par les altérations que nous décrivons, s'il n'en n'avait été lui-même le siége primitif. A la partie inférieure du bassin, en arrière, existait une autre masse qui avait d'une part comprimé la vessie contre l'arcade du pubis, de l'autre relevé le rectum en arrière et refoulé la paroi postérieure du vagin. On remarquait dans cette portion de la tumeur, des kystes à surface séreuse, dont l'extérieur se confondait avec la masse désorganisée, et dont le diamètre était d'environ deux ou trois pouces. C'est dans l'un de ces kystes qu'avait pénétré l'incision pratiquée à la paroi postérieure du vagin ; celui-ci était affaissé sur lui-même ; un autre situé plus en arrière n'avait point été ouvert : il s'en écoula une assez grande quantité de sérosité limpide. Ces deux kystes, distendus par des liquides et pressés par le poids de la tumeur, exerçaient évidemment une compression sur la vessie, le vagin et le rectum. C'est à cette cause qu'il faut rapporter la rétention d'urine et les douleurs excessives dont se plaignait la malade.

Remarques.

Il importe de noter d'abord que la péritonite n'existait qu'extérieurement, nous voulons dire à la surface externe des intestins, qu'elle ne pénétrait pas dans le petit bassin, et que le tissu cellulaire si abondant, qui remplit cette cavité, ne présentait nulle trace d'inflammation et de suppuration non plus que les environs de la plaie faite par l'incision, laquelle commençait même à se cicatriser. Il est évident, d'après cela, que ce n'est pas l'opération qui a causé la péritonite qui existait auparavant, et que c'est à cette maladie qu'il faut attribuer les vives douleurs dont se plaignait la malade, bien que d'ailleurs il n'y eût point de fièvre ni de chaleur morbide, et que l'abdomen ne fût que médiocrement douloureux à la pression. On ne peut pas dire même que l'opération ait hâté la mort de cette malheureuse, car elle a été soulagée pendant deux ou trois jours; et il ne faut pas perdre de vue que les souffrances qu'elle éprouvait avant l'opération étaient intolérables et sur le point de rompre tous les liens de la vie. Avec un seul kyste sans péritonite, on conçoit la possibilité de la guérison, quand bien même le kyste eût renfermé un fœtus extra-utérin, comme cela paraissait probable. Les recueils périodiques, surtout ceux d'Angleterre, ont publié des cas semblables, dans lesquels on a même pratiqué des injections plus ou moins excitantes.

La suspension des règles qui, chez la malade, datait de neuf mois, les circonstances de la prétendue conception, les propres sensations de la malade, la forme de son ventre, faisaient naître l'idée d'une grossesse extra-utérine. Quant au bruit de souffle placentaire qui est souvent un signe de grossesse, il est évident qu'il a été simulé ici de manière à induire en erreur des hommes très expérimentés, et cette observation peut servir à prouver l'incertitude de ce signe; elle démontre en même temps que le bruit du souffle que *M. Paul Dubois* appelle *utérin* dans son mémoire sur l'auscultation appliquée à la grossesse (1), peut dépendre d'une autre cause que de l'abord du sang dans le tissu spongieux et érectile de la matrice ou du placenta. Il est présumable d'ailleurs que le bruit qu'on percevait chez notre malade était produit par la compression des tumeurs enkystées sur les gros vaisseaux artériels du bassin ou sur l'aorte abdominale.

Ce bruit de souffle appelé d'abord *placentaire* par M. de Kergaradec qui l'a indiqué l'un des premiers (2), ensuite *utérin* par M. Dubois, parce que d'après ses expériences on ne le rencontre pas toujours dans la direction du placenta, mais bien dans divers points de l'utérus, lors même que l'enfant est mort et putréfié dans le sein de la mère; ce bruit, disons nous, a sans doute de l'analogie avec le bruit de souffle dans les lésions du cœur et avec ceux qui se font entendre dans divers points du système circulatoire. Mais selon M. Dubois le phénomène qui

____

(1) *Archives générales de médecine*, tome 29.
(2) Mémoire sur l'auscultation appliquée à l'étude de la grossesse. Paris, 1822.

s'en rapproche le plus est le bruissement de la varice anévrysmale, et cette comparaison le conduit aux considérations suivantes qui rentrent dans notre sujet.

Lorsqu'on examine avec soin la disposition d'un appareil vasculaire d'un utérus qui a été récemment ou qui est encore développé par la gestation, lorsque sur-tout on fait dans cet appareil quelques injections de liquides ou de gaz, on remarque aisément que les communications les plus faciles, les plus directes et les plus nombreuses existent entre les artères et les veines; les parois utérines semblent être un véritable tissu érectile, ou pour revenir à l'objet de notre comparaison, un tissu d'anévrysme variqueux naturel. La colonne de sang apportée par les artères et divisée dans leurs branches, va se mêler, en passant directement dans les veines, avec les colonnes moins rapides, moins pressées que contiennent les canaux. Ce phénomène est incontestablement la cause du bruissement ou du bruit de souffle qui est si remarquable dans l'anévrysme variqueux; il est bien probable que le même bruit est produit dans les tissus érectiles accidentels; pourquoi ne le serait-il pas pour les mêmes raisons, dans les parois d'un organe qui se compose en grande partie d'un tissu analogue. Cherchant ensuite à fixer la valeur du bruit de souffle comme signe de la grossesse, l'auteur ajoute : « puisque les battements avec « souffle dépendent de la diffusion du sang dans le « tissu vasculaire érectile de l'utérus, quand il est « developpé, il est évident que si la présence du

« produit de la conception dans la cavité utérine
« peut seule déterminer le développement du tissu
« vasculaire de l'organe, les battements avec souffle
« sont un indice incontestable de la grossesse. Nous
« penserons qu'il en est ainsi jusqu'à ce qu'il soit
« bien démontré par les faits, que des causes étran-
« gères à la grossesse ont produit les même résul-
« tats. (1) Eh bien voici un de ces faits qui contre-
disent les points de théorie les plus sagement établis,
et c'est pour cette raison qu'il nous a paru important de le publier ; il y avait évidemment chez cette
femme soupçonnée d'être enceinte un bruit de souffle manifeste qu'on croyait pouvoir rapporter au
placenta, et qui en a imposé à des hommes instruits
pour un signe de grossesse. On ne peut d'ailleurs
expliquer autrement cette méprise qu'en admettant
que le bruit de souffle qu'on percevait était produit
par la compression de la tumeur enkystée sur l'aorte
abdominales ou l'une de ses principales divisions inférieures ; compression qui rétrécissait le diamètre de
l'artère, d'où le choc du sang circulant avec vitesse
dans les parois de ce vaisseau et le bruit sonore qui
devait en résulter.

-----

(1) *Idem.*

DE LA PÉRICARDITE

DE L'ANÉVRYSME DU COEUR.

DU BRUIT DE ROUE, DE FROTTEMENT DE CUIR NEUF OU D'ÉTOFFE FROISSÉE, DU BRUIT DE SOUFFLET DANS LES CAVITÉS DU COEUR ET DANS LES ARTÈRES.

Première observation.

SYMPTÔMES DE PÉRICARDITE. — BRUIT DE ROUE, DE FROTTE-MENT D'ÉTOFFE FROISSÉE OU DE CUIR NEUF. — MORT LE VINGT-SIXIÈME JOUR. — ADHÉRENCE COMPLÈTE DU COEUR AVEC LE PÉRICARDE PAR LE MOYEN D'UNE FAUSSE MEM-BRANE.

Hunot (Louise), âgée de quarante-deux ans, cui-sinière, d'une faible constitution, sujète à de fré-quentes douleurs rhumatismales, qu'on pouvait attribuer à l'habitation dans une cuisine basse et humide, fut prise le 18 juin 1834, de vives douleurs avec gonflement des genoux. Des saignées par la lancette et par les sangsues produisirent une prompte et salutaire amélioration ; la malade put reprendre ses travaux ordinaires, mais elle ne tarda pas à éprouver de nouveaux accidents.

Le 26 juin, elle eut des frissons et des douleurs extrêmement vives dans la région précordiale ; la respiration était difficile et pénible. Deux saignées rapprochées, l'application réitérée des sangsues sur le côté gauche de la poitrine, ne procurèrent que peu de soulagement.

Le 2 juillet, la malade entra à l'hôpital, où de nouvelles sangsues furent appliquées à la région précordiale.

Observée le lendemain à la visite du matin, la malade présenta l'état suivant : face profondément altérée, grippée, et portant l'empreinte d'une vive souffrance; teinte jaune de la peau, maigreur, anxiété considérable; oppression, respiration anhéleuse, parole brève, entrecoupée; douleur pongitive très vive dans la région précordiale, matité du côté gauche dans l'étendue de près de cinq pouces de rayon ; sonoréité dans le reste du thorax, petite toux sèche, etc.

Les battements du cœur font parvenir à l'oreille la sensation d'*un bruit de roue*, de frottement, comme si l'organe s'agitait dans un liquide. Ses mouvements de systole et de diastole semblent se confondre dans un seul. Le pouls est petit et fréquent (140).

(Vésicatoire sur la partie antérieure de la poitrine, pansement avec l'onguent mercuriel, sinapismes aux jambes, limonade). Légère rémission dans la soirée.

Le 4 juillet, un peu moins d'anxiété, persistance des autres symptômes ; bruit de roue, de frottement très prononcé dans la région du cœur.

(Six ventouses scarifiées sur la région précordiale, continuation du pansement avec l'onguent napolitain; pour boisson eau de gomme coupée avec l'eau de Seltz. Diète absolue.)

Le 5, moins d'anxiété, respiration plus facile ; parole toujours brève et entrecoupée ; soif vive, dysurie, pouls faible et irrégulier ; bruit de roue ou de frottement; constipation.

(Eau de gomme avec eau de Seltz, lavement purgatif avec séné et sulfate de soude, pansement du vésicatoire comme ci-devant.)

Évacuations abondantes dans la journée, soulagement marqué, un peu de sommeil.

Le 6, pouls fréquent et de plus en plus irrégulier (164); rémission des douleurs précordiales ; la malade est obligée de se mettre sur son séant pour mieux respirer, et éloigner une suffocation toujours imminente ; elle ressent, au côté gauche du col, un mouvement et un bruit analogues à ceux d'un balancier de pendule ; les battements du cœur donnent à l'oreille un bruit plus sec que les jours précédents.

(Potion purgative avec huile de ricin et sirop de nerprun, de chaque, une once ; eau de gomme avec eau de Seltz. Diète.)

Évacuations intestinales copieuses, soulagement, rémission générale, sommeil.

19.

Le 7, battements du cœur isochrones à ceux du pouls qui est moins fréquent que la veille (104); bruit de roue ou de frottement très prononcé dans la région précordiale, et ressemblant à celui qui résulterait du froissement d'un morceau de taffetas. Respiration plus facile, décubitus possible sur les côtés, sans suffocation.

(Même traitement. Deux bouillons.)

Diarrhée. Dix selles dans la journée.

Le 8, même état, sauf une douleur à la partie postérieure droite de la poitrine, quand la malade fait une forte inspiration. Pouls à 104, égal et régulier; même matité que dans le commencement dans la région du cœur.

Même traitement; de plus des sinapismes aux pieds.

Crampes dans le bras grauche, insomnie, suffocation qui oblige la malade à se tenir sur son séant.

Le 9, pouls moins fréquent (96), petite toux sèche, respiration entrecoupée, voix plaintive, un peu de râle sous-crépitant du côté gauche, en arrière, quelques crachats muqueux, etc.

(4 ventouses scarifiées à la partie postérieure de la poitrine, à gauche; lavement purgatif. Eau panée avec eau de Seltz; diète; pansement avec l'onguent mercuriel.)

Trois garde-robes, insomnie, vives douleurs précordiales.

Les 10, 11 et 12, état stationnaire, symptômes de catarrhe pneumonique persistant du côté gauche en arrière, etc.

(Eau panée, bouillon, looch blanc; même pansement.)

Le 13, la malade prend des aliments en cachette: agitation pendant la nuit, suffocation imminente, battements de cœur précipités, pouls à 145, râle crépitant à gauche au-dessous de l'angle inférieur de l'omoplate.

(Un vésicatoire sur la région précordiale, sinapismes aux pieds, eau panée, looch blanc. Diète.)

Le 14, tension du ventre, douleur de l'hypochondre droit, pouls très petit, égal, fréquent (100).

- (Eau panée, looch blanc, bouillon.)

Le 16, égophonie à l'angle inférieur de l'omoplate gauche, matité des deux tiers inférieur et postérieur de la poitrine; toujours matité de la région précordiale; pouls à 96.

(Même traitement. Bouillon.)

Les 17 et 18, respiration très difficile, pouls à 100, insomnie, urines rares; (vésicatoire sur le côté droit en arrière.)

Le 19 et le 20, un peu d'amélioration dans l'état général de la malade, matité un peu moins étendue.

(Eau panée avec eau de Seltz.)

Le 21, pouls petit, vite, inégal, battements du cœur plus étendus, mais qui se confondent de manière à ne faire entendre qu'un seul bruit sec; lèvres violettes, étouffements, anxiété précordiale, lipothymie, altération profonde des traits; mort dans la nuit.

Ouverture cadavérique trente heures après la mort.

Thorax. Quelques tubercules miliaires et isolés existent à la partie supérieure du poumon droit. Le sommet du poumon gauche adhère fortement à la partie supérieure et postérieure du péricarde. La partie gauche de ce sac membraneux est adhérente en tout point à la plèvre costale. Des adhérences multipliées se remarquent également entre le poumon droit et les parois de la poitrine. Le cœur adhère complétement à la face interne du péricarde, de telle manière qu'on a beaucoup de peine à les séparer l'un de l'autre; on est obligé, pour y parvenir, de dépouiller le cœur du sac qui l'enveloppe, comme on dépouille un animal de sa peau. Les deux membranes qui composent le péricarde sont très épaisses et ne peuvent être séparées l'une de l'autre. Le cœur est affaissé, flasque, plus volumineux que dans son état naturel : les ventricules sont dilatés, leurs parois légèrement amincies.

Abdomen. Épanchement assez considérable de liquide jaunâtre, trouble, floconneux. On remarque quelques fausses membranes formant adhérence à la partie convexe du foie et à la paroi inférieure du diaphragme. Le foie et la rate n'offraient, du reste, rien de particulier.

Intestins un peu injectés à l'extérieur ; ils n'ont

point été ouverts, non plus que la tête et la colonne
vertébrale.

L'ouverture du corps de cette femme a présenté
les traces de trois maladies différentes, quoique très
analogues entre elles, savoir : la péricardite, la pleurésie et la péritonite. La première était aussi étendue
qu'elle peut l'être ; la seconde l'était moins ; et la
troisième n'était que partielle. La péricardite doit
assurément être placée au premier rang, et c'est cette
maladie qui a fait succomber la malade ; nous l'avions
très bien reconnue, ainsi que la pleurésie, pendant la vie. Quant à la péritonite développée seulement dans un point peu accessible au toucher, nous
n'avions pas soupçonné son existence.

Au nombre des symptômes qu'a présentés cette
maladie, nous devons noter le bruit particulier de
frottement entendu dans la région du cœur, bruit
qui nous a semblé, dans cette circonstance, ressem-
bler davantage au froissement d'un morceau de taffetas qu'à celui d'un morceau de cuir neuf et sec.
Nous reviendrons plus bas sur ce phénomène qui
paraît propre aux inflammations des membranes séreuses.

Deuxième observation.

DOULEURS PLEURÉTIQUES ET PRÉCORDIALES. — NAUSÉES ; VO-
MISSEMENTS — SYNCOPE ; BATTEMENTS DE COEUR. — BRUIT
DE FROTTEMENT OU DE CUIR NEUF. — MORT. — ÉPANCHE-
MENT DANS LE PÉRICARDE. — ADHÉRENCE DES POUMONS.
— FAUSSE MEMBRANE SUR LE COEUR ET LA FACE INTERNE
DU PÉRICARDE.

Pavier (Alexandre), âgé de vingt-huit ans, commis
marchand, d'une faible constitution, peau blanche,
et cheveux rouges, a supporté beaucoup de fatigues et
commis beaucoup d'excès. Depuis deux ans ce jeune
homme était fréquemment indisposé : il éprouvait
des malaises indéfinissables, des envies de vomir, des
vomissements même. Depuis deux mois ces symptômes ont augmenté ; il s'y est joint un point pleurétique du côté gauche et de la difficulté de respirer.

Pavier entra à l'hôpital le 12 mars ; le lendemain
13 il se plaint d'un point pleurétique du côté gauche,
de difficulté de respirer ; il est pâle et abattu,
tourmenté par la soif et des nausées.

Le pouls est inégal, irrégulier, il survient de

temps à autre des syncopes ; la respiration s'exécute 38 fois par minute. L'auscultation fait percevoir un peu de râle muqueux sous la clavicule droite, avec expansion vésiculaire médiocre en arrière, des battements de cœur, faibles, peu étendus, irréguliers et non isochrones aux pulsations artérielles, mais accompagnés d'un bruit de frottement difficile à peindre par une comparaison exacte, mais qui ressemble un peu à ce qu'on a appelé le bruit de cuir neuf ou de selle neuve. La région précordiale est mate dans l'étendue de cinq ou six pouces transversalement.

(Traitement. Vingt-cinq sangsues sur le point douloureux avec trois ventouses par-dessus, tisane béchique, looch gommeux.)

Le 19, il y a peu d'amélioration dans la position du malade ; l'état de la circulation et de la respiration n'a point changé ; il y a eu plusieurs vomissements bilieux qui paraissent avoir soulagé le malade : la parole et la voix sont d'ailleurs fort affaiblies.

Le 22, l'amélioration passagère a disparu, la difficulté de parler et de respirer sont très grandes, la matité et les bruits du cœur toujours les mêmes ; quelquefois, après une quinte de toux, on entend, dans la région précordiale, tantôt un bruit de frottement, tantôt un bruit de gaz se déplaçant dans un liquide.

(Nouvelle application de sangsues avec des ventouses, cataplasmes sinapisés aux cuisses.)

Le 24, les battements du cœur changent fréquemment de manière d'être ; tantôt ils ont le caractère indiqué plus haut, avec un faible bruit de frottement, tantôt ils ne présentent qu'un bruit confus, d'autres fois c'est un murmure à peine perceptible ; il y a quelquefois des syncopes et du dévoiement.

Le 30, Pavier s'affaiblit de plus en plus, ne peut plus parler qu'à voix basse et entrecoupée, le pouls est misérable et d'une irrégularité extrême. Le malade ne peut rester couché que sur le côté gauche, et ne respire un peu facilement qu'en suspendant son bras droit par le poignet fixé sur l'anse d'un mouchoir attaché à la poignée de son lit.

Le 2, mort à deux heures de l'après midi.

Ouverture cadavérique 24 heures après la mort.

La poitrine étant ouverte, on remarque que le péricarde est très développé et plein de liquide, occupant l'espace circonscrit où l'on entendait le son mat pendant la vie et sur le cadavre ; son bord droit correspond à celui du sternum, et son bord gauche dépasse le bord correspondant de cet os de deux ou trois pouces, distension qui a refoulé le poumon gauche en arrière ; ce poumon est adhérent, en quelques points, aux côtes, par des brides celluleuses anciennes. Le poumon droit est également adhérent par des fibres celluleuses organisées en membranes qui ne laissent aucun espace entre elles.

Le péricarde a la forme du cœur ; il a huit pouces de long sur six de large ; il adhère aux poumons sur les côtés et en arrière. Sa surface extérieure est injectée par une multitude de vaisseaux se croisant dans toutes les directions. Le sac distendu offre beaucoup de résistance à la compression, et contient environ une livre de sérosité sanguinolente. La surface interne du péricarde présente, dans tous ses points, des inégalités et des aspérités plus ou moins développées, suivant le lieu où on l'examine ; ainsi elles sont très saillantes à la partie postérieure du cœur, et peuvent être comparées aux villosités intestinales du bœuf. A la partie antérieure des deux feuillets, les aspérités sont plus petites, plus dures ; près de la pointe du cœur, et à la partie correspondante du sac elles sont comme usées, et cependant rugueuses. A part la partie postérieure des deux feuillets, qui est d'un rouge foncé, tout le reste du péricarde est d'un blanc rosé. De cette manière, pour la couleur, la texture, la sensation qu'il fait éprouver au doigt, le cœur, à sa partie antérieure, peut être comparé exactement à une langue de veau ; il n'est adhérent au péricarde qu'à la partie supérieure, au moyen de quelques fausses membranes molles se réfléchissant sur l'origine des gros vaisseaux. Toutes les villosités et aspérités dont je viens de parler ont leur siége dans une membrane couenneuse intimement adhérente au péricarde, dont il est impossible de la séparer. La texture de cette membrane est presque fibro-cartilagineuse; son épaisseur est d'une à deux lignes, suivant les différents points qu'elle occupe.

Le sommet des poumons renferme quelques tubercules crétacés; leur partie postérieure est ramollie et gorgée de liquide sanguinolent et écumeux.

L'estomac est très dilaté, et sa face interne diversement colorée; la partie antérieure de la membrane muqueuse est usée sans être ramollie; la partie postérieure est ardoisée, et réduite en bouillie par le moindre frottement; les deux portions du ventricule sont séparées par une ligne de démarcation tranchée.

La membrane muqueuse de l'intestin est rouge et ulcérée en un point, à la fin de l'intestin grêle.

Troisième observation.

VIOLENT COUP DE TIMON DE VOITURE. — OPPRESSION; PALPITATIONS. — OEDÉMATIE DES MEMBRES ABDOMINAUX. — BRUIT DE SOUFFLET DANS LE COEUR ET LES ARTÈRES. — MORT. — HYPERTROPHIE DU VENTRICULE GAUCHE. — TRANSFORMATION CARTILAGINEUSE DES VALVULES SYGMOÏDES.

Jean-Louis Cordier, serrurier, âgé de 52 ans, entra à l'hôpital de la Charité, le 31 juin 1833, et fut couché salle Saint-Michel, n° 2, service de M. Rayer.

Cet homme, d'une constitution grêle, irritable, sujet, depuis un grand nombre d'années, à un flux hémorrhoïdal mensuel, reçut, en 1829, à la partie antérieure et supérieure de la poitrine un coup violent de timon de voiture. C'est à cette époque que le malade fait remonter une oppression légère, qui augmentait quand il faisait un effort extraordinaire. Vers 1832, des palpitations se joignirent à l'oppression qui avait acquis plus d'intensité, et revenait par accès. Cordier n'avait cependant pas discontinué ses travaux ; ce n'est que six mois avant son entrée à l'hôpital, que la violence des accidents le força à l'inaction : ses membres étaient infiltrés. Les décoctions de racine d'asperge, de chiendent nitré, furent opposées avec quelque succès à l'œdématie. Deux saignées ne produisirent aucun soulagement.

Lorsqu'il se présenta à l'hôpital, il était dans l'état suivant : bouffissure de la face, sur-tout du côté droit ; légère infiltration de la face dorsale des mains, œdème considérable de la partie inférieure des membres abdominaux ; décubitus dorsal impossible ; oppression, étouffement habituel, augmentant par accès et empêchant souvent le malade de dormir ; poitrine sonore, excepté dans la région précordiale ; respiration pure et forte, sur-tout à la partie postérieure ; toux légère, expectoration médiocrement abondante de crachats épais, jaunâtres et muqueux.

La région précordiale percutée, rend un son mat,

sur-tout à la partie inférieure; les battements du cœur
sont sensibles à l'œil ; l'application du cylindre fait
apprécier les phénomènes suivants : impulsion forte,
premier bruit du cœur, bruit ventriculaire correspondant au pouls, sourd et peu prolongé; absence
du deuxième bruit, du bruit clair, remplacé par
un bruit de soufflet très-fort, qui partant de la base
du cœur, s'élève le long du sternum, vers l'extrémité supérieure duquel il se renforce. En écoutant
avec attention vers le partie inférieure du sternum,
on entend un double bruit de soufflet, l'un paraissant isochrone au pouls, l'autre lui succédant ; les
carotides, les sous-clavières, sont agitées de mouvements brusques pulsatifs, très visibles à l'œil, isochrones aux battements du cœur, et présentent en
outre un bruissement très remarquable, lorsqu'on y
applique légèrement le doigt; l'oreille y perçoit aussi
un bruit de soufflet très notable. Si le malade élève
les membres thoraciques, la peau est violemment
soulevée dans le trajet des artères brachiales, cubitales et radiales, dont les flexuosités sont remarquablement augmentées. Les pulsations sont moins
énergiques lorsque les membres pendent le long du
tronc; le pouls est large, fort, vibrant, et bat 89
fois par minute. Les battements du cœur, des artères,
des membres abdominaux n'étaient sensibles qu'à
la partie supérieure des cuisses, et le bruit de soufflet qu'on y entendait, peut-être produit par la
compression du cylindre, était isochrone au pouls.

Le quatrième espace intercostal droit, à un pouce

du sternum, présentait une pulsation très circonscrite, de l'étendue d'un travers de doigt, et un
bruit de soufflet très marqué ; il n'était guère possible de croire à une dilatation anévrysmale de l'artère qui y rampe ; ses branches sont trop peu volu-
mineuses, la pulsation trop intense, trop circonscrite, pour qu'on pût s'arrêter à ce diagnostic ; le
médecin [M. Rayer] pensa que l'aorte présentait
un anévrysme latéral en forme de cul-de-sac, dont
le fond se trouvait au niveau de l'espace qui sépare
la quatrième de la cinquième côte droite. Il était impossible de diagnostiquer avec plus de sagacité,
comme on le verra par l'autopsie.

Pendant les vingt-huit jours que le malade passa
la première fois à l'hôpital, on put, un grand nombre
de fois, vérifier les symptômes énumérés plus haut;
le pouls conserva sa force, sa plénitude, et ne varia
en fréquence que de quelques pulsations. Le malade
ne fut pas saigné ; il fut mis, au bout de quatre ou
cinq jours, aux trois quarts d'alimentation et à l'u-
sage d'une tisane faite avec le raifort sauvage. Le
repos parfait du malade calma l'oppression ; il y
avait un peu de sommeil la nuit; la toux était peu
fréquente, l'expectoration peu abondante ; l'œdème
disparut peu à peu, et le mieux fut si marqué, que
Cordier demanda sa sortie le 28 juillet.

Rentré le 2 septembre, il présenta la même série
de symptômes que nous avons signalés ; la région
précordiale était le siége d'une constriction, d'un
effort considérable ; Cordier ne pouvait rester sur

le dos, non plus que dans la supination; la seule position tenable était l'*assise*, encore le malheureux y éprouvait-il des angoisses inexprimables et une menace de suffocation continuelle; du reste, mêmes phénomènes à l'auscultation ; bruit de soufflet dans l'aorte, les carotides, les sous-clavières; pulsations visibles, pouls fort et vibrant à 92; rhonchus à la partie postérieure et droite de la poitrine; expectoration d'un mucus épais, abondant et jaunâtre; œdème des membres abdominaux. Le repos n'améliore pas ces symptômes; ils persistèrent avec intensité jusqu'à la mort qui eut lieu le 14 septembre.

Ouverture cadavérique 26 heures après la mort.

Peu de rigidité cadavérique; infiltration séreuse des membres abdominaux, notamment à leur partie inférieure ; le péricarde ne contient qu'une très petite quantité de sérosité.

Le cœur est d'un volume considérable : cet accroissement dépend presque uniquement du ventricule gauche; sa cavité est agrandie, et ses parois hypertrophiées ont près d'un pouce d'épaisseur; les valvules auriculo-ventriculaires, gauche et droite, sont saines.

La partie droite de l'aorte, à un pouce au-dessous de son insertion au cœur, présente une poche en forme de doigt de gant, de la grosseur du pouce, et de 14 lignes de longueur; le fond de cette poche est adhérent à la face interne du feuillet réfléchi du péricarde.

Si on verse de l'eau dans l'aorte, elle pénètre dans le ventricule gauche; les valvules sygmoïdes laissent entre elles un écartement triangulaire dont la base a huit lignes de longueur, et qui va en se rétrécissant graduellement jusqu'au sommet; et si on calcule l'aire du triangle, en multipliant sa base par la moitié de sa hauteur (à peu près quatre lignes), on aura une ouverture de trente-deux lignes carrées, par laquelle le sang pouvait refluer dans le cœur pendant la vie. Ces valvules sont épaissies, leurs bords droits, et le tubercule d'Arantius effacé; elles sont transformées en un tissu assez ferme, élastique, très analogue au cartilage. Si on introduit le doigt dans l'aorte par le ventricule, on peut sans effort relever les valvules, qui alors laissent entre elles un écartement qui, pendant la vie, ne pouvait aucunement porter obstacle à la projection du sang.

Au-dessus de la valvule sygmoïde droite, l'aorte présente une ouverture parfaitement circulaire de quatre lignes de diamètre, et qui communique avec la petite poche signalée plus haut; la membrane externe de l'artère paraît seule en former les parois.

La surface interne de l'aorte est, çà et là, parsemée de plaques jaunâtres sous-jacentes à la membrane interne, qui est pâle et ferme. Le tronc brachio-céphalique, les sous-clavières, les carotides, les axillaires, ont un calibre qui nous semble plus grand que dans l'état normal ; elles n'offrent, au reste, aucune altération de tissu. Les brachiales, cubitales et radiales sont remarquablement flexueuses ; à part l'hypostase sanguine de la partie postérieure de l'un et l'autre poumon, les autres organes n'ont pas présenté d'altération bien notable. (Guyot, *de l'insuffisance des valvules sygmoïdes aortiques*. Thèse, *Paris*, 1834.)

Quatrième observation.

PALPITATIONS ANCIENNES. — DIFFICULTÉ DE RESPIRER, BRUIT DE SOUFFLET COMME INTERMITTENT. — MORT. — DILATATION PASSIVE DES CAVITÉS DU CŒUR. — VALVULES SYGMOÏDES DE L'AORTE ENTIÈREMENT OSSIFÉES.

Un homme âgé de soixante-dix ans, maigre et décrépit, fut admis à la clinique de la Pitié le 2 novembre 1832 : il éprouvait, depuis plusieurs années, des palpitations irrégulières assez fortes, accompagnées de toux sèche, d'oppression très grande augmentant par la progression ascendante.

Presque toutes les parties de la face, particulièrement les lèvres et la langue, étaient violacées ; l'aus-

cultation ne démontra d'abord l'existence d'aucun
bruit anormal dans la région précordiale; la percussion n'offrit également rien de remarquable; le
pouls était fréquent, mais régulier; il y avait un
peu de toux catarrhale; mais bientôt il survint une
gêne évidente dans la circulation, pour laquelle on
fit au malade une forte application de sangsues à l'a-
nus, qui fut suivie d'un emplâtre stibié entre les
épaules.

Le 8, le malade, malgré l'emploi de ces moyens,
était dans un état d'anxiété remarquable; la face
était violette, les veines jugulaires distendues, le
pouls petit, irrégulier; on percevait dans la région
précordiale un bruit de soufflet. Ces symptômes se
calmèrent un peu; il paraît même que le bruit de
soufflet cessa un moment pour reparaître ensuite,
alternative qui avait lieu plusieurs fois dans la journée.
On eut recours à l'usage de la teinture de digitale,
aux bains de pieds sinapisés; le malade en fut momentanément soulagé; mais il mourut quelques
jours après.

Ouverture cadavérique.

Le sujet est dans un état d'émaciation remarquable : il est privé de verge; une cicatrice annonce
que cet organe a été amputé depuis long-temps; les

cartilages intercostaux sont ossifiés. Le péricarde est presque entièrement recouvert par le bord antérieur du poumon, il contient peu de sérosité ; le cœur présente une augmentation de volume de plus d'un tiers au moins ; les cavités droites sont distendues et minces ; les oreillettes et le ventricule gauches présentent la même disposition ; la cloison des ventricules est peu consistante ; les valvules sygmoïdes, les valvules tricuspides et bicuspides sont saines ; les trois valvules sygmoïdes de l'aorte sont entièrement ossifiées. L'une d'elles est disposée en panier de pigeon, comme on le dit, et fait saillie dans la cavité de l'aorte ; son extrême densité ne lui permet pas de se rapprocher des parois de cette artère. Les deux autres valvules, au contraire, également ossifiées, sont accolées contre les parois artérielles, et n'en peuvent être écartées. On voit manifestement par cette disposition que les deux tiers du calibre de l'orifice de l'aorte étaient constamment libres, et que l'autre tiers était toujours occupé par la saillie que formait l'une des trois valvules sygmoïdes. L'aorte ascendante et la courbure sous-sternale de cette artère offrent de nombreuses plaques d'ossification. Les poumons sont gorgés de mucosités ; la pie-mère est infiltrée d'un peu de sérosité ; une ou deux petites cuillerées de ce liquide sont épanchées dans les ventricules latéraux. L'appareil digestif n'offre rien de remarquable. (Extrait du *journal hebdomadaire de médecine et de chirurgie*, tome 9, page 475 ; observation de M. Martin-Solon.)

Cinquième observation.

PALPITATIONS. — SUPPRESSION MENSTRUELLE. — INFILTRATION GÉNÉRALE. — BRUIT DE SOUFFLET; BRUIT CATAIRE. — EXPECTORATION SANGUINE. — MORT. — ÉPANCHEMENTS SÉREUX DANS LA POITRINE ET L'ABDOMEN. — HYPERTROPHIE DU CŒUR. — DÉGÉNÉRATION FIBRO-CARTILAGINEUSE DE LA VALVULE TRICUSPIDE.

Une blanchisseuse âgée de 24 ans se plaignait de palpitations et d'une diminution sensible dans la quantité du sang qu'elle perdait ordinairement à ses époques menstruelles ; les règles finirent par manquer totalement. Quelques mois après, le ventre se tuméfia ; il survint de l'infiltration générale qui détermina la malade à entrer à l'hôpital Beaujon le 24 août 1832.

Face pâle, infiltration générale du tissu cellulaire sous-cutané, respiration difficile, toux, expectoration muqueuse, sanguinolente ; son mat à la partie inférieure et antérieure du côté gauche qui diminue en haut lorsqu'on fait incliner la malade à droite, battements du cœur obscurs, émoussés à la partie moyenne de la région précordiale, bruit de soufflet, qui se rapproche quelquefois du bruit cataire,

pouls dur et serré, donnant 112 pulsations par minute ; abdomen distendu, mais indolent, avec fluctuation d'un liquide ; diminution des urines, etc.
(Saignée du bras, digitale pourprée à la dose d'un
demi-grain, matin et soir, associée à de la limaille de
fer à dose croissante). Le bruit de soufflet dont il a été
question plus haut, diminue, puis augmente quelques jours après ; l'élévation et l'abaissement du pouls
suit la même variation, avec une différence d'environ
vingt pulsations, par minute.

Le 17, expectoration rouillée, pouls irrégulier,
battements du cœur tumultueux, oppression plus
forte ; (saignée de dix onces.)

Le 18 respiration plus facile, expectoration moins
rouillée, battements de cœur moins tumultueux, mais
augmentation de la difficulté de respirer. — Mort.

Ouverture cadavérique.

Infiltration générale du tissu cellulaire sous-cutané accompagnée de collections séreuses qui avaient
été signalées pendant la vie ; une grande partie du
poumon gauche est infiltrée de sérosité sanguinolente et le siége d'une sorte d'hépatisation. Le volume du cœur est augmenté d'un tiers, ses cavités
très larges, les parois de ses ventricules d'égale

épaisseur, le gauche étant un peu aminci, et le droit
légèrement hypertophié ainsi que la cloison ventriculaire. Les orifices artériels n'offrent rien de
remarquable ; la valvule tricuspide présente sur sa
surface interne, entre son insertion et son bord
frangé, une végétation annulaire d'une densité fibro-
cartilagineuse, de couleur blanche, de deux lignes
de hauteur, dirigée vers l'oreillette, et se déchirant
aisément sous les efforts du doigt. Par cette disposition, la valvule forme une ouverture circulaire
de deux à trois lignes de diamètre, constamment ouverte, et qui tout en n'empêchant pas l'entrée du
sang de l'oreillette dans le ventricule droit, permet
aussi le reflux du sang de ce ventricule dans l'o-
reillette ; on voit à gauche, sur la valvule mitrale,
quelques végétations de même nature, du volume
d'un grain de chenevis, développées sur le bord
frangé de la valvule.

Les autres organes n'offrent rien de remarquable.

(Idem.)

Sixième observation.

PALPITATIONS, ÉTOUFFEMENTS. — INFILTRATION DES EXTRÉ-
MITÉS. — FAIBLE BRUIT DE SOUFFLET QUELQUES JOURS AVANT
LA MORT. — DILATATION DU VENTRICULE ET DE L'OREILLETTE
GAUCHE. — TUMEUR ENKYSTÉE ET EN SUPPURATION DANS
L'OREILLETTE GAUCHE.

Jeanne Fèvre, âgée de 28 ans, couturière, d'une

constitution faible, était sujette depuis long-temps à des palpitations, à des étouffements et à une enflure passagère des pieds ; elle avait déjà été soignée dans plusieurs hôpitaux, lorsqu'elle entra à l'hôpital Necker, le 24 août; elle s'offrit à notre observation dans l'état suivant : respiration très difficile, suffocation imminente qui oblige la malade à se tenir assise dans son lit, la tête soutenue par des oreillers; battements du cœur faibles, étendus, sans impulsion et sans bruits anormaux, plus prononcés à gauche qu'à droite de la région précordiale ; pouls régulier mais faible et peu développé, donnant de 90 à 100 pulsations par minute.

L'état de cette malade a peu varié pendant les quinze jours qu'elle a passé à l'hôpital ; la respiration paraissait seulement de plus en plus difficile et embarrassée, et les battements de cœur plus tumultueux, avec un léger bruit de soufflet qui ne paraît pas avoir existé à l'époque de l'entrée de la malade à l'hôpital : elle mourut le 6 septembre à huit heures du matin. J'avais fait écrire sur la feuille de diagnostic: *Anévrysme du ventricule gauche avec dilatation du ventricule et de l'oreillette du même côté, sans hypertrophie.*

Ouverture cadavérique.

Anémie générale avec quelques sugillations cadavériques à la partie postérieure du thorax ; peau fine et luisante, un peu d'œdème au ventre et aux mollets. Les deux côtés de la poitrine offrent chacun un épanchement considérable ; le droit contient une pinte, et le gauche environ une pinte et demie de liquide épanché. Les poumons sont refoulés par ce liquide ; le droit est crépitant dans la plus grande partie de son étendue ; le gauche présente au milieu de sa face antérieure vis-à-vis le cœur une plaque de deux ou trois pouces de tissu pulmonaire rouge, dur, tout-à-fait imperméable, infiltré d'un sang qui ne s'écoule ni par l'incision, ni par la pression, et qui semble combiné avec le parenchyme ; cette plaque qui occupe presque toute l'épaisseur du poumon, et a tout l'aspect du foie, est nettement circonscrite et entièrement distincte du reste de l'organe. Cette portion malade nous paraît être le résultat d'une pneumonie chronique.

Le péricarde contient un peu de sérosité citrine.

Le cœur est pâle, flasque, assez volumineux, affaissé en forme de gibecière. Les cavités droites sont dans l'état normal.

Le ventricule gauche est aussi grand que le droit, et l'épaisseur des parois est la même. Les valvules mitrales sont dures, cartilagineuses ; il résulte de leur adossement deux petites ouvertures, du diamètre d'une plume à écrire, séparées l'une de l'autre par le tendon de la valvule intérieure.

L'oreillette gauche est très dilatée et pourrait loger un gros œuf de poule ; elle renferme du sang noir

et une espèce de *champignon*, d'une couleur rouge:
la forme de ce champignon ne peut mieux être com-
parée qu'à celle du *lycoperdon*, nommé vulgairement *vesse-de-loup*. Ce champignon n'avait point
de pédicule, mais était faiblement adhérent à la
face interne de l'oreillette, dont il s'était détaché sans
aucune traction et tandis qu'on examinait le cœur. Il
était situé à la partie supérieure gauche de l'oreillette, qui présente dans le point d'adhésion, des
inégalités paraissant avoir servi à une sorte d'in-
crustation. Cette espèce de tumeur, quasi libre
dans l'oreillette, a plus d'un pouce de diamètre; elle
offre une cavité centrale communiquant avec d'autres
plus petites remplies d'un liquide rougeâtre manifestement purulent; elle est d'apparence fibrineuse,
dure et coriace, excepté dans le point d'adhésion,
qui est un peu ramolli.

Les veines pulmonaires sont dilatées et remplies
d'un sang noir.

Cette observation n'est pas seulement remarquable
sous le rapport de la lésion des valvules mitrales, qui
réduisait l'orifice auriculo-ventriculaire à deux per-
tuis de moins d'une ligne chaque de diamètre, ce qui
établissait à la fois une insuffisance et un obstacle
à la circulation; mais elle offre encore une tumeur
pour ainsi dire flottante dans l'oreillette gauche, tumeur qui probablement fut primitivement formée
par un caillot sanguin, lequel est devenu ensuite le
centre d'un travail inflammatoire et d'une suppuration à laquelle l'oreillette n'a pris aucune part. Ce

champignon offre donc un exemple rare de maladie du sang susceptible, à ce qu'il paraît, de devenir le siége de différentes altérations encore mal déterminées. En effet, d'après l'aspect des parties, il était impossible d'établir un rapport quelconque de continuité entre la surface interne de l'oreillette et la tumeur; celle-ci s'y était seulement agglutinée, mais ne s'y attachait par aucun pédicule.

Septième observation.

(Extrait.)

Crévot, âgé de 53 ans, tourneur, demeurant à Meudon, entra à l'hôpital le cinq novembre 1833. — On écrivit sur la feuille du diagnostic: *Dilatation du ventricule gauche du cœur.—Bruit de soufflet au premier bruit normal.* La maladie remontait à sept mois, et on faisait coïncider son invasion avec un violent accès de colère.—Il y avait de plus une hypertrophie de foie qui débordait les côtes.—A l'ouverture du corps, on trouva le ventricule gauche hypertrophié et dilaté; la crosse de l'aorte était également prodigieusement dilatée et revêtue d'une couche membraneuse de cartilage accidentel. Cette dégénération cartilagineuse se faisait également remarquer

dans le pourtour de l'orifice auriculo-ventriculaire.
—Le ventricule droit était aussi hypertrophié.—Il
y avait une assez grande quantité d'eau épanchée
dans la poitrine.—Le foie était pareillement hypertrophié et son tissu ramolli.

Huitième observation.

(Extrait.)

Dains, âgé de 48 ans, marchand de vin à Vaugirard, entra à l'hôpital le 8 décembre 1833, dans
un état très avancé de maladie du cœur, avec une
oppression très forte et l'infiltration des extrémités
inférieures.—Il mourut le 11, trois jours après son
entrée.— On avait écrit sur la feuille du diagnostic :
(anévrysme actif du ventricule gauche, avec hypertrophie et dilatation, rétrécissement de l'orifice
auriculo-ventriculaire, et ossification des valvules
mitrales). Il y avait un bruit de lime très marqué au
premier bruit normal.— A l'ouverture du corps, on
trouva un cœur tellement gros, qu'il fut un objet
d'étonnement pour les assistants. Les cavités gauches
étaient dilatées et hypertrophiées en proportion.
Tout le pourtour de l'orifice auriculo-ventriculaire
était passé à l'état de fibro-cartilage ; les extrémités
des valvules mitrales étaient ossifiées de manière à

ne pouvoir se joindre ; elles établissaient par conséquent une insuffisance remarquable.

Les deux observations de péricardite que nous avons rapportées au commencement de ce mémoire, ont offert, avec quelques modifications, un phénomène d'une grande importance, et qui peut être considéré, dès à présent, comme un signe certain de l'inflammation de l'enveloppe séreuse du cœur, maladie regardée jusqu'à ce jour comme très obscure. Ce signe consiste dans une sorte de frottement qui a été comparé par les uns au bruit que fait une selle neuve, ou tout simplement du cuir neuf froissé ou mis en œuvre ; par les autres, au froissement d'un morceau de taffetas, ou bien encore au bruit d'une petite roue en mouvement. Il peut encore présenter les caractères plus ou moins prononcés du bruit de râpe ou de soufflet produit par l'ossification ou l'insuffisance des valvules cardiaques. Nous croyons du reste que les variations que l'on observe quelquefois chez le même malade, à différentes époques de la maladie, tiennent à des causes très diverses, telles que la nature de la fausse membrane qui se forme dans la péricardite, son étendue, la présence et la quantité de la sérosité épanchée par suite de l'inflammation, les progrès plus ou moins rapides de cette inflammation, etc. Ce bruit de frottement, résultat du glissement l'une sur l'autre, des surfaces séreuses enflammées du cœur et du péricarde, alors que de-

venues inégales et couenneuses, elles ne sont plus
enduites du produit de l'exhalation, ce frottement,
disons-nous, n'a pas été l'objet de recherches suivies,
quoique Laënnec l'eût déjà signalé depuis long-
temps, et qu'on fût bien d'accord d'ailleurs sur l'insuffisance et l'incertitude des signes de la péricardite.
Mais peut-être est-ce à ce célèbre pathologiste lui-
même qu'il faut attribuer le peu d'empressement que
les médecins ont mis à constater ce phénomène si important, puisqu'après l'avoir signalé et comparé au *cri
du cuir* d'une selle neuve sous le cavalier, il ajoute;
*j'ai cru pendant quelque temps que ce bruit pouvait
être un signe de péricardite, mais je me suis convaincu depuis qu'il n'en est rien* (1). En conséquence,
il n'en fit aucune mention dans l'article péricardite
de sa deuxième édition. Quelques-uns de ses élèves,
et notamment M. Colin, assurrèrent l'avoir rencontré depuis, et M. Mériadec Laënnec, auteur de la troisième édition de l'ouvrage de son cousin, publié en
1831, semble n'avoir aucun doute sur la réalité de
ce signe, *que de nouveaux faits*, dit-il, *viendront
un jour confirmer* (2).

D'après cet exposé, le lecteur est à même d'apprécier le mémoire publié par un médecin anglais
(M. Stokes) (3), et le degré d'originalité de ce travail,

---

(1) Traité de l'auscultation, tom. 3, pag. 64, deuxième édition.
(2) Tom. 3, pag. 262 (*note*).
(3) Recherches sur la diagnostic de la péricardite, par William
Stokes de Dublin (*Journal of medical and chirurgical science*, 1833.)

d'ailleurs si estimable. Cet auteur, qui a recueilli plusieurs faits servant de base à son mémoire, se sert constamment du mot *frottement*; c'est assurément, dans le plus grand nombre de cas, le terme le plus exact, quoiqu'il soit vrai de dire qu'en certaines circonstances, la comparaison avec le bruit de cuir neuf est des plus exactes : ainsi, dans un cas que m'a communiqué le docteur Clémanceau, chez un malade qui, suivant toutes les apparences, était atteint de péricardite, ce médecin, observateur d'ailleurs fort exact, m'a assuré avoir entendu, trois jours avant la mort du malade (qui malheureusement ne fut point ouvert), un bruit de cuir neuf si marqué, qu'il croyait, dit-il, entendre un diminutif du craquement des bottes neuves dont le cuir est sec, lorsqu'un individu portant une chaussure neuve, marche ou monte un escalier.

Ce bruit paraît être, comme cela se conçoit d'ailleurs très bien, en raison inverse de la matité de la région précordiale, suite de l'épanchement d'une certaine quantité de liquide dans le péricarde, parce que ce liquide empêche le frottement des surfaces inégales et enflammées : particularité bien établie dans notre deuxième observation, et par le docteur Stokes; il cite même plusieurs cas où l'on peut suivre distinctement la disparition du bruit de frottement à mesure que la maladie faisait des progrès, et le retour de ce bruit avec le retour de la sonoréité.

Le médecin irlandais pense qu'on doit considérer le bruit de frottement, quelle que soit sa forme, comme un signe de péricardite, dans les circonstances suivantes :

1° Lorsqu'il se manifeste subitement (une maladie des valvules ne pouvant arriver à produire si promptement un bruit de râpe intense).

2° Lorsqu'il s'accompagne d'un frémissement sensible à la main.

3° Lorsqu'il se déplace rapidement, suivant les progrès de l'inflammation.

4° Lorsqu'il accompagne les deux bruits du cœur, dans un cas où, auparavant, il n'y avait aucun symptôme de maladie de cet organe.

5° Lorsqu'il disparaît sous l'influence du traitement, et ne reparaît pas lorsque le cœur est excité.

6° Lorsqu'il n'est perceptible que dans une très petite étendue, même quand il est très fort.

Comme ce sujet est d'une grande importance, et que le travail du docteur *Stokes* n'est connu en France que par un extrait inséré dans les *Archives générales de Médecine* (1), nous croyons devoir transcrire ici les propositions peut-être prématurées, qui terminent le Mémoire sur le diagnostic de la péricardite.

I. Dans la péricardite avec exsudation de *lymphe plastique*, le frottement des deux surfaces inégales

____

(1) Tome 4, 2ᵉ série.

produit un bruit perceptible à l'oreille, et une vibration sensible à la main, qui font reconnaître
sûrement la maladie, même en l'absence de tous les
autres symptômes.

II. Plus les surfaces du péricarde sont inégales,
plus les symptômes sont distincts.

III. Le bruit de frottement accompagne les deux
bruits du cœur, dans presque tous les cas.

IV. En général, il n'est perceptible qu'à la région
préordiale.

V. Il se présente avec diverses modifications,
mais souvent il ressemble au bruit qui est produit par
une maladie avancée des valvules du cœur.

VI. Il est distinct au plus haut degré, quand la
région du cœur continue à donner un son clair à la
percussion ; mais l'existence d'un liquide dans la
cavité du péricarde n'implique pas nécessairement
sa disparition complète.

VII. Il peut se reproduire après la résorption du
liquide contenu dans le péricarde, ou le renou-
vellement de l'inflammation.

VIII. Le bruit de frottement peut être manifeste
lorsque le frémissement n'est plus perceptible à la
main.

IX. Il est rapidement et notablement modifié par
un traitement antiphlogistique direct.

J'ai deux fois entendu le bruit de frottement dans

la péritonite en auscultant l'abdomen ; mais comme
les malades ont guéri, la démonstration rigoureuse
de l'existence de ce bruit, comme signe de l'inflammation du péritoine, me manque. Il paraît, au reste,
que ce signe a été déjà plusieurs fois constaté à l'hôpital Cochin, par un médecin et un élève interne de
cet hôpital.

————

La plupart des bruits du cœur, dont les observations que nous avons rapportées offrent des exemples, ont exercé la sagacité des physiologistes et des
médecins qui se sont efforcés de découvrir la cause
de ces phénomènes, et d'y trouver en même temps
un moyen précieux de diagnostic. Mais ce point d'é-
tiologie est difficile à éclaircir, parce que les maladies du cœur dans lesquelles on observe les bruits
anormaux dont nous parlons, ne deviennent dangereuses ou mortelles qu'après un long espace de temps
pendant lequel on perd souvent les malades de vue ;
ou bien lorsqu'ils viennent mourir dans un hôpital,
après en avoir parcouru plusieurs ; alors ils ne sont
plus à même de donner des renseignements suffisants
sur leur état. Nous avons habituellement à l'hôpital
Necker un bon nombre d'individus atteints de maladies du cœur, et cependant, nous sommes rarement à même de recueillir des histoires complètes
de ces malades, qui quittent souvent l'hôpital pour
aller mourir ailleurs.

Laënnec crut trouver l'explication de certains
bruits anormaux du cœur, tels que ceux de râpe, de
soufflet, etc., dans les contractions des fibres de ce

viscère, contractions qui, d'après les observations délicates et minutieuses de certains physiologistes, produisent une sorte de roulement sonore et ronflant, comme ferait un corps auquel on imprime un mouvement rapide de rotation. Cet auteur était dominé par une sorte de préoccupation qui le portait à éloigner toute espèce de comparaison physique, même celle résultant d'expériences qu'il avait faites en injectant de l'eau dans des tuyaux à incendie; le bruit du liquide injecté n'était, selon lui, qu'un frémissement nullement comparable aux phénomènes de l'organisme; et quand la pression de la main sur ces tuyaux augmentait ce bruit ou lui donnait un autre caractère, il attribuait ce changement à la contraction des muscles des mains et non au choc du liquide. Cette théorie subtile devait bientôt faire place à une autre toute naturelle et qui, comme on dit, tombe sous les sens, celle qui consiste à expliquer les bruits anormaux du cœur par le choc du sang contre les parois cardiaques, ou le frottement qu'éprouve ce liquide en passant à travers les rétrécissements que causent les lésions organiques des valvules auriculo-ventriculaires aortiques, tricuspides; lésions qui diminuent quelquefois de beaucoup les orifices cardiaques et artériels.

Plus tard, M. Bouillaud auquel la théorie des bruits anormaux du cœur et des artères est redevable de beaucoup de recherches, admit que trois circonstances pouvaient influer sur le développement de ces bruits:

1º l'augmentation de la puissance motrice du cœur;
2º le rétrécissement de quelque point du canal que
doit traverser le sang; 3º l'inégalité des surfaces habituellement lisses et polies en contact avec ce liquide.

Un médecin écossais, M. Corrigan (1) , qualifiant
d'*insuffisance* cet état d'altération dans lequel les
valvules ne peuvent exactement fermer les orifices
cardiaques, couper la colonne du sang et empêcher
le reflux, explique le bruit de soufflet par cette même
insuffisance. Ce mot nouveau qui est loin d'exprimer une idée nouvelle, a en quelque sorte fait fortune parmi nous; et l'altération qu'il caractérise est
devenue un objet d'étude suivie : un jeune médecin
dejà cité, M. Guyot, vient de lui consacrer une
bonne thèse, dont les matériaux ont été recueillis
dans les salles d'un des médecins de Paris qui cultive
avec le plus d'ardeur la science médicale, M. Rayer.
D'après M. Guyot, comme dans tous les cas d'insuffisance de l'appareil valvulaire, on ne rencontre pas
les phénomènes si remarquables signalés par M. Corrigan, il faut nécessairement établir deux catégories:
dans la première se trouvent les cas dans lesquels
les valvules sont tellement imprégnées de sels cal-
caires qu'elles ne peuvent plus s'élever lors de la systole, et forment un plancher immobile , au centre
duquel n'existe qu'une étroite fissure (2) à travers
laquelle le sang peut s'échapper; *dans la seconde*

____

(1) Journal de Médecine et de Chirurgie d'Édimbourg.
(2) C'est le sujet fort rare de notre observation 6ᵐᵉ.

catégorie viennent se grouper tous les cas dans lesquels les valvules aortiques, permettant aussi le reflux pendant la diastole, se relèvent jusqu'à un certain point contre les parois aortiques, lorsque la systole ventriculaire s'opère, et offrent ainsi une libre voie au sang. Les observations troisième et quatrième doivent être rangées dans cette catégorie. D'après des recherches postérieures faites à l'hôpital de la Charité sur ce point de diagnostic qui présente de grandes difficultés, on est parvenu à établir que l'insuffisance des valvules auriculo-ventriculaires produit le bruit de soufflet au premier bruit normal du cœur, tandis que celle des valvules sygmoïdes artérielles produit le même bruit de soufflet au deuxième bruit normal du cœur (1); par conséquent on a été déjà plus loin que *Corrigan*, en établissant l'insuffisance des valvules de l'orifice auriculo-ventriculaire, dont nous avons recueilli un exemple il y a peu de jours (*Voy*. l'observation sixième). Quant au mécanisme du bruit de soufflet dû à l'insuffisance des valvules, on ne peut guère l'attribuer qu'au frottement qu'exerce le sang lorsqu'il reflue contre les valvules sygmoïdes altérées, puis contre l'aorte et contre les gros troncs qui en naissent.

On a fait beaucoup d'expériences pour expliquer et démontrer, au moyen de l'analogie, le bruit de frottement que pouvait causer le sang dans certaines cir-

---

(1) Lettre de M. Littré, sur les bruits du cœur. *Gazette médicale de Paris*, du 13 septembre 1834.

constances, en parcourant les canaux qui lui sont destinés. M. Pelletan, par exemple, a expérimenté que lorsqu'un liquide se meut avec une vitesse quelconque dans un canal à surface lisse, on ne perçoit, à l'extérieur, aucune espèce de bruit; mais si, au contraire, la surface intérieure de ce canal est inégale, ou si elle présente des saillies, on perçoit un bruit d'une nature particulière, analogue au bruissement, ce qui ressemble certes beaucoup au bruit de soufflet (1).

D'un autre côté, M. Magendie, prenant une autre voie pour expliquer les bruits physiologiques du cœur, a, dans un mémoire lu récemment à l'Institut, cherché à établir que ces phénomènes sont le résultat, non du déplacement des valvules artérielles, mais d'un double choc qu'exerce le cœur sur les parois du thorax; l'un de ces chocs ayant lieu par la pointe de cet organe à l'instant de la contraction des ventricules, l'autre par la face antérieure, au moment de leur dilatation.

L'auteur n'a point encore fait connaître la partie de son mémoire qui a trait aux bruits anormaux du cœur; mais déjà on peut pressentir qu'il ne sera pas d'accord avec ceux qui expliquent le bruit de soufflet, de râpe, de lime, de scie, etc., par le frottement du sang contre les valvules mitrales, sygmoïdes ossifiées, rétrécies et dont l'occlusion n'est pas parfaite, puisqu'il commence par ne pas admettre, dans l'état

---

(1) *Lancette française*, Gazette des Hôpitaux civils et militaires, 18 décembre 1832.

physiologique, l'action physique et appréciable à l'oreille, du sang sur les cavités du cœur, les valvules et les troncs artériels. Déjà M. Bouillaud a déclaré, dans une lettre écrite à l'Académie des sciences, qu'il avait obtenu des résultats contraires à ceux du célèbre physiologiste de l'Institut (1) ; et, dans une seconde lettre, il a combattu avec force l'ingénieuse théorie de M. Magendie, en concluant qu'elle ne pouvait rendre un compte aussi satisfaisant des bruits anormaux du cœur, que celle qu'il a exposée dans sa première lettre, laquelle place la cause du *tic tac* ou double bruit du cœur, dans le jeu des valvules et le passage du sang à travers les orifices de cet organe (2).

M. Piorry, dont le zèle pour la science est si connu, a tenté de nouvelles expériences pour dissiper les doutes dont la physiologie et la pathologie des battements du cœur sont encore enveloppées. Il a pris tout simplement un clysso-pompe, à l'aide duquel il a établi un courant d'eau par saccade dans un tuyau non compressible; les assistants entendirent, à l'aide d'un stéthoscope appliqué sur ce conduit, un bruit analogue à celui qu'on produit en soufflant dans les mains; plus le coup de piston était fort, plus le bruit était intense, et cependant la surface interne du tuyau était unie et sans aucune aspérité... On fit la même expérience sur la veine cave inférieure d'un cadavre et pendant qu'un courant d'eau pénétrait dans

---

le poumon par l'artère pulmonaire. L'auscultation faisait entendre le passage du liquide avec un bruit analogue à celui qu'on entend dans les cavités du cœur pendant la vie. L'expérience fut également pratiquée sur les veines pulmonaires à travers le cœur gauche, et on obtint le même résultat. Le caractère du bruit variait, suivant des circonstances inappréciables, depuis le souffle jusqu'au bruit sourd; plus le coup de piston était fort, plus les bruits étaient marqués, etc.

Ces expériences furent répétées; le sternum étant enlevé, il n'y eut aucun changement notable dans les résultats. On injecta les deux côtés du cœur à la fois; on plaça une ligature mollement serrée sur l'aorte, près du cœur, de manière à en diminuer la capacité, en rendant la surface interne de l'artère rugueuse, et à offrir plus de résistance au liquide. Le bruit de soufflet fut extrêmement marqué, sur-tout vis-à-vis du resserrement de l'artère. D'autres expériences analogues faites par l'auteur sur le trajet de l'aorte, l'ont convaincu que les bruits qui se font entendre dans les artères, peuvent avoir lieu sans qu'il y ait de rétrécissement dans les vaisseaux; que toutefois ce rétrécissement augmente l'intensité du bruit (1). Les conclusions à tirer de ces expériences sont faciles à établir; mais elles sont opposées, en beaucoup de points, à celles que MM. Pelletan et Magendie ont tirées d'autres expériences faites

____

(1) *Archives générales de médecine*, juin 1834.

dans le même but. M. Piorry ne le dit pas ; mais notre rôle d'historien nous oblige à le faire remarquer e

Après avoir lu ce que nous venons d'exposer, on ne peut s'empêcher de déplorer la destinée des expériences physiologiques dans cette question comme dans beaucoup d'autres ; ainsi, M. Bouillaud contredit formellement M. Magendie, M. Piorry obtient des résultats différents de M. Pelletan, et, ce qui est plus fâcheux encore, M. Piorry armé de ces résultats d'expérimentation qu'il compare aux œuvres de la nature même, ne nous a pas semblé tout-à-fait d'accord avec M. Piorry, médecin de la Salpêtrière, visitant deux cents malades par jour, faisant un grand nombre d'ouvertures de cadavres, et ne trouvant pas le bruit de soufflet une fois sur vingt chez des individus atteints pourtant d'ossifications et de rétrécissements des orifices du cœur ; et cependant ces individus se trouvent dans des conditions analogues à celles des sujets de ses expériences. Ce n'est pas sans doute la faute de M. Piorry si les conséquences ne sont pas plus rigoureuses ; mais la faute d'un sujet hérissé de difficultés. Quant à nous, si, faisant abstraction de toute expérimentation que nous n'avons pas faite, et qui nous paraît si fautive en l'absence de la vie et avec les dispositions d'esprit si diverses des expérimentateurs ; si, disons-nous, nous interrogeons les observations et les ouvertures de corps qui nous sont propres, nous n'hésiterons pas à regarder les bruits anormaux du cœur comme le résultat des rétrécissements de ses cavités, et de celle des artères qui en naissent, ainsi que de l'ossification de ses valvules, qu'il en résulte ou non *insuffisance*. Nous partageons, à cet égard, l'opinion de M. Bouillaud ; et les exceptions qu'on peut citer contre cette manière de voir, si elles ne confirment pas la règle, ne peuvent pas au moins l'infirmer. Si l'on vient nous dire maintenant qu'on n'entend que rarement le bruit de soufflet chez les vieilles femmes de la Salpêtrière, qui cependant présentent après la mort des ossifications valvulaires et des rétrécissements aux orifices cardiaques, nous répondrons que c'est là un effet de l'âge ; que chez ces vieilles femmes usées, le cœur n'a pas suffisamment d'énergie pour imprimer un mouvement assez rapide au sang et un frottement qui en soit la conséquence immédiate. C'est à cette cause qu'il faut attribuer le faible bruit intermittent mentionné dans notre observation quatrième, dont le sujet avait soixante-dix ans et était épuisé par les excès et la misère. Quoique nous soyons bien loin de nier que le bruit de soufflet ne puisse être le résultat d'une autre cause que celle qui produit le choc ou le frottement du sang dans les cavités du cœur et les vaisseaux, nous devons pourtant dire que nous n'avons jamais observé le bruit de soufflet, de lime, de râpe, de scie, etc., chez des individus qui ont succombé, sans que des ossifications et des rétrécissements vasculaires soient venus expliquer ces bruits anormaux.

Il faut avouer qu'il est plus difficile d'expliquer le bruit de *diable* qu'on entend dans les artères de cer-

taines femmes non menstruées et chlorotiques, bruit
qui resssemble moins qu'on ne le dit au bruit de soufflet du cœur. Nous croyons cependant que les courbures et les embranchements des carotides, des iliaques, sont pour beaucoup dans la production de ce
bruit de roue, si frappant quand on applique le stéthoscope sur le trajet de la carotide des filles affectées
de chlorose ou d'aménorrhée; et avec d'autant plus
de raison, que cet état de maladie est toujours accompagné d'une excitation du cœur, de battements
qui projettent avec plus de force le sang vers la tête.

Il est une autre particularité qui nous paraît devoir concourir puissamment à la production de ce
phénomène, c'est la diminution de la quantité du
sang qui certes est bien réelle chez des chlorotiques,
dont la nutrition est faible, et l'hématose languis-
sante. Eh bien, je ne sais si je me trompe, mais
il me semble que le sang étant en moindre quantité,
doit parcourir les vaisseaux avec plus de rapidité, et
donner lieu à plus de frottements. N'arrive-t-il
pas souvent que le pouls est plus fréquent après la
saignée, qui manifestement a diminué la quantité
du fluide sanguin ? Nous pouvons invoquer à l'appui de l'explication que nous donnons ici, les expériences faites par *Hope* sur des chiens. Cet auteur,
après avoir établi que lorsque des bruits accidentels
se passent dans le cœur et les artères, il y a augmentation de frottement *dépendant d'un changement dans la circulation*, s'exprime ainsi : huit ou
dix chiens furent saignés plus ou moins fréquem-

ment depuis une jusqu'à dix fois, et à des intervalles de 24 à 72 heures. Les résultats furent que le lendemain de la première ou de la seconde saignée, portée à huit ou dix onces, le bruit de systole du cœur, auparavant fort et clair, s'accompagna d'un bruit de soufflet; l'impulsion augmenta et devint vive et précipitée, le pouls fréquent et saccadé. Ces phénomènes augmentèrent à un point extrême à la quatrième ou à la cinquième saignée; alors le bruit de soufflet devint très fort, le pouls bondissant, le frémissement cataire très prononcé, et les pulsations artérielles perceptibles, non-seulement lorsqu'on appliquait le doigt sur une artère volumineuse, mais encore lorsqu'on embrassait avec la main une large surface du corps. En outre, le bruit de soufflet était distinctement entendu lorsque le stéthoscope était appliqué sur une artère volumineuse, comme la fémorale, la carotide, etc. (1)

Quant au bruit de soufflet encéphalique produit, dit-on, par l'engorgement des organes contenus dans le crâne selon *Fisher* (2) nous avons vainement cherché à le constater dans les cas analogues à ceux dont parle le médecin de *Boston*. M. Baudelocque, médecin de l'hôpital des enfants malades, n'a pas été plus heureux que nous. Nous craignons en vérité, sans pourtant l'affirmer, que le médecin américain ait

____

(1) *Treatise on the diseases of the heart and great vessels.*
(2) *The Medical Magazine*, n° 15.

commis une erreur en prenant pour un phénomène *sui generis* le retentissement du bruit respiratoire qui se forme en partie dans les fosses nasales, l'arrière-bouche avec le concours du voile du palais, et se transmet à l'oreille appliquée sur le sommet de la tête par les os du crâne. Voici, au reste, comment le docteur Fisher explique ce nouveau bruit de soufflet : *il a son siége dans les troncs artériels de la base du crâne, lorsqu'ils sont comprimés par le cerveau, ce qui a lieu toutes les fois que ce viscère est refoulé par un épanchement de liquide, ou augmenté de volume par un épanchement inflammatoire. Le calibre des artères est alors diminué, le sang n'y circule plus qu'avec difficulté, et c'est cette gêne de la circulation du frottement du sang contre les parois des artères, qui produit le bruit du soufflet encéphalique.*

RECHERCHES ET OBSERVATIONS

SUR LES ACCIDENTS PRODUITS

PAR LES CALCULS BILIAIRES

RÉCEMMENT FORMÉS,

ET SUR LES MEILLEURS MOYENS D'Y REMÉDIER.

Il y a sans doute peu de médecins qui n'aient observé les accidents formidables que produisent, à de longs intervalles, les calculs biliaires, lorsque les étroites parois de la vésicule qui les renferme, ou celle du canal cholédoque qu'ils traversent quelquefois, ne sont pas encore accoutumées à leur contact douloureux. Néanmoins ces accidents, auxquels il faut joindre ceux qui surviennent en même temps dans les fonctions du foie, n'ont point été appréciés et décrits d'une manière convenable. Durande a publié, dans les actes de l'académie de Dijon, un mémoire sur ce sujet : il est fâcheux que les faits que ce mémoire renferme aient été recueillis avec si peu de soin. L'auteur avait observé beaucoup de malades; mais il ne fait, le plus souvent, qu'indiquer leur istoire. Il s'est d'ailleurs fait illusion sur les effets du remède qui dans la suite a porté son nom. Beaucoup d'auteurs parlent vaguement, à la vérité, de la colique bilieuse, qu'ils considèrent comme une maladie épidémique, et qu'ils attribuent d'ailleurs à toute autre cause que les calculs biliaires. Des praticiens ont confondu les douleurs atroces qu'ils produisent, avec les coliques saturnines et végétales, les souffrances provenant de quelques affections encore peu connues de la moelle épinière. Enfin les ouvrages les plus récents sur les maladies du foie et de ses annexes, n'offrent rien de satisfaisant sur ce sujet.

La trente-septième lettre de Morgagni, sur *l'ictère et les calculs biliaires*, contient une foule de faits, des recherches savantes ; mais les auteurs cités avec profusion par le savant pathologiste, ne lui ont guère offert que des observations incomplètes, stériles sous le rapport des signes de l'affection calculeuse à son origine, et nulles sous le point de vue du traitement.

Nous avons donc pensé qu'il pouvait être utile d'appeler l'attention sur ce point de médecine pratique ; et que ce travail pouvait mettre les jeunes médecins à même de reconnaître plus facilement les souffrances aiguës causées par les calculs biliaires, dont on s'est généralement plus occupé sous le rapport de la chimie que sous celui de la physiologie et de la pathologie. Commençons par exposer les observations, les faits qui servent de base à ce mémoire.

Première observation.

26 ANS; LONGS ET VIFS CHAGRINS. — ACCÈS RÉITÉRÉS DE DOULEURS AIGUES DANS LE DOS ET L'ÉPIGASTRE; VOMISSEMENTS BILIEUX; ICTÈRE. — BAINS; SAIGNÉES; ANTISPASMODIQUES; NARCOTIQUES; REMÈDES DE DURANDE — PURGATIFS; GUÉRISON APRÈS DIX MOIS DE TRAITEMENT ET L'EXCRÉTION D'UNE GRANDE QUANTITÉ DE CALCULS BILIAIRES; DEUX RECHUTES. — NOUVELLE GUÉRISON PAR L'APPLICATION DE LA GLACE.

Mᵐᵉ M***, âgée de 26 ans, d'une forte constitution et d'un tempérament bilieux très prononcé, d'un naturel timide, qui cache des passions impétueuses, a été, depuis l'âge de 18 ans, continuellement en proie à des affections morales tristes, par suite d'une union mal assortie; depuis sept ans, elle a éprouvé quatre accès éloignés d'un vomissement violent, dont le dernier accompagné des accidents les plus graves, fait le sujet de cette observation.

Lorsque les accès qui ont précédé celui-ci avaient lieu, Mᵐᵉ M** éprouvait, pendant un ou deux jours, des douleurs aiguës dans le dos, l'épigastre, puis elle vomissait avec de grands et douloureux efforts, à trois ou quatre reprises, de la bile claire et verdâtre.

Les douleurs continuaient en s'affaiblissant, durant deux ou trois jours, après lesquels la malade était parfaitement rétablie, sans avoir eu le moindre mouvement fébrile.

Le 21 juillet 1821, après avoir éprouvé, la veille, les douleurs ci-dessus indiquées, Mme M** vomit, à trois fois différentes et avec de grands efforts, une certaine quantité de bile jaune, épaisse. Les jours suivants, la digestion fut longue et pénible, il y eut de vives douleurs d'estomac, et tout annonçait que l'accès ne s'était pas terminé à la manière ordinaire. En effet, après huit jours d'un état de malaise, la malade vomit une petite quantité de bile jaune et épaisse ; la nuit suivante il survint du frisson, une douleur dans l'hypochondre droit ; le lendemain, la peau et les yeux étaient couverts d'une teinte jaune : il y avait de la fréquence dans le pouls, de la céphalalgie, etc. On donna pour boisson de l'eau de veau et une potion avec quelques gouttes d'éther et de laudanum. Le troisième jour, la malade se trouva soulagée, mais l'ictère avait augmenté d'intensité. Cet événement me donna la certitude que tous les accidents étaient produits par des calculs biliaires.

Le quatrième jour (24 juillet), l'ictère disparut presque entièrement à la faveur d'une sueur abondante, fétide qui teignit la chemise en jaune ; l'urine était jaune, épaisse, avec dépôt huileux; le pouls n'était plus fébrile, et l'hypochondre droit nullement douloureux.

La malade fut assez bien jusqu'au 5 août suivant,

époque à laquelle les douleurs du dos et de l'hypochondre droit reparurent, ainsi que les vomissements de bile verte. Les vomissements se renouvelaient fréquemment, et dans l'intervalle qui les séparait, Mme M * * éprouvait les souffrances les plus vives : elle ne pouvait être couchée ni assise ; il fallait que son corps fût courbé en avant et plié en deux, tandis que ses mains pressaient l'abdomen fortement contracté ; elle ressentait à chaque instant des frissons qui parcouraient toutes les parties du corps.

Le lendemain 6, le pouls était serré ; il y avait une douleur vive dans l'épigastre et la région du foie. Cette douleur correspondait à l'épaule droite. Le ventre était d'ailleurs souple, et l'organe biliaire ne paraissait être le siége d'aucun engorgement.

Prescription. Eau de poulet émulsionnée, dix-huit sangsues à l'anus, potion avec eau de laitue, sirop de limon, carbonate de potasse et quelques gouttes de laudanum, Lavements émollients réitérés.

Le 7, soulagement marqué ; le pouls est développé ; la peau est fraîche, mais la langue est jaunâtre et la bouche amère ; il y a une douleur sourde et un sentiment de fatigue dans les muscles de l'abdomen.

Prescription. Bains tièdes, cataplasmes émollients sur l'hypochondre droit, continuation des lavements de pavots. Les restes de cet accès se dissipèrent peu à peu, de manière que Mme M * * put continuer à nourrir un enfant dont elle était accouchée six semaines auparavant ; mais bientôt après, contre l'ordinaire, il se manifesta à de très courts intervalles, des douleurs dans l'épigastre, l'hypochondre et l'épaule du côté droit ; il survint de petits accès qui, conjointement avec les fatigues de l'allaitement, minèrent lentement la malade, et déterminèrent à envoyer l'enfant en nourrice. Ce parti pris dans de bonnes vues, au lieu de soulager la malade, l'affecta vivement, et fut la cause d'un nouvel accès, pendant lequel on fit deux applications de sangsues, l'une à l'hypochondre droit, et l'autre à l'épigastre ; on administra aussi deux fois le remède de Durande. Les accidents se calmèrent promptement, et la cessation de l'allaitement ne donna lieu à aucun autre dérangement.

Une violente attaque se manifesta de nouveau le 3 décembre suivant. Pendant quatre ou cinq heures que durèrent des douleurs presque inouïes, Mme M** vomit plusieurs fois comme à l'ordinaire. Elle éprouvait dans le côté droit, le dos et l'épigastre, une sensation déchirante qui ne lui permettait pas de faire le moindre mouvement, et l'obligeait à se tenir sur le dos, les genoux élevés et maintenus le plus rapprochés possible du tronc. L'accès se termina assez promptement le lendemain par un ictère général, ainsi que cela arrivait le plus souvent. On suspendit le remède de Durande pour se borner à des potions simplement éthérées. Dans le courant de décembre il y eut encore plusieurs accès, mais particulièrement le 31. A cette époque, la malade fut prise d'un violent vomissement, avec des douleurs intolérables dans le dos, qui durèrent toute une nuit et la contraignirent de se tenir assise sur son séant, la poitrine appliquée contre les genoux, livrée à un balancement régulier qui seul rendait la douleur supportable. Cet accès fut suivi d'ictère.

Prescription. Potion avec laudanum et castoréum; emplâtre de ciguë opiacé sur l'épigastre.

Dans le courant de janvier, les accès se montrèrent avec une sorte de régularité toutes les semaines et pendant le jour (jusque là ils avaient paru durant la nuit). Des sangsues furent appliquées à la vulve pour suppléer à l'écoulement des règles, qui avaient reparu deux mois après que madame M** se fut séparée de son enfant ; du reste, les accidents étaient à peu près les mêmes, avec quelques variations dans l'intensité.

Voyant que les saignées, les narcotiques employés sous des formes variées, ainsi que le remède de Durande, n'avaient aucun succès durable, je me décidai à administrer les purgatifs, recommandés en pareil cas par quelques auteurs, et dont j'avais jusque là redouté les effets. Vers la fin de janvier, je fis prendre à la malade une potion purgative composée de deux gros de séné, deux gros de sulfate de soude et une once de sirop de nerprun, dans quatre onces de véhicule. Cette potion excita d'abord de vives douleurs ; ensuite des selles copieuses dans lesquelles on trouva une grande quantité de petits calculs biliaires. Ces calculs étaient d'une très petite dimension, arrondis, inégaux, de couleur brune, et très friables. Quelques jours après, la malade en rendit encore un certain nombre. A dater de cette époque madame M** s'est trouvée beaucoup mieux ; ses accès ont disparu, et la maigreur affreuse à laquelle elle avait été réduite a été remplacée par un embonpoint qui lui était habituel.

Environ deux ans après sa guérison, madame M** a eu un nouvel accès de ce mal terrible, que j'ai dissipé promptement au moyen d'une application de glace sur l'hypochondre droit. Au mois d'octobre 1824, madame M** eut un violent accès qu'elle fit encore promptement cesser par une application de glace. Depuis cette époque, elle n'a plus rien ressenti ; elle a eu plusieurs enfants et se porte à merveille.

Deuxième observation.

45 ANS ; AFFECTIONS MORALES TRISTES. — DOULEURS VIVES ET PROFONDES DANS L'ÉPIGASTRE, REVENANT PAR ACCÈS DEPUIS PLUSIEURS ANNÉES, ET AVEC DES SOUFFRANCES ATROCES. — EMPLOI DE DIVERS MOYENS SANS SUCCÈS. — GUÉRISON OBTENUE PAR L'APPLICATION DE DEUX VESSIES PLEINES DE GLACE PILÉE.

Madame R***, âgée d'environ 45 ans, éprouvait depuis longues années, à des intervalles éloignés, des douleurs vives et profondes qu'elle rapportait à l'épigastre. Quand elle avait ces sortes d'attaques, elle était obligée de se tenir, comme la malade dont nous venons de parler, le corps plié en deux, et les mains appliquées sur l'abdomen, afin d'exercer une

compression qui seule rendait les souffrances tolé-
rables ; elle restait ainsi pendant plusieurs heures
invoquant à grands cris des secours qui ne la soula-
geaient pas ; le mal disparaissait pour revenir au
bout de quelques mois, sans qu'il y eût aucune diminution dans les accès. Je fus appelé auprès de cette
dame pendant l'une de ses attaques : prévenu par
un de ses parents qui m'avait dit que la malade, restée veuve de bonne heure, avait depuis long-temps
des accès d'hystérie, je n'eus d'abord aucune idée
fixe sur la nature de la maladie, attendu que je ne
trouvais pas d'ailleurs, ici, les caractères de la maladie qu'on m'avait annoncée ; ma thérapeutique fut
donc purement empirique. Après divers moyens qui
n'eurent pas plus de succès que ceux qu'on avait déjà
employés, j'imaginai de faire appliquer une vessie
pleine de glace pilée sur l'épigastre, et une autre semblable en arrière, dans le point correspondant à cette
région du corps ; il en résulta, comme on le pense bien,
une sensation de froid extraordinaire, qui ne fit
d'abord que changer la nature des souffrances de
madame R***. Mais quelle fut sa surprise de ne
plus ressentir la douleur qui faisait son tourment
depuis 36 heures, lorsque la glace fut entièrement
fondue et que le liquide qui en était résulté se fut
élevé à la température du corps. Depuis cette époque
madame R*** qui passait à peine quelques mois sans
avoir ses attaques, pour me servir de son expression,
ne les a eues que cinq ans après. Appelé de nouveau,
j'eus recours au même moyen qui eut le même succès.

Ce ne fut que bien long-temps après les premiers soins que j'avais rendus à madame R***, et lorsque je soignais le sujet de l'observation précédente, qu'en réfléchissant sur la nature de cette affection, je pus en rapporter les symptômes à des calculs biliaires. J'achevai de me convaincre de cette étiologie la seconde fois que je vis cette dame. Je remarquai alors, ce que j'aurais dû faire plus tôt sans doute, qu'elle était d'une constitution bilieuse très prononcée, que la teinte de sa peau était habituellement jaune, que la malade était très irascible, et que plusieurs fois elle avait été prise d'ictère à la suite de ses attaques.

Troisième observation.

67 ANS; VIVES DOULEURS DANS LA RÉGION OMBILICALE. — VOMISSEMENTS DE MATIÈRE NOIRATRE. — CESSATION DES ACCIDENTS — RECHUTE L'ANNÉE SUIVANTE. CESSATION DE LA MALADIE AVEC L'EXCRÉTION D'UN GRAND NOMBRE DE CALCULS BILIAIRES, PROVOQUÉE PAR UN LAVEMENT PURGATIF. — DEUXIÈME RECHUTE. MÊME TERMINAISON A L'AIDE DE LAVEMENTS PURGATIFS.

M. M**, ancien libraire, âgé de soixante-sept ans, d'une bonne constitution, ayant tous les attributs du tempérament bilieux, a mené une vie laborieuse, mais traversée par des revers de fortune, qui, dans les dernières années, l'ont d'autant plus affecté que son âge avancé lui laisse moins d'espérance pour l'avenir.

Au mois d'avril 1828, ce malade éprouva pour la première fois de très vives douleurs dans la région ombilicale, qui furent combattues par des émollients, des applications de sangsues. L'indisposition semblait terminée, lorsqu'au milieu de la nuit (du 19 au 20), une nouvelle explosion de douleurs abdominales, causa pendant 5 ou 6 heures des douleurs inouies que je parvins à calmer avec des onctions d'huile mêlée à une forte proportion de laudanum. Les jours suivants, après avoir administré quelques bains, j'explorai l'abdomen, et je reconnus que l'épigastre était douloureux à la pression, et qu'il offrait dans la direction du pylore, une résistance contre nature. Cette exploration me fit craindre que l'estomac ne fût atteint de quelques lésions organiques, quoiqu'une maladie de ce genre ne soit pas d'ordinaire accompagnée de souffrances si aiguës que celles dont il vient d'être parlé. Ces craintes prirent une nouvelle consistance, lorsque le malade accusa un sentiment de pesanteur dans l'estomac, éprouva de fréquentes nausées, et finit par vomir une grande quantité de matières muqueuses. Les vomissements revinrent ensuite à divers intervalles, prirent une couleur noirâtre, quoique le malade fût tenu à une diète sévère. Divers moyens parmi lesquels je mentionnerai les frictions avec la pommade stibiée sur l'épigastre, les bains et quelques topiques opiacés, dissipèrent les accidents éprouvés par le malade et la tension inégale et résistante que j'avais découverte dans l'épigastre.

Au mois de juillet (1829), des douleurs vives se

firent de nouveau sentir dans l'abdomen ; elles avaient plus particulièrement leur siége dans l'hypochondre droit, d'où elles semblaient se répandre dans diverses parties du ventre ; elles étaient bientôt suivies de vomissements de matières bilieuses, muqueuses, ou de débris d'aliments. N'ayant trouvé l'épigastre ni tendu, ni douloureux à la pression, comme l'année précédente, et réfléchissant à l'invasion subite des accidents et du désordre de l'estomac, qui, peu de temps auparavant remplissait bien ses fonctions, je fus conduit à penser que tout cet appareil morbide était causé par la présence de calculs biliaires dans la vésicule du fiel ou le canal cholédoque ; l'événement ne tarda pas à confirmer cette présomption. Le malade ayant pris un lavement purgatif immédiatement après un accès de ses douleurs, rendit par les selles un grand nombre de petits graviers qui, séparés des matières excrémentitielles, avaient la forme des calculs biliaires. Ils furent, en effet, reconnus tels par M. Chevallier qui voulut bien en faire l'analyse chimique.

Il serait difficile de caractériser les douleurs aiguës qui formaient le principal signe de la maladie qui nous occupe ; elles avaient plus ou moins d'analogie avec les coliques atroces qui portent une atteinte profonde au système nerveux, et causent un sentiment indéfinissable de malaise, d'angoisses d'un funeste présage. Pendant l'accès, le ventre était douloureux, contracté, et formait une espèce de plancher qui ne permettait point d'explorer l'état des viscères abdominaux ; la figure était profondément altérée ; le malade assis sur son séant, se comprimait fortement le ventre avec les bras, se balançait pour trouver une position supportable ; il n'y avait ni fréquence dans le pouls, ni chaleur à la peau. Cet état de souffrance se terminait ordinairement par des vomissements de matières bilieuses ou muqueuses. A la suite de l'accès, le malade pouvait à peine se tenir sur ses jambes et se sentait comme anéanti ; il éprouvait aussi une constipation opiniâtre, qui l'effrayait beaucoup, en lui faisant naître l'idée d'un barrage de l'intestin.

J'eus recours, comme l'année précédente, à l'usage des bains, des boissons calmantes et antispasmodiques, de la diète lactée, de l'eau de Seltz, seule ou coupée avec de la bierre ; je prescrivis en outre le *remède de Durande* (1), dont le malade fit usage assez long-temps d'une manière irrégulière. A l'issue de chaque accès, qui revenait tous les huit jours ou environ, je faisais d'ordinaire administrer un lavement fortement purgatif qui provoquait l'évacuation de quelques calculs biliaires d'un petit volume, et qui, vus à la loupe, avaient une forme rhomboïdale. Au bout d'environ six semaines, les accidents cessèrent entièrement ; le rétablissement de la liberté du ventre fut, comme l'année précédente, le signal de la guérison.

---

(1) Deux parties d'huile essentielle de térébenthine et trois parties d'éther sulfurique : la dose ordinaire est de deux scrupules.

Au mois de juin 1830, le malade éprouva de nouvelles attaques, avec le cortége ordinaire de ses cruelles douleurs, et un abattement d'autant plus grand, que cette seconde récidive semblait lui enlever tout espoir de guérison. A l'issue du premier accès, on trouva dans les selles provoquées par un lavement purgatif, un bon nombre de calculs semblables à ceux des années précédentes. Le soulagement prématuré qu'il éprouva, persuada au malade qu'il en serait quitte pour un accès, et que le régime sévère des autres années ne lui serait pas nécessaire ; mais il fut cruellement détrompé par le retour d'un violent accès, qui ne céda qu'aux applications de sangsues, suivies de quinze jours d'un régime sévère déjà mentionné ; pendant lequel le remède de Durande fut exactement employé, conjointement avec l'eau de Seltz en boisson et le lait pour tout aliment.

Les derniers jours de juillet, le malade ne se trouvait pas entièrement rétabli de sa rechute ; le ventre n'était pas encore libre ; mais une diarrhée de vingt-quatre heures, causée par les événements des trois mémorables journées, lui rendit entièrement la santé.

Depuis 1830, M. M** a encore eu deux faibles attaques de son mal, qui tend, d'année en année, à se dissiper entièrement.

Je dois à l'amitié de M** le docteur Salone, mon ancien collègue au quatrième dispensaire, l'observation suivante d'accidents formidables produits par des calculs biliaires, dont un de volume considérable, a été rendu par le vomissement. Je ne connais aucun cas de calculs biliaires aussi complet que celui-ci (1).

Quatrième observation.

49 ANS; AFFECTIONS MORALES TRISTES. — DOULEURS AIGUES DANS LE DOS, LES HYPOCHONDRES, REVENANT PAR ACCÈS. — VOMISSE-MENTS; SYNCOPE. — SAIGNÉE; BAINS OPIACÉS. — DÉJECTION PAR LE VOMISSEMENT D'UN CALCUL BILIAIRE. — EMPLOI DE L'ACÉTATE DE MORPHINE PAR LA MÉTHODE ENDERMIQUE.

Madame G***, veuve, âgée de quarante-neuf ans, d'une constitution bilieuse, mère de deux enfants, menant une vie sédentaire, est depuis un an en proie à des affections morales tristes. Dans le courant de janvier 1833, elle fut prise, à l'approche de la mens-truation, qui jusque là avait été d'une régularité parfaite, de douleurs très fortes à l'épigastre, se pro-longeant entre les deux épaules et vers chacun des hypochondres. Ces douleurs furent bientôt accompa-gnées de vomissements muqueux et bilieux, suivis de syncopes et d'une soif inextinguible. Urines rares, rouges; constipation opiniâtre.

Le premier juin, cette dame entre au dispensaire offrant les symptômes suivants : douleurs excessives dans l'épigastre avec un sentiment de déchirure.

______

(1) Morgagni dans la lettre que nous avons citée rapporte quelques cas où des concrétions ont été rendues par le vomissement, mais le défaut d'analyse chimique fait naître quelques doutes sur la nature de ces concrétions que l'auteur appelle calculs biliaires.

Cette partie est tellement douloureuse, qu'elle ne peut supporter le moindre contact; elle est tendue sans qu'il soit possible de distinguer, en la palpant, la tuméfaction particulière de quelque organe important de cette région. Les *crises* sont violentes, accompagnées de perte du sentiment; les pommettes sont rouges, le contour des yeux est jaune; les extrémités froides; une sueur glaciale inonde le corps; il y a du délire : cette infortunée appelle la mort à grands cris. Le traitement suivi jusqu'à ce jour, et le seul qui ait apporté quelque soulagement à la malade, a consisté dans l'emploi méthodique des saignées générales et locales, des antispasmodiques, des opiacés à l'intérieur et des bains. Le même traitement est suivi avec les modifications exigées par les circonstances. Ainsi les sangsues appliquées à la vulve à l'époque de la menstruation, aidées de bains de pieds révulsifs, soulagent, mais ne peuvent toutefois empêcher les *crises* de devenir plus fréquentes, de s'accompagner de symptômes plus graves, et sur-tout d'un qui est caractérisé par la rétraction des parois de la région épigastrique, dans laquelle on pouvait alors placer une orange de moyenne grosseur. Les vomissements continuent, ainsi que la constipation.

Tout-à-coup dans une de ces *crises*, Madame G*** rend par la bouche, avec des matières muco-so-bilieuses, un corps rond de la grosseur d'une petite noisette, d'un jaune grisâtre, de la consistance de l'argile légèrement desséchée, et facile à broyer.

L'expulsion de ce corps étranger est accompagnée de coliques violentes, suivies de selles abondantes, formées de matières mucoso-bilieuses contenant une grande quantité de matière solide délayée et analogue au corps étranger que nous venons d'indiquer. Cette *crise* ne produit que fort peu de soulagement. Les *crises* sont un peu plus rares ; la malade s'affaiblit de jour en jour. Enfin le quinze août, une *crise* terrible a lieu : elle est accompagnée de vomissements de matières liquides abondantes, ayant une teinte rougeâtre, assez semblable à l'eau de javelle ; sans en avoir toutefois les caractères chimiques. Tous les moyens employés jusqu'ici sont sans effet pour calmer de tels accidents ; l'issue paraît devoir en être funeste.

Dans cet état, un large vésicatoire est placé sur la région de l'estomac ; et la phlyctène enlevée après huit heures d'application, on applique sur la surface dénudée un quart de grain d'acétate de morphine, mêlé à une légère quantité de cérat, étendu sur une feuille de poirée. Une heure après, les accidents perdent de leur intensité, ils cessent presque entièrement. Le lendemain, vers le matin, la douleur reparaît mais un peu moins intense. Cinq jours de suite ces applications furent continuées avec un succès toujours croissant. La malade recouvre le sommeil qu'elle avait perdu depuis long-temps. Il y a, même dans le jour, une somnolence qui indique l'effet de l'acétate de morphine ; mais alors le vésicatoire devient tellement douloureux, que nous nous voyons dans l'obligation de le supprimer. Le mieux se soutient, et la guérison marche à grands pas. Enfin, la malade, après une diète prolongée, peut faire usage d'un peu de lait coupé et froid, car, lorsqu'on l'administre après qu'il a bouilli, il n'est pas même digéré. Aujourd'hui, des aliments plus substantiels deviennent nécessaires ; mais leur emploi et leur choix doivent être réglés, car l'estomac a encore conservé une grande susceptibilité. L'usage de l'eau de Vichy complète la guérison.

Le corps étranger dont il a été parlé, soumis à l'action des réactifs chimiques, a offert tous les caractères d'un calcul biliaire composé principalement d'adipocire.

Cinquième observation.

26 ANS. — AMÉNORRHÉE ; ÉPIGASTRALGIE PÉRIODIQUE TRÈS ANCIENNE. — ACCÈS DE DOULEURS DÉCHIRANTES DANS L'HYPOCHONDRE DROIT AVEC AFFECTION SIMULTANÉE DU MÊME CÔTÉ. — SAIGNÉES ; ANTISPASMODIQUES ; OPIACES ; REMÈDE DE DURANDE. — PURGATIFS. — GUÉRISON APRÈS L'EXCRÉTION D'UN GRAND NOMBRE DE CALCULS BILIAIRES.

Une demoiselle de vingt-six ans se plaignait, depuis long-temps, de diverses douleurs qui revenaient périodiquement. Comme ces douleurs se faisaient sentir dans le voisinage de l'épigastre, on crut qu'elle était affectée d'hystérie. Étant allée consulter

M. Gardanne, et lui ayant raconté que son père était mort d'une maladie du foie et qu'elle était elle-même d'un tempérament très bilieux, ce praticien soupçonna que des calculs biliaires pouvaient être la cause de ses souffrances, jusqu'alors inconnue et inexpliquée par les médecins qu'on avait consultés.

Pendant les crises ou mieux les accès de cette affection, la malade se plaignait d'une douleur déchirante dans l'hypochondre droit ; la pression la plus légère en cet endroit, lui était insupportable ; quelquefois l'épaule du même côté était également douloureuse ; elle ne pouvait ni se mouvoir, ni s'étendre sur son lit, où elle était obligée de se tenir *pelotonnée*, en changeant à chaque instant de position, et n'ayant de calme que lorsque les genoux étaient rapprochés du tronc et l'abdomen comprimé. Il y avait d'ailleurs aménorrhée complète, amaigrissement et une grande altération dans les traits. La durée des accès était, communément, de douze à quinze heures, pendant lesquelles la malade endurait les souffrances les plus aiguës et poussait les cris les plus lamentables. Il y en avait quelquefois de plus longs ; un d'eux dura trois jours et faillit faire périr la malade.

A la suite de moyens, tellement nombreux qu'on ne sait auquel attribuer le plus d'action (1), la ma-

---

(1) La malade fit successivement usage de l'éther, du remède de *Durande*, de l'opium, des purgatifs, de l'eau de Vichy ; on lui pratiqua plusieurs saignées par la lancette, les sangsues.

lade rendit, par les selles, plusieurs calculs biliaires, du volume de la tête d'une grosse épingle, qui, jetés sur des charbons, se changèrent en matière huileuse, répandirent une flamme très vive et une odeur légèrement muqueuse. Des boissons laxatives, des lavements purgatifs provoquèrent la sortie de nouveaux calculs, et la malade ne tarda pas à se rétablir, après une série périodique d'accidents si graves qu'elle fut quelque temps en danger de perdre la vie.

Symptômes qui indiquent la présence des calculs biliaires.

Les signes qui annoncent l'existence des calculs biliaires récemment formés, sont dans le principe très vagues et très incertains. Les malades se plaignent presque toujours de douleurs dans l'épigastre et la partie du dos correspondante. D'autres fois ce sont des vomissements revenant à des intervalles éloignés, et qui deviennent promptement périodiques, ainsi que les douleurs épigastriques, ce qui a quelquefois fait confondre cette maladie avec l'hystérie. Les sujets affectés de calculs biliaires ont bien, à la vérité, une teinte jaunâtre qui annonce que l'appareil hépatique est, chez eux, dans une grande activité; mais cette particularité se rencontre si fréquemment chez les personnes qui jouissent d'une

parfaite santé, qu'elle ne peut être d'un grand secours pour le praticien. La douleur du dos, dont
nous avons parlé, se prolonge parfois dans le sein
droit, le cou et l'épaule du même côté ; ou bien encore elle se propage suivant la direction des nerfs
hépatiques. Ces premiers symptômes, que souvent
le médecin n'est pas appelé à constater, ne sont
que les précurseurs d'accidents plus graves : bientôt, en effet, les douleurs dont il a été question se
réveillent et s'accroissent; l'épigastre et l'hypochondre deviennent si douloureux, qu'ils peuvent à peine
supporter le contact du plus léger vêtement; des
vomissements de bile pure, une teinte jaunâtre de
la peau et des yeux, révèlent qu'un grand désordre
existe dans l'appareil biliaire. L'ictère accompagné
de si vives souffrances, l'absence de l'inflammation
et de la fièvre, font soupçonner en même temps que
la cause de ce grand désordre est une irritation mécanique produite par les calculs.

A mesure que le mal s'éloigne de son origine, il
tend à devenir périodique, se renouvelle avec des
intervalles plus ou moins longs, et s'aggrave sans
cesse. J'ai vu des accès de cette terrible affection
ne pas laisser un seul moment de repos aux malades,
qui cherchaient sans cesse une position capable
d'alléger leurs souffrances : les uns s'agitent continuellement, tourmentés par des anxiétés inexprimables, d'autres s'accroupissent, se roulent en
quelque sorte sur eux-mêmes, se plient en deux,
se compriment fortement l'épigastre, ou se livrent

à un balancement régulier pour apaiser la douleur.
La face est très altérée, les yeux cernés; l'estomac
ne peut supporter ni aliment, ni même de boissons;
la gorge est sèche, douloureuse, resserrée; la
langue jaunâtre; la bouche pâteuse avec un
goût amer de bile. Il y a pour l'ordinaire de la
constipation; les urines sont jaunes, épaisses et contiennent un dépôt huileux, noirâtre, et la sueur,
quand il s'en manifeste, teint le linge en jaune. Les
accès sont de peu de durée dans le commencement
de la maladie ; mais bientôt ils deviennent plus
longs, peuvent se prolonger plusieurs jours de
suite et mettre la vie du malade en danger, ce qui
arriva à la demoiselle qui fait le sujet de la cinquième
observation. A la suite de ces longs accès, il se manifeste quelquefois de la fièvre et des signes non
équivoques d'hépatite; il survient un amaigrissement
considérable, effet inévitable de la douleur, de l'insomnie et de l'impossibilité de prendre des substances
nutritives. Très souvent les malades, soit à la suite
d'accès long-temps prolongés, soit par l'effet des
purgatifs qu'on leur administre, rendent par les
selles un nombre infini de calculs, comme on peut
le voir dans les observations première, troisième et
cinquième; ces calculs peuvent être rendus par le vomissement, comme l'atteste l'observation quatrième.
L'expulsion des calculs constitue sans contredit le signe pathognomonique de l'affection qui nous occupe;
et comme les malades sont singulièrement soulagés à
la suite de cette expulsion ; on peut raisonnablement

conclure, d'un autre côté, que ces calculs sont la cause de leurs souffrances, par conséquent aussi, l'on doit considérer leur excrétion comme un présage certain de la cessation de la maladie.

Les plaintes et les lamentations auxquelles s'abandonnent les malades affectés de calculs biliaires, les souffrances qu'ils accusent avec une anxiété extraordinaire, font croire que leur état est un des plus douloureux qu'on puisse supporter : il serait intolérable, me disait un malade, si l'on n'avait pas l'espoir qu'il dût bientôt finir.

Si les accès très longs laissent des traces de leur passage, les accès courts (ce sont les plus fréquents) ne sont suivis d'aucun désordre; les calculeux ne ressentent plus aucunes souffrances aussitôt qu'ils sont terminés, et ils reprennent promptement leurs occupations habituelles.

L'ictère, quand il en existe, est bientôt dissipé ainsi que les autres symptômes : seulement les voies digestives conservent, pendant quelque temps, une susceptibilité qui exige de la réserve et du régime.

Les conséquences de la présence des calculs biliaires récemment formés, sont rarement funestes; les organes qui les contiennent finissent par s'accoutumer à leur présence et par être complétement insensibles à leur contact; souvent, en effet, on trouve, après la mort, la vésicule biliaire remplie de calculs dont aucun phénomène, récent du moins, n'avait révélé l'existence pendant la vie. Combien d'individus, d'un tempérament bilieux, disent avoir été sujets, pendant leur jeunesse, à des coliques dites bilieuses, qu'ils n'éprouvent plus depuis bien long-temps ! Ces coliques étaient produites par des calculs dont la présence est devenue tout-à-fait insensible.

S'il arrive quelquefois que les calculs biliaires anciens produisent des symptômes locaux où un phlegmon extérieur, comme dans les cas où J.-L. Petit faisait la proposition d'inciser la tumeur pour déterminer leur sortie au dehors, ces cas sont des plus rares et font évidemment exception.

Traitement des accidents produits par les calculs biliaires.

La thérapeutique antiphlogistique et sédative la plus judicieuse et la mieux combinée, n'a aucune prise sur les accidents graves produits par les calculs biliaires récemment formés ; on prescrit en vain les bains, les saignées, les embrocations émollientes ; à l'intérieur, les boissons émulsionnées, nitrées, les eaux de poulet, de laitue, les potions calmantes, opiacées, etc. J'ai vu des accès de ce mal cruel revenir pendant plusieurs semaines de suite, sans qu'aucun des moyens indiqués tout-à-l'heure pût les amender en rien. Le *remède de Durande*, dont il sera bientôt question, ne m'a pas mieux réussi dans les mêmes circonstances ; quelquefois même il n'a

fait qu'irriter les malades et provoquer les vomisse-
-ments. On a pu voir, dans l'observation première,
qu'un purgatif administré à la fin d'un long-accès
avait déterminé la sortie d'un grand nombre de petits calculs et mis fin aux souffrances de la malade.
M. M., sujet de l'observation troisième, a vu cons-
-tamment se terminer sa maladie sous l'influence
d'un lavement purgatif composé avec une once de
sulfate de soude, une once de séné et un gros de teinture de rhubarbe. Les purgatifs, au reste, ne me
paraissent devoir être administrés que vers la fin de
la maladie, car il serait à craindre qu'ils fussent
rejetés au commencement et qu'ils ne fissent qu'a-
jouter aux souffrances des malades; il est présumable
d'ailleurs qu'ils n'entraînent l'expulsion des calculs
que lorsqu'ils sont dans le duodénum ; ce qui ne
doit pas arriver à l'invasion de la maladie.

Pour éviter que les purgatifs ne soient rejetés
par l'estomac, on pourrait les administrer au
moyen des frictions : j'ai employé de cette manière
l'huile de croton tiglium ; au reste le fait suivant qui
m'a été communiqué par M. Delarroque, mon
collègue à l'hôpital Necker, prouve qu'on ne doit
pas être timide dans l'emploi des purgatifs, quoiqu'en dise Morgagni (1). Il fut appelé un jour chez
une dame de 43 ans, affectée depuis 33 mois d'accès

____

(1) Epist. 37, n° 49.

de la maladie que nous venons de décrire. Ces accès
revenaient tous les 10 ou 12 jours. Cette dame était
dans le dernier degré d'épuisement et avait été saignée
un grand nombre de fois. M. Delarroque reconnut
dans l'hypochondre droit une tumeur extrêmement
douloureuse à la pression, et qu'il jugea être produite par les calculs biliaires ; il administra, malgré
la répugnance des parents, des purgatifs drastiques
qui produisirent l'évacuation d'une grande quantité
de matière poisseuse noirâtre, et d'une foule de
calculs biliaires, les uns entiers et les autres en fragments ; dès lors la malade fut guérie.

Jusqu'à ce qu'on soit arrivé à ce temps d'élection
des purgatifs, il se passe souvent beaucoup de temps,
pendant lequel les malades réclament avec instance
des secours. C'est alors qu'on met à contribution les
opiacés, les antispasmodiques, sous toutes les formes. Ce fut dans une de ces circonstances critiques, que je conseillai l'application de la glace pilée,
avec succès (observations première et deuxième).
C'est un moyen efficace qui calme à l'instant même
les souffrances, et qui sans doute doit éloigner leur
retour, s'il n'est pas propre à les dissiper entièrement. C'est assurément ce qu'on peut désirer jusqu'à
ce qu'il soit opportun d'employer les purgatifs ; car il
n'existe pas sans doute de moyen propre à dissoudre
les calculs biliaires qui se forment dans la vésicule
du fiel, quoiqu'on ait souvent proposé de pareils
moyens, ainsi que nous allons le voir.

À une époque où la chimie régénérée nous flatta

de l'espoir de changer aussi la face de la médecine, on parut croire que les substances qui dissolvaient les calculs biliaires dans les appareils d'un laboratoire, auraient la même action dans le corps humain; ainsi le célèbre Fourcroy, l'un des chimistes qui avait conçu les plus belles, les plus sincères espérances à cet égard, ne pouvait-il pas douter que les éthers, les huiles fixes et volatiles, les alkalis d'alors, quelques savons, etc., convenablement administrés, n'eussent la propriété d'attaquer, d'une manière efficace, les calculs dont nous parlons. Ce fut d'après ces idées peut-être, que Durande, médecin de Dijon, s'imagina qu'on pouvait parvenir à ce but au moyen de trois parties d'éther sulfurique et de deux parties d'essence de térébenthine, administrés d'abord à faible dose (2 scrupules). Ce remède a été très vanté, non-seulement par son auteur, mais encore par Sœmmering, Richter et autres qui lui attribuent, sans hésiter, la propriété de dissoudre les calculs biliaires. Durande va même jusqu'à dire qu'il a vu rendre par les selles, les calculs dissous et transformés en une matière blanchâtre semblable à de la poix. En admettant, ce qui paraît contesté par un assez bon nombre de faits, que le remède de Durande provoque ou facilite en certains cas l'expulsion des calculs biliaires en calmant les spasmes des parties qui les contiennent, doit-on admettre de même qu'il ait la faculté de les dissoudre? Nous ne le pensons pas; et en cela nous sommes d'accord avec beaucoup de médecins qui ont judicieuseme remarqué que l'éther se volatilisant à une température fort inférieure à celle de l'estomac, devait être réduit à un rôle bien secondaire lorsqu'il était parvenu dans ce viscère. D'un autre côté, ce remède cause des accidents qui obligent à en suspendre l'administration, comme cela m'est arrivé à moi-même. De plus, il y a beaucoup de malades qui ont les organes digestifs trop irritables pour supporter ce remède à toutes les époques de leurs accès. Du reste, il est certain que presque toujours ce moyen seul est insuffisant pour déterminer l'expulsion des calculs : on est obligé de lui adjoindre des lavements purgatifs, des bains, etc. On a quelquefois essayé de modérer l'action du remède de Durande, en lui donnant pour excipient de l'eau distillée e un sirop mucilagineux.

Haller avait souvent recours à l'opium pour calmer les spasmes et les douleurs des parties affectées. Je m'en suis servi très souvent, mais presque toujours avec un succès passager. J'ai eu souvent à me louer d'avoir administré la teinture de *castoréum* à petites doses dans des potions antispasmodiques.

C'est sans doute en imprimant des secousses aux organes digestifs et à l'appareil biliaire qui les avoisine, que les purgatifs facilitent l'expulsion des calculs. La plupart de ceux qui ont employé le remède de Durande n'ont pas manqué de le faire suivre de l'administration de quelques lavements purgatifs, des eaux de Sedlitz, de la magnésie. On a

aussi conseillé, je ne sais trop pourquoi, d'y joindre
l'usage des eaux minérales ferrugineuses, salines,
comme celles de Vichy, de Plombières, de Bálaruc ;
et l'on a dit, d'après des fondements aussi peu solides il me semble, qu'il était bon de terminer le traitement par l'usage des extraits toniques, amers, des
sucs d'herbes: éternels médicaments dont les auteurs
répètent à l'envi l'indication empirique, sans se
rendre compte de leur action sur l'économie animale.

ÉLOGE

DE PHILIPPE PINEL,

PROFESSEUR À L'ÉCOLE DE MÉDECINE DE PARIS,
MEMBRE DE L'INSTITUT DE FRANCE, DE L'ACADÉMIE ROYALE DE MÉDECINE,
DE LA SOCIÉTÉ MÉDICALE D'ÉMULATION
ET MÉDECIN EN CHEF DE L'HOSPICE DE LA SALPÊTRIÈRE;

PRONONCÉ

DEVANT LA SOCIÉTÉ MÉDICALE D'ÉMULATION DE PARIS,

Dans la Séance publique du 5 décembre 1827;

Par **M. BRICHETEAU**, membre résident.

———

PHILIPPE PINEL, professeur à l'ancienne École de médecine de Paris, professeur honoraire à la Faculté actuelle, membre de l'Institut de France, de l'Académie royale de médecine, de la Société médicale d'émulation de Paris, et médecin en chef de la Salpêtrière, avait reçu de la nature le don du génie. Il était doué d'une étonnante capacité, d'un esprit vaste et persévérant, qui l'ont placé pendant long-temps à la tête de la médecine française. Il a été le chef de l'une des plus célèbres écoles de l'Europe, et a eu pour disciples, pendant une période de vingt-cinq années, la plupart des médecins français qui ont honoré et agrandi notre art.

Pinel a joui aussi d'une juste célébrité, d'une grande renommée ; souvent même l'admiration et l'enthousiasme lui ont prodigué des éloges dont ses adversaires et ses contemporains auraient pu revendiquer une partie. Il est certain, toutefois, que Pinel, chef d'école, n'eut point de rivaux. Bichat, qui lui devait un des fleurons de son immortelle couronne (1), mourut trop jeune pour lui disputer le sceptre de la médecine française. Corvisart, né pour la pratique de l'art, a laissé de grands souvenirs, d'utiles perfectionnments : c'était un homme d'une merveilleuse pénétration, d'une profonde sagacité ; mais il ne réunissait pas toutes les qualités qui constituent le chef d'école : il manquait de ce savoir profond, je dirais presque universel, et de cette grande capacité que possédèrent Stahl et Boerhaave, qui brillaient dans Pinel, et dont notre vénérable président (2) offre aussi le rare assemblage.

Ce n'est point aux premières années de son séjour à Paris (de 1772 à 1780), qu'il faut remonter pour apprécier le génie de Pinel et l'influence qu'il a exercée sur la science médicale. Peu connu alors, quoique

____

(1) La distinction et le rapprochement des diverses membranes, d'après leur structure. « Le citoyen Pinel, dit Bichat, établit un judicieux rapprochement entre la structure différente et les différentes affections des membranes : c'est en lisant son ouvrage, que l'idée de celui-ci s'est présentée à moi, etc.» (Bichat, *Traité des diverses membranes en général et en particulier.* Paris, an XI (1802), pag. 3, édit. de M. Husson.)

(2) Le célèbre professeur Chaussier, qui présidait la séance.

très digne de l'être; ayant fait, comme il le disait lui-même, d'assez médiocres études à Toulouse, puis à Montpellier, il s'appliqua à refaire son instruction médicale, autant que cela était possible à un médecin proprement dit, dans un temps ou le célèbre Dessault était le seul professeur digne d'attention dans la capitale du monde savant. Pinel, à l'exemple peut-être de ce grand chirurgien, qui avait cultivé les mathématiques avant l'art de guérir, se persuada de plus en plus qu'un moyen infaillible d'avoir un esprit juste et un jugement sûr, était de se former aux études exactes et rigoureuses, avant de se lancer dans le champ des connaissances douteuses et conjecturales; il continua donc de s'adonner à la culture, et même à l'enseignement des mathématiques, qui étaient d'ailleurs pour lui une ressource précieuse.

Pinel joignit bientôt à l'étude des mathématiques celles de la zoologie et de l'anatomie comparées, sur lesquelles il publia quelques travaux remarquables(1) qui suffirent dans la suite pour lui ouvrir les portes de l'Institut, où il succéda à M. Cuvier dans la section de zoologie de la classe des sciences physiques et mathématiques, dont ce dernier venait d'être nommé secrétaire perpétuel. Ainsi grandissait un talent élevé, qui n'attendait qu'une occasion favorable pour se montrer au grand jour. Cette occasion ne pouvait tarder à s'offrir dans un temps où la révolution fran-

____

(1) Dans le *Journal de physique* et les *Mémoires de la Société médicale d'émulation.*

çaise commençait à ouvrir une vaste carrière à tous
les talents. Pinel, lié alors avec plusieurs hommes célèbres, dont quelques-uns sont encore vivants, comme
Thouret, Cabanis, Chaptal, Berthollet, Fourcroy,
Condorcet, Desfontaines, aurait pu, sans cesser de
cultiver les sciences, aspirer, comme tant d'autres,
à quelque emploi public, mais il se tint constamment
à l'écart, soit par modestie, soit par une sorte de pré-
vision, qui l'avait mis en garde contre un ordre de
choses changeant et périlleux.

Ce fut dans cet esprit qu'il accepta, en 1792, la
place de médecin en chef de Bicêtre, sorte de retraite
où il put accomplir une série de travaux qui fondè-
rent sa gloire, et qu'il honora en même temps par
plusieurs actes d'un courage civil, rare dans des
temps de trouble et d'anarchie.(1) Avant cette époque
Pinel s'était fait connaître des médecins par une tra-
duction de Cullen, (2) une édition de Baglivi, (3) et un
assez grand nombre de faits et de morceaux insérés
dans deux Recueils périodiques, la *Médecine éclairée
par les sciences physiques, fondée par Fourcroy*, et
la Gazette de santé, dont il fut quelque temps rédac-
teur. Les antagonistes de Pinel se firent une arme
contre lui de ce que ce dernier Journal n'avait pas

---

(1) Pinel sauva la vie à plusieurs infortunés détenus dans les prisons
annexées à l'hospice de Bicêtre, à l'époque la plus orageuse de la ré
volution.

(2) 1781.

(3) 1788.

prospéré dans ses mains ; mais tout ce qu'on pouvait
augurer de là, c'est que le talent de ce grand médecin convenait peu à un Recueil aussi superficiel que
la *Gazette de Santé* d'alors.

Quelques faits insérés dans le journal de Fourcroy,
prouvent que Pinel s'occupait spécialement de la manie avant d'être appelé à Bicêtre : il avait, à ce qu'il paraît, commencé cette étude dans une maison de santé
d'aliénés qui existe encore à Paris, et qui est actuellement dirigée par M. Belhomme. A peine Pinel fut-il
sur un plus grand théâtre, qu'il médita et exécuta de
grandes améliorations dans cette partie de la médecine (l'aliénation mentale) ; il résolut de changer le sort
des aliénés confiés à ses soins, de venger les droits de
l'humanité outragée dans la personne de ces infortunés qu'on chargeait de chaînes comme les plus vils
criminels ; il entreprit, en un mot, de substituer à
une méthode absurde et barbare, celle de la bonté,
de la douceur, de la piété, de la justice et de la fermeté, comme l'a dit un éloquent écrivain. (1) Mais ce
projet éprouva beaucoup d'opposition ; on le regarda
un moment comme le rêve d'un philanthrope qui
pourrait compromettre la sûreté des autres habitants
de l'hospice. Il fallut à Pinel tout le courage d'un
homme de bien, sincèrement dévoué aux intérêts
de l'humanité, pour ne pas reculer devant une telle
responsabilité. Cette expérience réussit au-delà de

---

(1) M. Pariset, Discours prononcé sur la tombe de Pinel, au nom de
l'Académie royale de médecine.

ce qu'on pouvait attendre. Les malheureux mania-
ques libres d'errer en paix dans leur retraite,
ne tardèrent pas à éprouver les heureux effets d'un
air pur, de l'exercice, du travail et d'une surveil-
lance exacte et paternelle. Pinel les observait de près
(car il demeurait au milieu de ses malades), abon-
dait quelquefois dans leur sens, notait, jour par jour,
les changements qui s'opéraient en eux, et recueillait
ainsi les matériaux de plusieurs fragments de médecine
mentale, lus à l'Institut. Tels furent les préludes de
son fameux Traité médico-philosophique sur l'aliénation mentale, l'un des chefs-d'œuvre de l'époque,
livre admirable qui a exercé une influence incalcu-
lable sur le sort des aliénés, et qui restera comme
un témoignage du génie et de la haute philanthropie
de son illustre auteur. Ce traité laisse à désirer des
recherches historiques et des considérations d'anatomie pathologique dont on exalte tant aujour-
d'hui les avantages ; mais, en revanche, que de vues
profondes et philosophiques, quelle hauteur de pen-
sées, quelle abondance et en même temps quel choix
lumineux de faits remarquables, quelle critique piquante des préjugés et des faux systèmes du temps,
quelle assurance, quelle logique pressante, enfin,
quelle rectitude de jugement dans l'appréciation de
la saignée et autres moyens dont on abusait autant
que des chaînes et des cachots! On a dit avec raison
que cet ouvrage était le chef-d'œuvre de Pinel: mais
ce n'est pas celui qui a le plus répandu son nom et
a été le plus universellement utile; c'est la *Nosographie philosophique.*

Pour apprécier tout le mérite de ce livre fameux, pour juger, dans toute son étendue, l'influence qu'il a exercée sur la science médicale, et assister, en quelque sorte, à la révolution qu'il opéra dans les esprits, il faut se faire une idée du triste état de la médecine proprement dite à l'époque de sa publication. Le système et les brillantes théories de Boerhaave n'étaient plus ; l'humorisme expirant se débattait contre la doctrine des spasmes, imaginée par Fréderic Hoffmann et adoptée par Cullen, mais cet humorisme était populaire et encore vivant dans la pratique ; les élèves en étaient comme imprégnés en entrant dans les écoles, et ne pouvaient plus s'en affranchir. L'enseignement public n'avait d'ailleurs pour base que des complications obscures écrites en latin : les élèves, privés de *livres élémentaires* et de méthodes d'étudier, erraient sans guide, et réduits à prendre pour modèles quelques traditions de l'ancienne Faculté de Médecine de Paris.

Les jeunes initiés ne manquaient pas sans doute de bons livres pour étudier leur art à fond, mais comme l'a dit un savant naturaliste, notre collègue(1), ils ne savaient où trouver le fil qui devait les diriger dans le labyrinthe des maladies. Pinel comprit les besoins et les nécessités du temps, et conçut le plan d'un ouvrage élémentaire, où les faits les plus importants de la science seraient analysés, soumis au creu-

____

(1) M. Geoffroy-Saint-Hilaire, Discours sur la tombe de Pinel, au nom de l'Institut.

set de l'expérience et de la critique, et classés d'après une méthode philosophique. Cet ouvrage parut, en effet, en 1798, sous le titre de *Nosographie philosophique, ou la Méthode de l'analyse appliquée à la mdecine.* Il est à remarquer que Pinel était alors dans sa cinqante-troisième année, et qu'il avait exercé six ans dans les hôpitaux civils de Paris. En ajournant ainsi la publication de son ouvrage, il laisse à penser qu'il ne se crut pas suffisamment préparé par de longues études, et qu'il désira s'appuyer encore de l'expérience des hôpitaux. Bientôt après, il crut devoir renforcer cette expérience de l'enseignement clinique, sorte de tribune où il pouvait, chaque jour, propager des vérités nouvelles, attaquer les préjugés, et foudroyer des hypotheses accréditées. Pinel put encore mieux atteindre ce but dans la place de professeur de pathologie interne de l'Ecole de santé ou il venait d'être appelé. Là, une jeunesse nombreuse, pénétrée de la lecture de son ouvrage élémentaire et de son esprit de réforme, l'écoutait avec avidité, l'applaudissait avec enthousiasme, quoiqu'il fût loin de porter dans ses cours le même attrait et la même méthode que dans ses écrits.

La Nosographie philosophique qui, comme le Traité sur l'aliénation mentale, a été traduite dans toutes les langues de l'Europe, offre un exemple de l'heureuse application de l'analyse aux éléments de la science médicale, et par analyse, nous entendons ici, une opération de l'esprit, à l'aide de laquelle on extrait avec goût, on rapproche avec discernement ce que les annales de cette science renferment de plus positif et de plus remarquable. Pinel, toutefois, ne s'est pas borné, dans son ouvrage, à faire un choix judicieux des matériaux qu'il a employés ; il a partout répandu les lumières d'une critique piquante ; il s'est constamment attaché à combattre les théories de l'humorisme et des systèmes physico-mécaniques par les armes d'une ironie pleine de raison et de philosophie (1).

Une telle marche devait froisser bien des amours-propres et susciter à Pinel bien des antagonistes : plusieurs d'entre eux entrèrent dans la lice, et réfutèrent la nouvelle doctrine médicale. Le célèbre nosographe en triompha facilement, et, chose remarquable et caractéristique, sans jamais répondre à la critique. (2)

____

(1) On a long-temps applaudi aux sorties de Pinel contre l'humorisme ; mais tout change ; on croit aujourd'hui que ce célèbre nosographe a été trop exclusivement solidiste : de nouveaux humoristes ont fait une levée de boucliers, et nous menacent même d'une révolution en médecine. Heureusement que les révolutions s'opèrent lentement et difficilement.... et nous croyons que celle-ci est encore loin de son apogée.

(2) MM. Castel et Baumes doivent être distingués dans le nombre de ceux qui écrivirent contre la doctrine de Pinel. L'un procéda avec mesure et finesse dans un écrit intitulé : *Analyse critique et impartiale de la Nosographie philosophique.* Paris, an VII. In-8. L'autre, au contraire, composa une critique où respirent à chaque page la passion, l'emportement et la prévention. (*Voy.* le morceau intitulé : *Analyse critique de quelques ouvrages qui ont rapport avec ceux de l'auteur,* dans le *Traité du vice scrofuleux,* 1805).

Une classification était une chose importante dans
un ouvrage tel que la Nosographie ; l'auteur établit,
autant qu'il lui fut possible, la sienne sur le siége
présumé des maladies, et, de cette manière, posa
une des premieres bases de l'anatomie pathologique,
ce qui n'a point été assez remarqué. Les fièvres mêmes, contre lesquelles la critique s'est épuisée,
furent distribuées d'après les lésions de tissu auxquelles on les supposait liées ; et si la Pyrétologie de
Pinel présentait du vague et des incohérences remarquables dans les espèces appelées adynamique
et ataxique, il est certain que, de l'aveu même d'un
des partisans les plus distingués de la doctrine physiologique (1), Pinel a rendu un service signalé à la
pathologie, en réduisant à six le nombre des groupes
fébriles, en dépouillant cette partie de la médecine
des théories surannées dans lesquelles on avait noyé
les faits, et en rappelant sans cesse, par son exemple,
dans ses écrits, dans ses cours et au lit des malades, à
l'observation attentive des symptômes. Hâtons-nous
toutefois, d'ajouter, qu'en rapportant les fièvres à
leur siége présumé, Pinel n'attacha pas assez d'importance à cette localisation, et eut le tort de la considérer comme un objet de curiosité spéculative ; en
sorte qu'il sembla craindre de faire les premiers pas
dans une carrière qu'il avait lui-même ouverte à ses
coutemporains.

----

(1) M. Boisseau, Pyrétologie physiologique.

La belle et ingénieuse distribution des phlegmasies et des hémorrhagies, sera toujours digne de servir de modèle aux pathologistes : elle est basée sur la distinction des divers tissus et appareils d'organes d'après leur structure : idée féconde en résultats, qui fit faire un pas immense à l'anatomie pathologique, et qui révéla peut-être l'existence de l'anatomie générale, dont, malgré les vues de Bordeu, on ne paraissait avoir qu'une idée fausse et rétrécie. Quant aux *névroses* et aux groupes d'affections variées, appelées *lésions organiques*, dans lesquelles Pinel essaya vainement de porter le flambeau de l'analyse, on peut dire que le temps n'était pas venu d'en faire une histoire méthodique. L'auteur de la Nosographie philosophique, pouvait-il mieux faire alors que de tracer une description exacte de ces maladies d'après les systèmes d'organes qu'elles paraissaient affecter ?

La *Nosographie* de Pinel n'est point un ouvrage savant, ni même très complet, sur la pathologie interne ; mais il est remarquable par un goût épuré, une rare précision, des descriptions concises et véritablement techniques, qui se retiennent avec une grande facilité : ce sont là sans doute les qualités les plus essentielles d'un ouvrage élémentaire. Après avoir étudié ce livre, le jeune médecin n'est ni savant, ni complétement instruit peut-être ; mais, sans autre guide que celui-ci, il peut devenir l'un et l'autre. Qui pourrait nier, d'ailleurs, que la Nosographie n'ait formé une multitude d'excellents médecins ? Et bien que cet ouvrage ait cessé d'être au niveau des connaissances acquises, il n'a pas encore été remplacé comme livre élémentaire, malgré le nombre prodigieux de médecins distingués qui écrivent aujourd'hui avec succès: ce qui prouve combien il est difficile de faire un livre élémentaire, même avec une surabondance de matériaux.

Un second ouvrage de Pinel, qui fait en quelque sorte suite au premier, mais qui lui est très inférieur, est la *Médecine clinique rendue plus précise et plus exacte par l'application de l'analyse*. La classification des maladies, adoptée dans ce livre, est celle de la Nosographie. Quant aux faits qui en forment la base, ils ont été recueillis et même coordonnés par des élèves qui, suivant, d'ailleurs, les errements de leur maître, ont mis plus de soin et d'exactitude à décrire les symptômes des maladies qu'à en faire connaître les lésions cadavériques. Les généralités de cet ouvrage sont seules irréprochables, et on y reconnaît facilement l'œuvre du maître. Ce recueil, néanmoins, quoique défectueux sous le rapport de l'anatomie pathologique, a été long-temps un Manuel utile pour les premières études cliniques.

Pinel a fourni plusieurs articles aux premiers volumes du *Dictionnaire des Sciences médicales* : ces articles, il faut le dire, se ressentent quelquefois un peu de son âge déjà avancé. Quant à ceux qui, dans les volumes subséquents du même ouvrage, lui sont communs avec l'auteur de cet éloge, Pinel n'y contribua pas assez peut-être pour qu'on puisse

le rendre responsable de ce que ces articles renferment de défectueux.

Pinel était, comme on le sait, grand partisan de la
médecine grecque, qu'il avait étudiée à fond et remise en honneur parmi nous ; ce qui lui a fait dé-
cerner le titre d'Hippocrate français et le restaurateur
de la médecine d'observation. Il n'honorait pas les
anciens d'un hommage stérile, d'une puérile vénération ; il ne perdit point son temps à les commenter, mais il les analysa pour en extraire les faits les
plus importants, les rapprocher et les classer parmi
ceux qu'il recueillait lui-même. Sa *Nosographie*,
semée d'observations tirées d'Hippocrate et des médecins hippocratiques, vient à l'appui de cette opinion.
Avant Pinel, on ne sentait guère l'importance des
faits en médecine, et on était loin d'en apprécier
l'influence ; on semblait ignorer l'art de les mettre
en œuvre et de les faire entrer dans la composition
des monographies. Son école a produit un grand
nombre de ces monographies qui ont singulièrement
avancé plusieurs points de la pathologie interne.
Presque toutes sont des dissertations inaugurales,
qui font partie de la collection des thèses de l'ancienne École de médecine de Paris.

Pinel ne se contentait pas d'offrir à ses élèves une
bonne méthode, un guide assuré dans le sentier
difficile et tortueux des études médicales ; il en-
courageait ceux qui débutaient dans la carrière, en
citant quelquefois avec indulgence leurs travaux
dans les éditions successives de sa Nosographie, sorte

d’honneur que chacun ambitionnait, et qui était presque toujours d’un heureux présage. Si cette attention bienveillante eut, parfois, l’inconvénient d’exalter la médiocrité, sous un autre rapport ce fut un levier puissant et une sorte de réaction dans laquelle l’élève rendait en quelque sorte à l’École, le lustre et l’appui qu’il en avait reçu. De cette manière, tous les ouvrages publiés par les élèves de Pinel se prêtaient un mutuel appui ; les forts soutenaient les faibles, et l’assentiment du maître les couvrait d’une haute protection. Pinel se conciliait d’ailleurs, par une extrême bonté et une exacte justice, l’affection de tous ses disciples ; tous avaient à se louer de ses bons procédés, ce qui prévenait les effets trop ordinaires de la haine et de la jalousie entre gens qui parcourent la même carrière ; aussi n’y eut-il jamais de scission parmi eux : on ne vit point le maître accuser les élèves de plagiat, ni ceux-ci, poussés à bout par le despotisme du maître, revendiquer la justice qu’il leur refusait.

Bien des gens ont cru que c’était par bonhomie que Pinel louait ainsi ses élèves ; mais ceux qui l’ont particulièrement connu, en lui accordant beaucoup de bonté, ne peuvent lui refuser de la finesse et des vues propres à soutenir la splendeur de son école. Le seul appui qu’il ait négligé de lui donner, est celui d’une grande considération dans le monde, que lui-même dédaignait : sorte d’influence qui fut au contraire habilement employée par Corvisart, chef de clinique de la Charité, qui faisait aussi école. L’un, sans s'inquiéter de leur avancement, se bornait à louer le talent et le savoir des élèves (1) ; l'autre leur fournissait les moyens d'en tirer un juste avantage pour la science et pour eux-mêmes , en leur procurant, par son crédit, des *positions* et des places. Ceci explique, jusqu'à un certain point, pourquoi l'école de Pinel a commencé à déchoir du moment que le maître a cessé de pouvoir payer de sa personne , et comment peu de ses élèves se sont trouvés à même , par leur position, de soutenir l'éclat de cette école. J'ajouterai que, dans mon opinion, il n'y avait pas , au fond , une assez grande différence entre l'ancienne école et la nouvelle pour qu'il eût été bien difficile de les réunir par un lien commun et de mutuelles concessions. Dans tous les cas, pour défendre l'ancienne école contre la nouvelle, il ne suffisait pas d'avoir du talent , il fallait encore pouvoir l'utiliser, lui donner l'appui d'une chaire et d'une clinique, ce qui ne s'est point trouvé. L'histoire des médecins prouve que leur renommée, leur mérite même, reçoit un accroissement véritable de leur position. Un médecin ne peut pas, comme un littérateur, puiser tout dans son intelligence et dans son cabinet; il est nécessaire que son esprit s'exerce sur des matériaux, pour ainsi dire spéciaux ; il lui faut

____

(1) Pinel voulait qu'on consacrât un grand nombre d'années à l'étude avant de pratiquer la médecine; il en éloignait constamment ses élèves particuliers. Aussi on pourrait en citer plusieurs qui, avec du mérite et de la réputation , étaient d'une extrême pauvreté, et même dans le besoin.

une mine de faits observés à loisir, et cette mine est
plus féconde dans les établissements publics que partout ailleurs.

L'originalité était un des traits saillants du talent
de Pinel: il savait mettre à profit cette qualité précieuse pour un chef d'école. Sa manière d'écrire était
concise, énergique; parfois, pour éviter d'être long,
il devenait obscur en supprimant des verbes et des
prépositions, dont l'absence, nuisible à la régularité du discours, se fait souvent remarquer dans
la première édition de sa *Nosographie* (1): ce ne
fut que sur les représentations d'un ami qu'il fit disparaître ces incorrections dans la seconde.

Presque tout le talent de ce médecin célèbre était
en aperçus ingénieux et en essais originaux; mais il
semblait impuissant pour développer convenablement les premières idées qu'il avait émises; c'était
le génie français dans toute sa plénitude, qui in-
vente, mais dédaigne de perfectionner. Vingt morceaux des ouvrages de Pinel pourraient étayer cette
assertion. Bornons-nous à citer la plupart de ses
considérations sur l'aliénation mentale, qui sont
d'une énergie admirable, étincelantes de verve et de
philosophie, mais qui semblent attendre de nouveaux développements. Une particularité que très

---

(1) Cette première édition, qui renferme l'œuvre pour ainsi dire
brute, d'un homme de génie, est un ouvrage rare et curieux.

peu de médecins connaissent, c'est que la troisième édition de la *Nosographie philosophique* a été complétée par Schwilgué, qui rédigea tous les détails, dans lesquels le génie de Pinel se refusait d'entrer. Si l'esprit du temps ne s'y fût opposé, peut-être ce médecin eût-il, comme Boerhaave, dicté des aphorismes, laissant à d'autres Van-Swiéten le soin de les commenter? Pinel se montra encore plus avare de son génie dans la médecine clinique dont nous avons parlé, car il se contenta de faire un cadre, qu'il laissa remplir par des mains moins habiles que la sienne, se bornant d'ailleurs à des considérations générales de peu d'étendue; semblable, sous ce rapport, à un grand peintre qui conçoit et ordonne un vaste tableau, en dessine les principales figures, et abandonne tous les détails accessoires au pinceau secondaire de ses élèves.

Une autre ressemblance que Pinel eut avec les grands maîtres, les hommes supérieurs, fut de ne jamais répondre ni faire répondre par un tiers aux attaques qu'on dirigeait contre lui : laissez-les faire, disait-il, en parlant de ses antagonistes, s'il y a quelque chose d'utile dans leur polémique, j'en ferai usage dans la prochaine édition de mes écrits; si, au contraire, leurs diatribes ne sont qu'un hommage stérile rendu aux petites passions et à la vanité blessée, le temps et l'opinion en feront justice. Pinel ne permit jamais à ses élèves particuliers de dévier pour lui de cette noble route, pas même dans sa vieillesse, lorsqu'il fut attaqué avec violence dans un

écrit polémique très connu, et d'ailleurs l'œuvre
d'un homme de génie. (1)

Pinel était un exemple vivant de cet adage si connu de Buffon : le style, c'est l'homme. Le sien était
nerveux et concis jusqu'à l'incorrection ; sa diction
saccadée allait par jets et par bonds comme sa pensée ; et de même que dans ses écrits, il semblait,
pour ainsi dire, jeter en moule des esquisses rapides, de même aussi ses phrases, dans le discours
oral, jaillissaient d'une manière brusque et vive ;
jamais personne ne parut plus ennemi des lieux
communs et plus économe de mots. Il était grand
admirateur des auteurs précis et laconiques, et
affectionnait particulièrement Tacite, dont la lecture
lui était très familière. Peu de personnes savent que
Pinel avait entrepris d'écrire une *Histoire de Louis* XI,
en prenant Tacite pour modèle. Je possède un petit
fragment de cette histoire, dans lequel se trouvent
intercalés plusieurs passages de l'historien romain.
L'auteur y compare son héros à Tibère, et le
peint, non sans succès, à la manière de Tacite.
Pinel joint souvent, dans ce fragment, les vues élevées de l'historien philosophe à l'énergie du style et
à cette vigueur d'expression qui flétrit l'odieuse
tyrannie.

Les leçons orales de Pinel contenaient, comme
ses écrits, des traits vifs et caractéristiques ; elles
n'étaient d'ailleurs soumises à aucun plan régulier

---

(1) *Examen des nouvelles* doctrines médicales, etc. Paris, 1816.

et n'avaient rien de suivi. D'une élocution pénible, le professeur produisait souvent avec vivacité les idées qui l'avaient frappé, au lieu de leur donner un développement convenable. Il caractérisait quelquefois d'une manière originale et épigrammatique les systèmes et les auteurs qu'il attaquait, ce qui donnait à son débit l'attrait qui s'attache aux choses piquantes, et ce qui explique en même temps comment, malgré de si notables défauts, malgré l'absence de ce qui constitue, à proprement parler, le professeur, Pinel attira la foule à ses cours tant qu'il fut dans l'âge de la vigueur et du talent.

Pinel se montra toujours partisan éclairé de la médecine expectante; il paraissait avoir puisé cette manière de voir, moins peut-être dans ses propres inspirations, que dans Baglivi, qu'il avait beaucoup médité et souvent mis à contribution dans les généralités de pathologie générale dont ses ouvrages sont parsemés; il faisait un grand fonds sur la nature que le médecin de Rome appelle *médicatrice*, et lui attribuait une grande puissance dans la plupart des maladies. Sthal, autre médecin expectant, qui plaçait dans l'*ame surveillante* autant de confiance que Baglivi dans la *nature médicatrice*, était aussi un des auteurs favoris de Pinel; il s'était nourri et, pour ainsi dire, imprégné de cet écrivain original, dont il avait fait un extrait latin que je possède; cet extrait est écrit tout entier de sa main : c'est un modèle d'analyse, de patience et d'habileté. Sous la

plume du médecin français, Sthal n'est plus ni obscur ni incorrect, c'est le génie dépouillé de sa rude
écorce et de son jargon scolastique.

La médecine expectante de Pinel fut quelquefois un objet de railleries pour ses antagonistes;
il s'en trouva qui ne craignirent pas de lui appliquer
ce bon mot sanglant que le charlatan Asclépiade
avait jadis dirigé contre l'école hippocratique (1);
et chose bien étrange, ce même homme auquel on
reprochait avec aigreur une coupable inaction dans
les maladies, a été ensuite hautement accusé d'avoir
préconisé une thérapeutique incendiaire, abusé des
toniques, des émétiques, des épispastiques. Est-il
besoin de défendre Pinel contre deux accusations
diamétralement opposées, et, par cela même, frappées de ridicule? D'ailleurs, quand on veut être
sincère, quand on connaît l'incertitude et les per-
plexités de l'art touchant les propriétés si peu connues des médicaments et l'opportunité des médications, peut-on se flatter de pouvoir indiquer une route
invariable dans le labyrinthe de la thérapeutique?
il y aurait sans doute une grande et absurde intolérance à ne pas permettre aux autres de guérir avec
la diète et l'eau, parce que soi-même on aurait guéri
par le moyen de la saignée et des autres antiphlo-
gistiques. Cela rappellerait un peu les sectes reli-

---

(1) Asclépiade appelait la méthode expectante des *hippocratistes*,
l'étude de la mort (θανάτου μελέτην). Galien, *De venæ sect. adv. Erasist.*

gieuses , qui se damnent mutuellement , parce qu'elles adorent Dieu d'une manière différente.

Un médecin, placé à la tête de l'enseignement, qui adopte avec conscience et conviction la doctrine de l'expectation dans les maladies aiguës , doit s'appuyer sur une instruction solide , une grande habitude d'observer, et beaucoup de perspicacité dans l'appréciation des symptômes. Tel fut , en effet , Pinel, qui montra en même temps un tact rare , une habileté profonde dans le diagnostic et la curation des maladies chroniques. Il faisait un heureux emploi des moyens de l'hygiène chez beaucoup de malades qui , fatigués par l'abus des drogues, venaient implorer ses secours. Il leur conseillait tantôt la diète végétale, le séjour à la campagne ; tantôt les bains de mer, les voyages de long cours ; d'autres fois des compositions inertes , dans la vue de calmer leur imagination. Il ne répondait jamais ni longuement ni savamment aux consultations qu'on lui adressait , mais souvent , il mettait le doigt sur la difficulté avec un rare bonheur. S'il exigeait du riche un tribut proportionné à sa fortune, rien n'égalait sa bonté , son désintéressement à l'égard de ceux qui n'étaient pas favorisés de la fortune ; et sa générosité envers le malheur qui ne l'implora jamais en vain.

Cet homme simple n'avait d'autre équipage qu'une voiture de place, d'autre habitation qu'un très modeste logement à l'hospice de la Salpêtrière; il avait, à la vérité , un peu plus de luxe pour sa maison des

champs , agréable propriété d'un faible produit
qu'il avait acquis a Torfou , près d'Étampes ;
c'est là qu'il avait placé tout ce qu'il n'avait
 u donner. Il aimait beaucoup ce séjour tout-
à-fait champêtre , s'y rendait exactement toutes les
semaines , et y recevait, avec sa bonté et sa simplicité accoutumée , ses amis et ses élèves : il était
maire de la commune , et là, comme ailleurs , le bien-
faiteur des malheureux.

La vie de Pinel fut celle d'un homme de bien ,
d'un philanthrope et d'un sage ; ses goûts et ses
mœurs étaient d'une simplicité antique. Il y avait
dans ses habitudes et dans tout son extérieur, je ne
sais quelle bonhomie qui mettait de suite à l'aise
ceux que la grande réputation de ce médecin célèbre
amenait chez lui. Jamais homme ne fut plus accessible , au temps même de sa plus grande renommée
et de ses innombrables occupations. Pinel se serait
reproché d'avoir éconduit même un de ces ennuyeux
hypochondriaques qui lassaient journellement sa patience par l'interminable exposé de leurs maux.

Doué d'une ame tendre et généreuse , Pinel était
connu par sa facile bonté envers les infortunés et
ceux qui avaient l'adresse de paraître tels à ses yeux ;
sa bourse leur était toujours ouverte , et souvent l'on
fut obligé de mettre un terme à ses largesses en éloi-
gnant, à son insu, les demandeurs qui assiégeaient sa
porte.

Avec un pareil penchant , nonobstant des places
assez bien rétribuées , et le grand nombre de consultations qui lui étaient journellement demandées,

en France et à l'étranger, ce vénérable médecin ne devait pas être riche : aussi jouissait-il à peine de l'aisance nécessaire à son âge et à ses infirmités, à l'époque de la dissolution de l'ancienne École de médecine, dissolution qui entraîna la destitution de plusieurs professeurs célèbres qui, comme lui, avaient illustré l'enseignement médical en France. Pinel, en apprenant cette catastrophe, demanda, sans s'émouvoir, quels étaient les nouveaux élus ; et, après avoir entendu leurs noms, il s'écria : que va devenir la médecine ? Un autre jour, quelqu'un parlant en sa présence des droits qu'il avait à une pension de retraite, il s'écria avec cette vivacité qu'on lui connaissait : « Non, non, je n'ai besoin de rien, c'est à mon collègue * * * qu'il faut penser. »

Les dernières années de Pinel se sont passées dans une sorte d'enfance, suite de plusieurs attaques d'apoplexie. Il était né, en 1745, à Saint-Paul, près Lavaur, département du Tarn. Il est mort à Paris, le 26 octobre 1826, à l'âge de quatre-vingt-un ans, d'une affection du cerveau et des poumons. Il était de petite taille, mais d'une constitution robuste ; sa physionomie, douce, spirituelle, fortement empreinte des rides de l'âge, offrait quelque chose d'antique. A son aspect, dit M. Dupuytren, on eût imaginé voir un sage de la Grèce.

L'auteur de cet éloge fut l'élève, le collaborateur et l'ami de Pinel. Cette particularité est sans doute trop honorable pour qu'il n'en fasse pas mention en

terminant ce faible hommage de sa vénération et de
sa reconnaissance.

Nota. Au lieu de citer en note, dans le cours de
ce travail, les divers écrits de Pinel, l'auteur a cru
devoir former un *Index* de tous ceux dont il a eu
connaissance.

INDEX *des écrits publiés par Philippe Pinel.*

Dans le *Journal de physique*, d'abord publié sous le titre d'Observations sur la physique, l'histoire naturelle et les arts, rédigé par l'abbé
Rosier. In-4. Paris ;

Mémoire lu à l'Académie des sciences sur l'application des mathématiques au corps humain, et sur le mécanisme des luxations, t. xxxi ;
p. 350 (1787).

Mémoire sur le mécanisme des luxations de l'humérus, t. xxxiii,
p. 12 (1788).

Mémoire sur les vices originaires de conformation des parties génitales, et sur le caractère apparent ou réel des hermaphrodites, t. xxxv
(1789).

Mémoire sur le mécanisme des luxations des deux os de l'avant-bras,
le *cubitus* et le *radius* (mêmes tome et année).

Sur les moyens de préparer les quadrupèdes et les oiseaux destinés à
orner des collections d'histoire naturelle, t. xxxix (1791).

Dans la *Médecine éclairée* par les sciences physiques, ou Journal des
découvertes relatives aux différentes parties de l'art de guérir, créé et
rédigé par Fourcroy. In-8. Paris, 1792 ;

Observations sur une espèce particulière de mélancolie qui conduit
au suicide, t. 1, p. 154 (1791).

Réflexions sur les buanderies, comme objet d'économie domestique
et de salubrité, t. ii, p. 12 (1791).

Recherches sur l'étiologie ou le mécanisme de la luxation de la mâchoire inférieure, t. III, p. 183 (1792).

Mémoire lu à la Société d'histoire naturelle, sur une nouvelle méthode de la classification des quadrupèdes, fondée sur les rapports de structure mécanique que présente l'articulation de la mâchoire inférieure, t. I, p. 359 (1791).

Dans les *Mémoires de l'Institut* :

Résultats d'observations et construction de tables pour servir à déterminer le degré de probabilité de la guérison des aliénés, page 169 (1807).

Dans les *Mémoires de la Société médicale d'Émulation de Paris*. In-8. Paris :

Mémoire sur la manie périodique ou intermittente, tom. I, pag. 28, 2e édition (1802).

Recherches et observations sur le traitement moral des aliénés, t. II, p. 215; an VII (1798).

Nouvelles observations sur la conformation des os de la tête de l'éléphant, t. III, p. 253; an VII (1799).

Observations sur les aliénés, et leur division en espèces distinctes, t. III, p. 1 (1799).

Sur les vices originaires de conformation des parties génitales de l'homme, et sur le caractère apparent des hermaphrodites (2e édition, augmentée), t. IV, p. 324; an IX (1801).

Résultats d'observations pour servir de base aux rapports juridiques dans les cas d'aliénation mentale, t. VIII, p. 675 (1817).

Transactions philosophiques de la Société royale de Londres, ouvrage traduit de l'anglais, et rédigé par Gibelin, docteur en médecine. In-8. Paris.

Cinquième partie, consacrée à la chimie, traduite par Pinel, t. V (1791).

Huitième partie, consacrée à la matière médicale et à la pharmacie, traduite par Pinel et Bosquillon, t. IX (1791).

Discours inaugural sur la nécessité de rappeler l'enseignement de la médecine aux principes de l'observation. In-4. Paris, an XIV.

Institutions de médecine pratique traduites sur la quatrième et dernière édition de l'ouvrage anglais de Cullen, professeur de médecine pratique dans l'Université d'Édimbourg, par Pinel. Deux volumes in-8. Paris, 1781.

Nosographie philosophique, ou la Méthode de l'analyse appliquée à la médecine. Trois volumes in-8 (6e édition). Paris, 1818.

Nota. La première édition de cet ouvrage, qui parut en l'an vi (1798), forme deux volumes; elle est très recherchée, parce qu'elle donne plus que les autres une idée exacte du talent original de l'auteur, et de sa manière concise et aphoristique d'écrire.

La Médecine clinique, rendue plus précise et plus exacte par l'application de l'analyse, ou Recueil et résultat d'observations sur les maladies aiguës, faites à la Salpêtrière (3e édit., revue et augmentée). Un volume in-8. Paris, 1815.

Nota. Presque tous les faits contenus dans cet ouvrage ont été recueillis et coordonnés par les élèves de Pinel.

Traité médico-philosophique sur l'aliénation mentale ou la manie (2e édition). Un volume in-8. Paris, 1809.

Pinel a travaillé aux premiers volumes de l'*Encyclopédie méthodique*. Il a également fourni au *Dictionnaire des Sciences médicales*, seul, plusieurs articles de pathologie générale, tels que: *Adynamie*, *Agissante* (*Médecine*), *Analyse*, *Ataxie*, *Brownisme*, *Classification*, *Expectation*, *Fièvre*, etc., et un bien plus grand nombre d'autres qui lui sont communs avec l'auteur de cet *Index*. On ne les indique pas ici, parce qu'ils ne sont pas exclusivement l'ouvrage de Pinel.

FIN.

TABLE

DES MATIÈRES CONTENUES DANS CET OUVRAGE.

CONSIDÉRATIONS PHYSIOLOGIQUES ET PATHOLOGIQUES
SUR L'INFLUENCE DU CŒUR,
ET DE L'HYPERTROPHIE DES VENTRICULES DE CE VISCÈRE SUR LES
FONCTIONS ET LES MALADIES DU CERVEAU ET DU POUMON.

Section première.

CONGESTIONS SANGUINES DU CERVEAU.

Section deuxième.

Pages.

RECHERCHES ET OBSERVATIONS SUR L'EMPLOI

DE LA COMPRESSION MÉTHODIQUE

DANS LES HYDROPISIES, ET PRINCIPALEMENT DANS L'ASCITE.

RECHERCHES ET OBSERVATIONS SUR LES ACCIDENTS PRODUITS PAR LES CALCULS BILIAIRES ET SUR LES MEILLEURS MOYENS D'Y REMÉDIER.

FIN DE LA TABLE.

www.ingramcontent.com/pod-product-compliance
Lightning Source LLC
LaVergne TN
LVHW011227170726
843501LV00002B/399